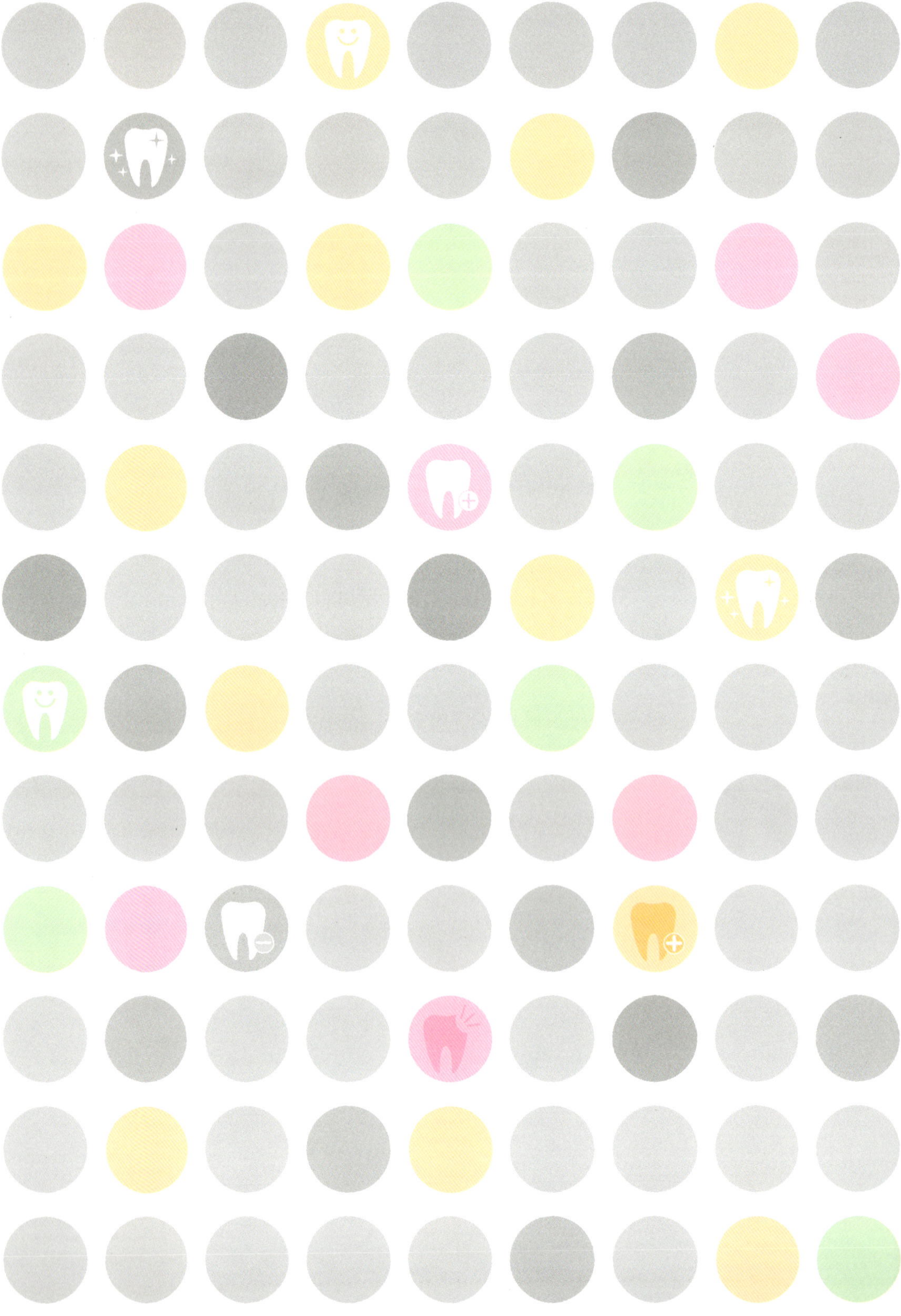

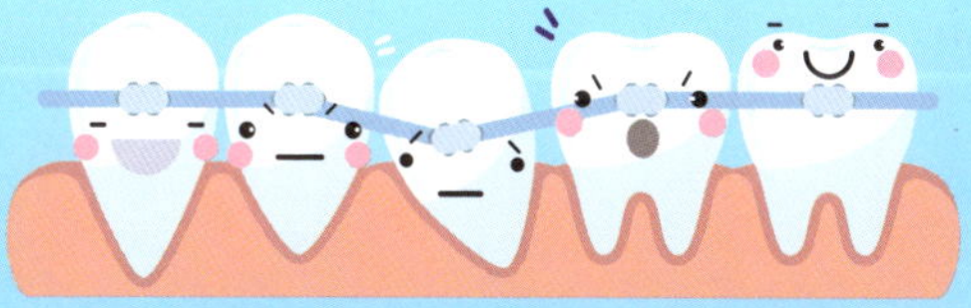

全彩圖解

牙齒矯正

完美升級！您需要知道的事

The essential guide to orthodontic treatment

台灣口腔矯正醫學會醫師團隊——合著

石伊弘醫師——總策劃

本書作者群簡介（依姓名筆畫排序）

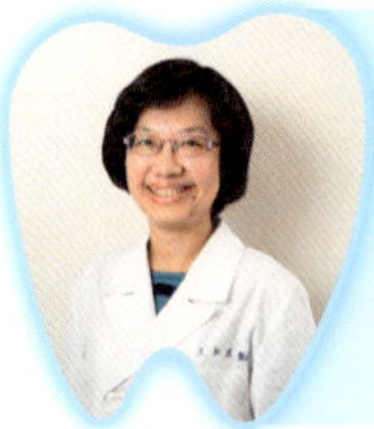

王淑瑤

學經歷

高雄醫學大學牙醫學碩士
衛福部部定齒顎矯正專科醫師
和美、和彩牙醫診所矯正主治醫師

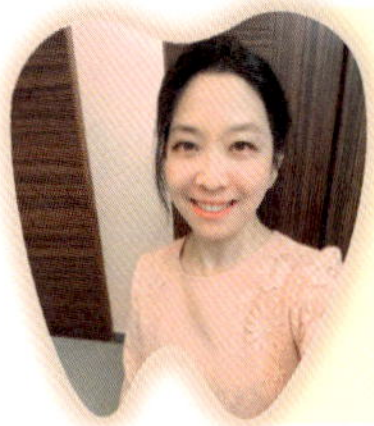

王慧茹

學經歷

台北醫學大學齒顎矯正科碩士
中華民國齒顎矯正學會專科醫師
新華南、新店怡美牙醫診所矯正主治醫師

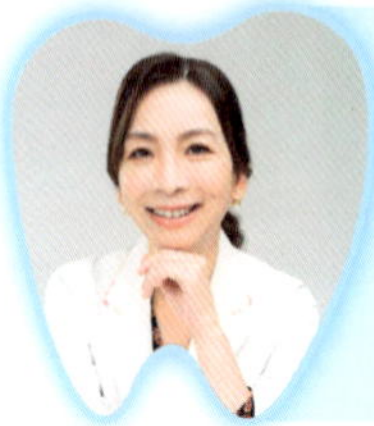

石伊弘

學經歷

台灣大學牙醫學士
衛福部部定齒顎矯正專科醫師
恆美、高品、哈佛牙醫診所矯正主治醫師

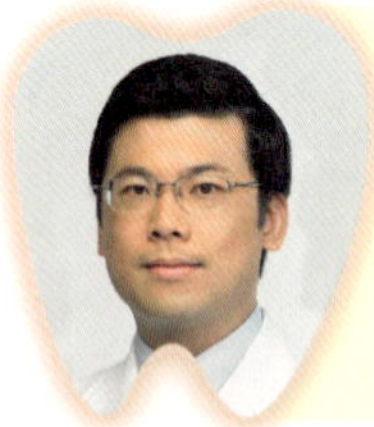

余宗坤

學經歷

國立陽明交通大學齒顎矯正研究所碩士
衛福部部定齒顎矯正專科醫師
貝爾牙醫診所負責醫師

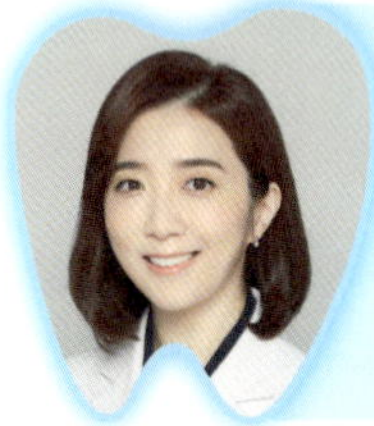

周典怡

學經歷

台灣大學牙醫學士
台灣口腔矯正醫學會會員醫師
耀美牙醫診所負責醫師

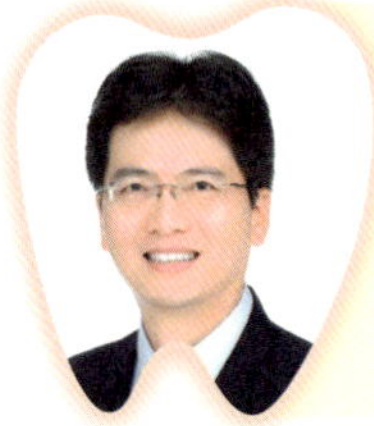

陳信光

學經歷

日本昭和大學齒學博士 / 客座副教授
台灣口腔矯正醫學會第六屆理事長
普羅齒列矯正中心主治醫師

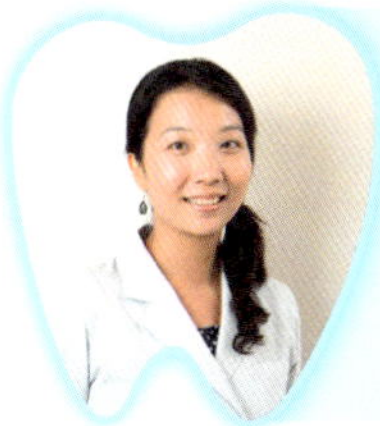

黃明彥

學經歷

台灣大學齒顎矯正研究所碩士
衛福部部定齒顎矯正專科醫師
樹林麗世牙醫、新竹明威牙醫診所矯正主治醫師

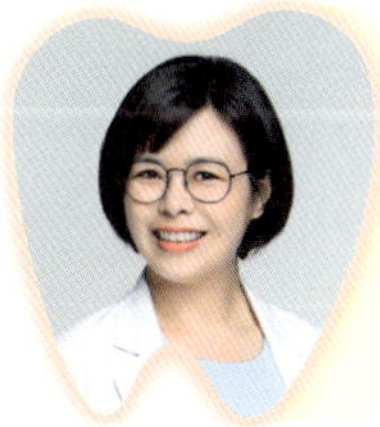

黃榆鈞

學經歷

台灣大學齒顎矯正研究所碩士
衛福部部定齒顎矯正專科醫師
安曼牙醫診所負責醫師
桃園青埔寶貝牙牙醫診所矯正主治醫師

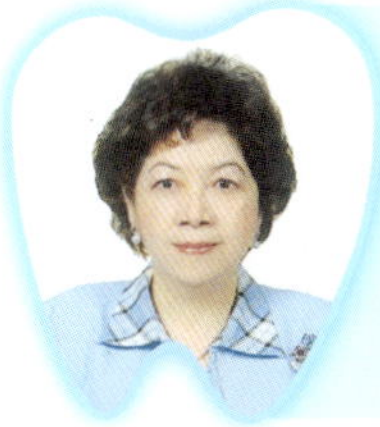

蔣金玉

學經歷

台灣口腔矯正醫學會第八屆理事長
台北醫學大學臨床教授
新華南牙醫診所矯正主治醫師

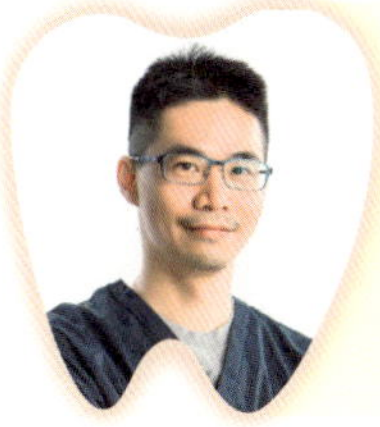

蔡士棹

學經歷

台灣大學牙醫學士
台灣大學齒顎矯正研究所碩士
衛福部部定齒顎矯正專科醫師

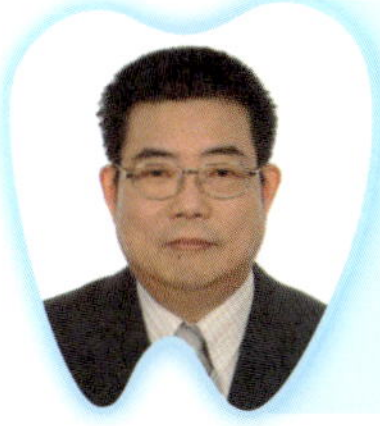

戴文根

學經歷

衛福部部定齒顎矯正專科醫師
中山醫學大學口腔醫學院院聘副教授及
兼任矯正科主治醫師
根彥牙醫診所負責醫師

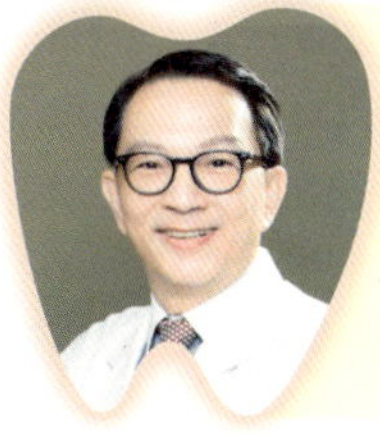

蘇志鵬

學經歷

日本昭和大學齒顎矯正學博士
台北醫學大學臨床教授
普羅齒列矯正中心院長

Contents 目錄

專文推薦 1
齒顎矯正治療的完美關鍵術　14
／陳世岳（台灣口腔矯正醫學會第十一屆理事長）

專文推薦 2
流行時尚新美學—專業的矯正治療計畫　15
／蔣金玉（台灣口腔矯正醫學會第八屆理事長）

專文推薦 3
矯正領域最佳的建構平台　16
／戴文根（台灣口腔矯正醫學會第九屆理事長）

專文推薦 4
重拾自信美，從專業矯正開始　17
／廖炯琳（中華民國齒顎矯正學會第十三屆理事長）

專文推薦 5
齒顎矯正的導覽地圖　18
／林祥建（台灣口腔矯正醫學會創會會長）

專文推薦 6
相貌轉，可從齒顎矯正開始　19
／李勝揚（台灣口腔矯正醫學會第四、五屆會長）

專文推薦 7
醫病溝通與自我學習的橋樑　20
／周志真（台灣口腔矯正醫學會第十四屆理事長）

專文推薦 8
打造美麗笑容的科學與藝術　21
／黃榆鈞（台灣口腔矯正醫學會第十三、十四屆學術主委）

總策劃序
打造一口好牙的關鍵密碼 22
／石伊弘（台灣口腔矯正醫學會第八屆出版主委）

矯正前

PART 1 認識口腔構造及咬合不正——健康、功能、美觀，面面俱到

口腔基本構造 28
牙齒 28
牙周組織 29
齒列及齒列發育 30
乳牙齒列 30
恆牙齒列 31
顳顎關節及顏面肌肉群 33
嘴唇、臉頰及舌頭 34
咬合不正的分類 35
上下齒列前後關係位置 35
上下齒列垂直關係位置 37
上下齒列橫向關係（牙弓寬度）異常 38
咬合不正對顏面外觀的影響 40
咬合不正的原因 42
遺傳／環境 42
咬合不正的缺點 46
1. 咀嚼功能障礙／2. 容易蛀牙／3. 引起牙周病 46
4. 發音學習障礙／5. 阻礙顎骨的正常發育／47
6. 牙科贗復物製作困難／7. 容易造成前齒斷裂／48
8. 顳顎關節障礙／9. 口腔黏膜容易受傷／10. 引起心理障礙 49
齒列矯正的優點 50
牙齒矯正治療的範例 50

矯正前

PART 2 矯正治療的黃金時期——我錯過它了嗎？

開始治療的年齡 54
心理狀態評估 56
列舉四種需要早期治療的狀況 58
1. 前牙錯咬　58
2. 後牙錯咬　59
3. 牙齒萌發角度異常　60
4. 牙齒錯位　60
第三級咬合（戽斗）的早期矯正 62
需要早期矯正的情況　62

矯正前

PART 3 矯正諮詢及檢查——尋找我的 Dr. Right

尋找優質的 Dr. Right 66
矯正諮詢—踏出矯正治療的第一步 67
矯正主訴　68
矯正檢查的內容 68
一般檢查項目　68
特殊檢查項目　71
訂定治療計畫／治療計畫講解 73
局部矯正治療計畫　73
拔牙矯正治療計畫　75
智齒　77
矯正前的心理準備 80
預先準備一筆費用／定期回診　80

保持良好口腔衛生／改變飲食習慣　81
治療期配合醫師／確實配戴維持器　81

矯正期

PART 4
矯正裝置介紹——
認識各種矯正系統與裝置

矯正原理........84
固定式矯正器........85
傳統式矯正器　85
自鎖式矯正器　86
隱藏式舌側矯正器　87
矯正線........88
活動式矯正器........89
數位隱形牙套　89
其他活動式矯正裝置　93
其他常見矯正裝置........94
植體矯正：骨釘與骨板的發展與應用........95
植入矯正專用植體（骨釘）後的注意事項　98

矯正期

PART 5
病人應盡的義務——
醫病合作，成功可期

建立良好飲食習慣........100
建立良好口腔清潔習慣........101
潔牙工具　101
刷牙方法　102
戴矯正器正確刷牙 5 Tips　105
牙醫師專業清理牙齒　106
矯正治療期間注意事項........106

牙齒痠軟，咬不動 106
摩擦、異物感／戒除不良的習慣／避免運動傷害 107
矯正治療中常見突發狀況 108
懷孕時期的矯正治療 109
懷孕初期／懷孕中期／懷孕末期 109
麻醉藥劑注意事項 110
轉職、轉學、搬家 110
帽套及顎間橡皮筋的配戴 110
帽套 110
顎間橡皮筋 111
肌肉功能訓練 112
1. 舌頭位置訓練 112 2. 嘴唇肌肉訓練 114
3. 舌骨上肌群、枕骨肌伸張及放鬆訓練 117
4. 胸鎖乳突肌伸張及放鬆訓練 119
5. 咀嚼肌伸張及放鬆訓練 120

矯正期

PART 6 成人矯正治療——牙科的跨科整合

成人治療較為困難的原因 124
生長發育停止／蛀牙、缺牙、牙周病 124
心理及生理的適應 124 跨科整合治療 125
各種牙科治療的順序 125
矯正治療前 125 矯正治療中 126 矯正完成後 126
矯正與假牙贋復 127
蛀牙、牙齒脫鈣與不良的口腔衛生習慣 127
缺牙症候群 127
不適當的假牙製作 128
牙齒形態異常與空間分布不均 130
前牙深咬 131
矯正治療與牙周疾病 131

齒列擁擠易罹患牙周病　131
牙周病造成牙齒移位／矯正治療與牙周手術　132
矯正治療與顳顎關節障礙症……133
顳顎關節障礙症的症狀　134
顳顎關節障礙症發生原因　135
顳顎關節障礙症與矯正治療　135
顳顎關節障礙症的治療方法　136
成人矯正與牙齒美白……137
為何牙齒會變黃呢？　137
美白的原理是什麼呢？又有哪幾種呢？　137
美白的效果可以維持多久呢？又該如何保養？　138
美白應該要在矯正之前做？還是在矯正之後做？　139

矯正期

PART 7 正顎手術——牙齒矯正的極限

牙齒矯正後臉型的改變……142
矯正附加效果：鼻子變高　142
矯正附加效果：下巴變明顯　143
矯正附加效果：臉變小、變秀氣　143
牙齒矯正的極限……146
正顎手術的醫療……147
何謂正顎手術？／手術前的計畫　147
手術步驟／術後照護　148
正顎手術的疑慮……149
真的能改變臉型嗎？　149　有沒有年齡限制？　150
可能出現的併發症　150
正顎手術與齒列代償……152
「第二類咬合」上顎前突，下顎後縮的治療方法　152
「第三類咬合」上顎後縮，下顎前突的治療方法　153
其他整型手術、醫美、皮膚科雷射等美容醫療……154

矯正後

PART 8
矯正器拆掉後的維持期——
許我一輩子的美麗

影響齒列再變動的因素 156
牙齦內彈內纖維的拉扯／蛀牙、牙周病、缺牙 156
唇繫帶拉力及舌頭不正常吞嚥運動 157
生長發育／顳顎關節病變／智齒異常 157
口呼吸及不良口腔習慣／吹奏樂器／其他 158
維持器的種類 160
固定式維持器 160 活動式維持器 161
維持器配戴方式 162
初期／後期 162
維持器清潔保養及注意事項 163
清潔保養 163 注意事項 164

矯正後

PART 9
矯正治療的得與失——
天平的兩端

牙齦萎縮 166
牙齦萎縮常見的原因 167
避免牙齦萎縮及改善方法 168
齒間黑三角 168
齒間黑三角形成的可能原因 168 改善齒間黑三角的方法 170
牙根吸收 171
牙根吸收發生的原因 174
如何預防牙根吸收 175 已經發生牙根吸收要怎麼辦？ 175
臉越來越歪 176
臉歪或不對稱五種成因 176 改善臉歪的方法 177

上下齒列中線……178
正常狀態／異常狀態／專業分析 178
臉頰凹陷、臉越來越凹……179
凹陷的原因 179 改善臉凹的方法 180

附錄一
牙齒矯正心得分享——

讓自信的笑容留下第一印象／杜立妍……182
牙齒對生理行為上的影響也是不容小覷／劉宜修……183
在三十歲以前，給未來的自己一份大禮！／王子豪……185
接受新科技的牙套矯正，完全解決「面子問題」／朱建一……186
臉型變成鵝蛋臉，牙齒整齊的成就感／吳岱愍……188
自卑的少男變成自信快樂的青年／江淑君（寶弟媽）……190
正顎手術——變成「型男」的診治歷程分享／郭彥甫……192
踏入矯正的風潮，美麗升級迎接好人緣／闕念真……195
珍愛自己——得到整齊比例完美的牙齒／黃伊瑩……198
打破對未知的恐懼，握住幸福的人生／黃蓉……200
打造自己專屬的美麗微笑曲線／胡比珊……202

附錄二
功能性齒顎矯正 & 數位隱形矯正 204

鼻呼吸、嘴唇緊閉、舌頂上顎——口咽肌肉功能訓練器／黃榆鈞……204
完全解析 新科技的「數位隱形矯正」／蔡士棹……211

附錄三
齒顎矯正治療【評估問卷】 216

附錄四
齒顎矯正治療【初步診斷與治療計畫】 217

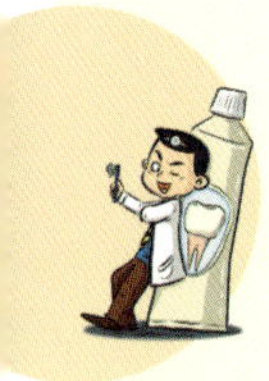

專文推薦 1

齒顎矯正治療的完美關鍵術

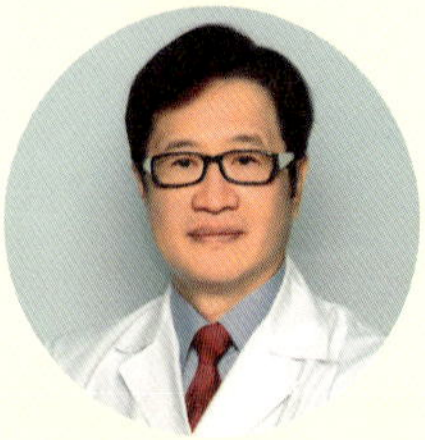

文／陳世岳
台灣口腔矯正醫學會第十一屆理事長

一個成功的齒顎矯正治療在於病人的滿意度，矯正醫師的成就感及良好的醫病關係。而要達到完美的齒顎矯正治療，除了矯正醫師的專業知識與技術外，病人本身對齒顎矯正的整體正確了解、治療中的配合度、治療完成後維持期的維持器佩帶、每天的肌肉訓練以及定期回診，也是非常重要的因素。

台灣口腔矯正醫學會在第八屆蔣金玉理事長的帶領之下，由第九屆戴文根理事長（當時的學術主委）及出版主委石伊弘醫師策劃，出版了《全彩圖解 牙齒矯正 完美升級！您需要知道的事》，以一般民眾為對象，用深入淺出的文字與圖解，介紹各種齒顎矯正的相關資訊。此書一推出即引起廣大的迴響，第一版已銷售一空，為更增加此書的完整性，第二版又增加了多位已接受齒顎矯正治療完成的病人之心得報告。相信此書對於一般民眾，不管是正在考慮接受治療的民眾，或是正在矯正治療中的病人或已完成矯正治療處於維持期的人，都會有很大的助益。

感謝所有參與此書的作者及編輯醫師們，因為你們的專業學養與無私付出，提供了所有民眾一份最完整且正確的資訊，大幅拉近了醫師與病患的距離，也希望大家在矯正過程中，都能有個完美的經驗與結果。

專文推薦 2

流行時尚新美學——專業的矯正治療計畫

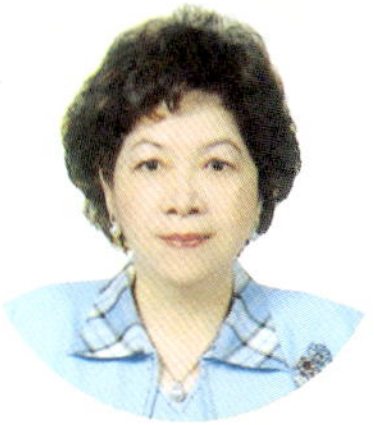

文／蔣金玉
台灣口腔矯正醫學會第八屆理事長

現代的人對於美的追求，已達到無所不至、無所不能；但是如何選擇技術高超、醫德兼備的醫生，卻是一門高深的學問。

由於科技的突飛猛進，大大提昇醫學的技術與境界，尤其是牙科，分科越來越精細，包括牙周專科、贋復專科、根管專科、牙體復形科、口腔外科專科、矯正專科、兒童牙科等等，再經由各專科醫師的跨科整合與共識之下，可為患者做出最正確的診斷與治療計畫，相對地可提高對患者的醫療品質及患者對治療結果的滿意度，達到「醫病雙贏」的最高境界。

台灣口腔矯正醫學會成立於 1997 年，至今已 16 年，經過創會會長林祥建醫師和各屆理事長：杜志仁醫師、李文正醫師、李勝揚醫師、陳信光醫師、陳以文醫師及各屆理、監事團隊盡心盡力的耕耘，和所有台灣口腔矯正醫學會的會員們共同努力參與打拼，本學會才有今日亮眼輝煌的成就。

此次由本學會出版主委和出版團隊，共同積極精心來策劃本書，同時也邀請多位矯正專科醫師同心協力完成此一提供民眾有關矯正治療的新書《全彩圖解 牙齒矯正 完美升級！您需要知道的事》，其中專業的各種矯正知識深入淺出，希望能帶給民眾更多、更豐富的矯正醫學知識，讓每位患者經過矯正治療後能獲得穩定的咬合和亮麗的外觀，人人都能成為俊男美女，人生更充滿自信！

相信，專業的矯正治療，肯定能夠帶給大家更亮麗的人生。

專文推薦3

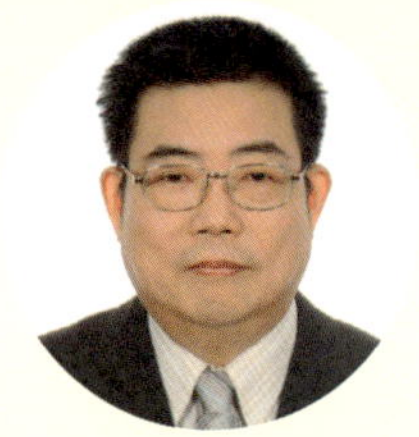

矯正領域最佳的建構平台

文／戴文根
台灣口腔矯正醫學會第九屆理事長

恭賀我們台灣口腔矯正醫學會（簡稱 T.O.S.）在蔣金玉理事長的帶領之下，加上學會一群矯正專科醫師半年多來的努力，終於誕生了這本新書《全彩圖解 牙齒矯正 完美升級！您需要知道的事》，這是一本專為一般民眾及矯正患者設計的齒列矯正工具書。

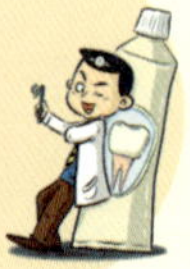

在現今科技發達的時代，社會大眾都很容易可以由書本、電視節目或網路查詢到所要的資訊；然而這些資訊中有些是正確、有些卻是不正確的、也有些是極待更新的，例如拔智齒可以瘦臉、做矯正可以變瓜子臉等這些不盡正確的知識。

基於矯正醫師對大眾的社會責任，本學會特邀請十一位頗富臨床矯正經驗的專科醫師，針對民眾最常見的迷思與問題，提出專家的看法與解說，匯集成冊；除正本清源外，並教育民眾使其有正確的矯正概念，及讓正在接受矯正治療者也能有所依循。讓矯正領域不再高深莫測，而是有法則可循；且我們的矯正醫師不再只長年駐留診所，而能積極走入群眾。

希望這本圖文並茂的牙齒矯正新書能造福民眾，也期許新世代的人類追求更美好的生活、與更自信的人生！最後，再次感謝參與催生此書的幕後所有的工作夥伴。

專文推薦 4

重拾自信美，從專業矯正開始

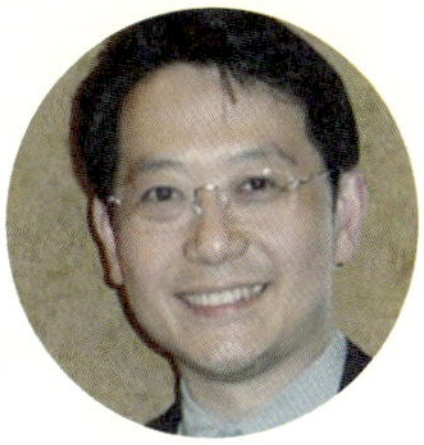

文／廖炯琳
中華民國齒顎矯正學會第十三屆理事長

雖然現今網路世界無遠弗屆，但是若偏執地相信網友的個人經驗與看法，畢竟會與審慎評估後進行的專業治療技術有極大的差異，難以確保正確客觀與理性的意見。有鑑於此，『台灣口腔矯正醫學會』特別編輯這一本給大眾看的矯正專書，利用這一本書傳導正確的矯正知識，希望大家）對於矯正治療有基本、正確的瞭解。方便患者與醫師得到更有效率的溝通。

針對一些網路上似是而非、以訛傳訛或是以偏概全、積非成是的說法，經由諸多矯正專科醫師深入淺出的說明，必能使民眾進一步體認醫療本質就是生物多樣性無法一以貫之，人類不是複製人，沒有人的口腔狀態可以完全跟另一個一模人一樣可以複製一樣的治療方式。單一治療案例的效果，其實受限於病人本身的先天條件。

主治醫師會依照每位病患的個別條件，妥善訂定治療計畫與切合實際的治療目標。患者對於矯正治療的成果可能因為條件限制無法盡如預期也應有所認知。醫師會再患者條件允許下盡裡處理，或以各種方式去改善，只要治療整體結果良好，相較於患者原始狀態有改善，矯正治療仍是值得期待的。但是，無法體認這一點，盲目追求自己心目中自以為最完美、最佳的治療結果，除了不切實際，冗長的治療過程反而會失去更多，例如：臉型歪斜，光靠牙齒矯正、排列，還需要整形外科手術的配合，才有可能得到，一昧要求矯正醫師靠著移動牙齒，去達到所有臉型的改善，的確是強人所難，不切實際的想法。

人生築夢、有夢最美，追求陽光般的笑容是每個人的理想，而矯正醫師則是幫助您達成理想的最佳夥伴。充分的溝通與理解則是合作夥伴間不可或缺的重要元素。矯正學會藉由出版這本刊物，期望促進患者與醫師之間的溝通，更為暢通有效率。

專文推薦5

齒顎矯正的導覽地圖

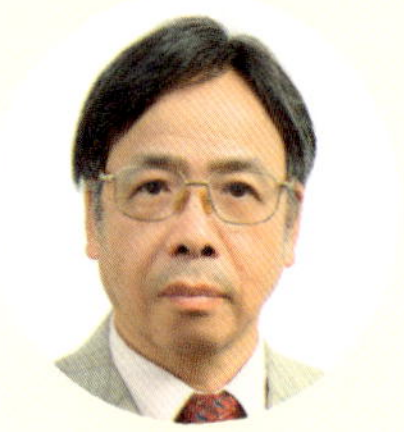

文／林祥建
台灣口腔矯正醫學會創會會長

三十多年前，當國內口腔醫療環境對「齒顎矯正」尚未投注太大的關注時，筆者有幸赴日本大阪齒科大學矯正講座留學，七年專攻此領域，在各種不同的症例治療中，看到患者癒後因嶄新「協調美的容貌」，而喜悅萬分自信十足。體察到原本看似單純的齒顎關係，能對人生有如此影響，真是令人驚訝與感動。

今天的台灣社會經濟大幅改變，所面臨的競爭日益激烈。容貌協調的美能使人增強自信心，有助於競逐中脫穎而出是不爭的事實。矯正並非單純的牙齒排列，但國人一般對牙科的認知，牙齒的保健觀念仍有加強的空間，更遑論普遍體察齒顎矯正所取得的「協調美的容貌」。目前牙科分科精密，不同科別的醫師各有其專精。因此，我們結合台灣口腔矯正醫學會的成員，推廣此審美觀念，協助第一線的醫師能提供患者更好的服務。

學會成立迄今已十六載，此次邀集醫師群合作編寫《全彩圖解 牙齒矯正 完美升級！您需要知道的事》，以全書章節的九個標題，勾勒出矯正園地的經緯，以簡明易解的圖文，導覽其中景緻，協助讀者理解「功能、健康、美觀，面面俱到」的成品，需要那些投入。聖經上說：「那含淚播種的人，必含笑獲享收成！」，祝福即將開始或已經在矯正療程中的朋友們，以及協助本書出品的參與者，含笑豐收！

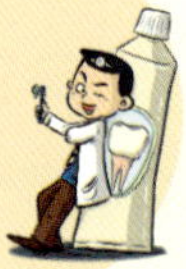

專文推薦6

相貌轉，從齒顎矯正開始

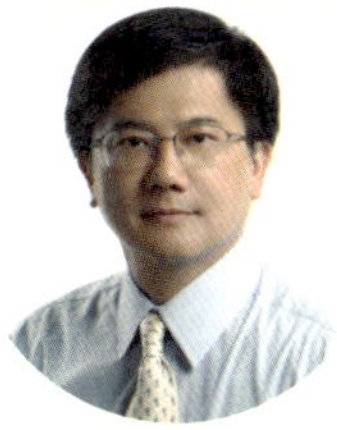

文／李勝揚
台灣口腔矯正醫學會第四、五屆理事長

一般民眾對於齒顎矯正之目的及功能，已持肯定看法，然而對於齒顎矯正的基本常識、內容、方法及治療費用卻仍不甚清楚，望著街頭牙科診所掛有齒顎矯正的招牌林立，以及網路上充斥的相關資訊，難免擔心所見的正確性與否。

隨著牙醫科技的快速提升、台灣經濟實力之雄厚以及對外型美觀之益發重視，如今接受齒顎矯正治療者，已較以往多出許多。齒顎矯正不僅可改善容貌，提高咀嚼發音功能，又能防止蛀牙和牙周病的發生。

「台灣口腔矯正醫學會」為了讓一般民眾在接受齒顎矯正治療前，能先瞭解一下這方面的常識，同時對於正在進行矯正治療的患者，在讀了這本手冊之後，更能和該科醫師充分合作，使治療更順利進行，因此很用心地編纂了這本書。執筆者都是此一領域的專家，深入淺出地介紹相關的常識及注意事項。

本書的出版，希望能讓想接受齒顎矯正的人看了之後，安心且有信心地去接受治療，也能讓該科別的治療更加普及化。最後要感謝此屆理監事、顧問群團隊的鼎力支持及出版小組無怨無悔地付出，還有各位執筆的專家醫師們不吝賜稿，才能有如此精彩且實用的齒顎矯正治療葵花寶典，相信此一用心且專業的「法布施」 會嘉惠利益有緣眾生。

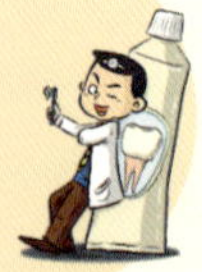

專文推薦 7

醫病溝通與自我學習的橋樑

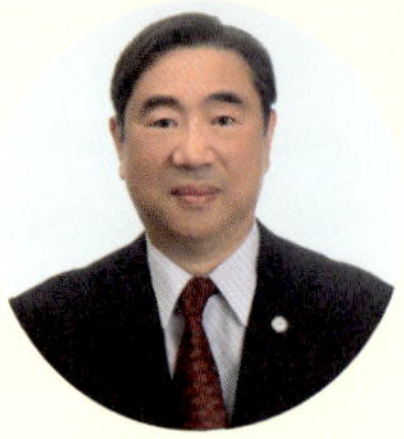

文／周志真
台灣口腔矯正醫學會第十四屆理事長

隨著醫學與審美觀念的演進，牙齒矯正早已跳脫傳統醫療觀點，不只涵蓋齒列美學、咬合功能、甚至成為影響身心健康的重要醫療行為。《全彩圖解 牙齒矯正 完美升級！您需要知道的事》由台灣口腔矯正醫學會統籌策劃，邀集 12 位經驗豐富的專科醫師共同編撰，經過多年增加不少的新技術及觀念，藉此增訂版為讀者提供全方位的矯正知識，是一本兼具學術性與實用性的優質出版品。

本書從科學角度出發，深入淺出地解析矯正治療各階段的關鍵知識，從治療前的評估準備，到療程中的器材選擇、配戴技巧與衛教指導，再到療程結束後的維持與追蹤，每一個章節都貼合臨床實務，並以實證醫學為基礎，提供民眾具體可行的建議。其完整度與系統性，使之成為醫病溝通、醫學教育與病患自我學習的重要橋樑。

對於一般讀者而言，本書是一本值得信賴的醫療消費指引，幫助即將接受矯正者做出明智選擇，解除迷思、降低焦慮，並提升療程配合度與成果滿意度；對於執業醫師與牙科專業人士而言，亦可作為診間衛教、專業溝通與自我進修的參考教材。

在現今資訊氾濫的情形下，一本真正經過專業團隊審慎規劃、內容嚴謹且深入淺出的書籍更顯得彌足珍貴。對於即將開始矯正療程的讀者、家有矯正需求孩童的家長，或是追求美學與健康並重的您，《全彩圖解 牙齒矯正 完美升級！您需要知道的事》將最值得信賴的選擇。

專文推薦 8

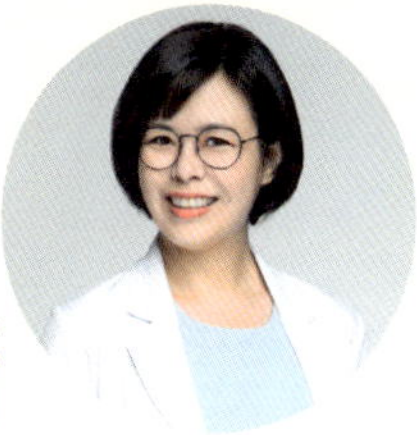

打造美麗笑容的科學與藝術

文／黃榆鈞
台灣口腔矯正醫學會第十三、十四屆學術主委

醫病決策共享，越來越是醫學界的共識，醫學不再是高高在上的殿堂，患者也有知的權利。醫病雙方能夠共享資訊，降低資訊落差，攜手度過旅程，對於治療本身更能有事半功倍的效果。

在資訊爆炸的時代，正確且可靠的醫療資訊顯得格外珍貴。許多消費者在尋求治療方案時，常被網路上繁雜的資訊所困擾，難以分辨真偽與專業性。基於這樣的需求，本書誕生，旨在提供一個清楚、專業且實用的參考，協助大家做出正確的矯正治療決策。

台灣口腔矯正醫學會（TOS）由一群熱愛學習、持續進修、對矯正治療充滿熱情的醫師組成。我們不只致力於提升整體矯正治療水準，也期望促進醫病間的良好溝通，讓病患在治療過程中感到安心與信任。許多會員醫師也熱衷於將專業經驗分享給社會大眾，這正是促成本書出版的初衷。

身為學術主委，我很榮幸能參與這本書的撰寫與第三版增訂。自第一版問世以來，有賴於前任主委石伊弘醫師的細心規劃，本書廣受讀者喜愛，並成為矯正領域中極具參考價值的資訊來源。這次新版特別加入過去十年間的矯正技術最新發展，如數位化矯正技術的普及、隱形矯正材料的進步等，這些都大幅提升了治療的效率、舒適度與精準度，展現出台灣矯正醫師與時俱進的努力與成果。也希望將最新的技術革新成果與新知能與讀者們分享。

此外，本書內容更著重通俗易懂的表達方式，將專業知識生活化，讓從未接觸過矯正治療的讀者也能輕鬆理解。我們期待這本書能成為大家在矯正旅程中的可靠夥伴。

總策劃序

打造一口好牙的關鍵密碼

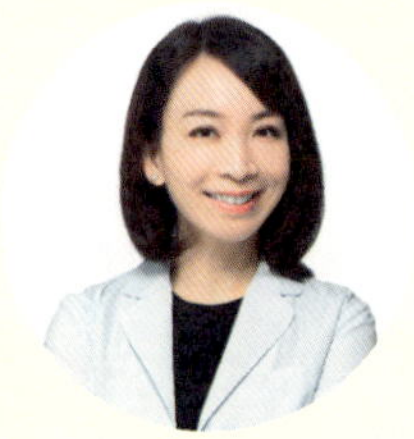

文／石伊弘
台灣口腔矯正醫學會第八屆出版主委

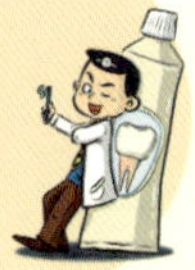

「台灣口腔矯正醫學會」特別邀請十二位優秀的牙醫師共同籌劃一本適合大眾閱讀的牙齒矯正專門書籍，出版本書的主要目的是為了要普及宣導正確的齒列矯正相關知識，希望大眾對於齒列矯正的各種診療項目，以及治療的環節有基本的認識，利用更有效率的溝通，促進醫病關係達到最佳的治療成效。

本書內容章節分成三個部分。**第一部分的內容是矯正前**（基礎知識篇）：主要介紹咬合不正的種類及咬合不正可能帶來的缺點及危害；相對地也介紹了矯正治療的好處、對於病人口腔環境及顏面外觀能夠帶來的改善，希望大家都夠清楚知道牙齒矯正治療的本質，不只是著重在改善患者注重的外觀－「面子」問題，最重要的是要改善患者齒列的排列、咬合，促進口腔功能正常發揮，降低罹患各種口腔疾病的機會。

再者關於矯正治療的黃金時期，到底要幾歲開始治療比較好？晚一點兒治療會不會改不過來？治療效果會不會比較差？這是一般家長最關心的熱門話題。關於這一點，由醫師來判斷決定。某些情況下的確需要先進行第一階段治療改正，等換完牙之後再進行第二階段治療；大部分的情形都是可以等到恆牙全部萌發出來後，再進行單一階段式的矯正治療。

當然，開始治療的時間也要考慮到孩子們的感受，**治療前良好的溝通，包含醫病間及親子間的溝通，是治療成功的第一步**。若是孩子們抗拒、不理解矯正治療對他們的好處，慢慢溝通，晚個兩、三年，等他們進入青春期，注重自己外觀、愛漂亮了再開始也還不遲。

接下來就討論到尋找適合自己的醫師及醫療院所了。**挑選診所重點不外乎醫師／醫療團隊技術、院所設備、治療費用及就診方便性等四項重點**。門診絕大部分的患者都是依照口碑尋醫的，如果周遭有親朋好友、同事、同學正在做矯正，或是已經做完治療，大家可以親眼看到治療的效果，之後把治療交予同一位醫師通常會比較放心，或者由醫師推薦醫師；如果是家裡長期看診的家庭牙醫師所推薦，更容易得到患者的信賴。

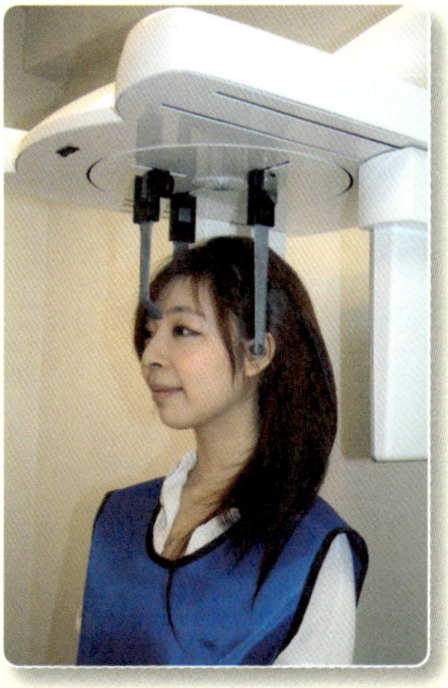

牙齒矯正是一個長期治療，通常在 2～3 年的主動治療期需要每個月回診一次；加上拆掉矯正器後至少 2 至 3 年的回診追蹤，所以診所的地點選擇也很重要，需要考量到就醫的方便性。如果是離家到外地就學的大學生，就要考慮到底要挑選家裡附近或者是學校附近的診所了。

第二部分的內容（矯正期）：則進入到矯正治療，包含矯正裝置介紹、矯正中注意事項及治療複雜度增加的成人矯正、超過矯正治療極限而採用的正顎手術等內容。市面上的矯正裝置琳琅滿目，說實在的，患者並分別不出來這些矯正器到底有什麼不同。比較特殊且容易區別的例如：裝在牙齒內側的隱形矯正（舌側矯正），或者是不需要矯正器及矯正線的數位隱形牙套。

至於一般裝在外側的矯正器，患者大概就只能簡單辨識出是透明的美觀矯正器，還是亮晶晶的金屬矯正器；關於內建在矯正器上的角度、設計、是否有自鎖式的蓋子等等，這就是醫師們在專業上的選擇了！通常一個醫師有其專科養成的背景及習慣、順手的矯正系統，所以除非有特殊、美觀上的需求，否則一旦選擇了讓你可以信賴的醫師，矯正系統也就不是那麼重要了。

近來門診求診的病人中，成人患者有日益增加的趨勢。有些人因為齒列不整、咬合不佳，在青少年時期沒有矯正過來，導致口腔清潔

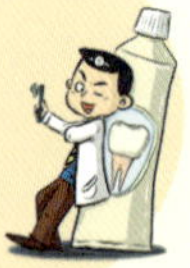

不易，容易罹患牙周病、蛀牙、缺牙導致牙齒跑位，使得咬合情況更加惡化。在這種惡性循環下，等到患者想要矯正時，治療上就會更加的困難與複雜。

一個複雜的療程可能需要家庭牙醫、贋復醫師、牙周病醫師及矯正醫師的跨科協同治療，整個治療時間也會拉長。治療費用也可能因為包含假牙、植牙、牙周病治療等等而增加許多。治療的結果也可能不盡完美，例如：齒列是排列整齊了，但是牙齦萎縮還是造成美觀上的缺陷。

當患者上下顎骨發育異常、上下顎發育落差太大、顏面發育左右不對稱的情況下，無法單純藉由牙齒矯正去改善患者的齒列咬合及顏面部的美觀，這時候就要考量合併正顎手術的治療方式。所謂的正顎手術，就是利用手術的方式來修正顎骨及顏面部構造發育的問題。當然，很多人對於手術治療會排斥及抗拒，但是如果選擇不手術而勉強進行矯正治療，可能就必須接受不理想的治療結果。

矯正治療期間，有許多事項需要患者大力配合，例如：口腔衛生清潔、顎間橡皮筋配戴、帽套配戴，肌肉功能訓練等等。其中最基本的事項是口腔清潔。不可諱言的，矯正器與矯正線在牙齒表面形成許多死角，造成口腔清潔的困難度，假設一天刷 3 次牙，兩年的療程至少要刷 2190 次牙，而且每一次都要認真仔細地刷！

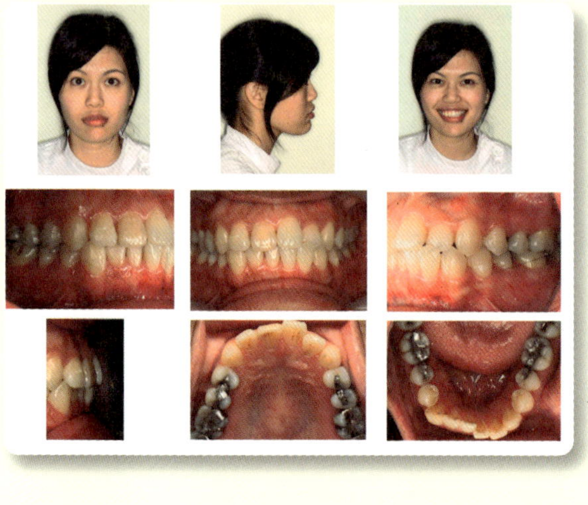

從刷牙刷得好不好這件事上，就可以看出一個人的生活習慣態度，認真刷牙的病人，對於自己的人生是負責的。唯有在治療過程中積極與醫師配合才能得到良好的治療結果，沒有人希望矯正結束後，排整齊的是一口蛀牙、脫鈣發黃的牙齒。

第三部分的內容（矯正完成後）：則是提到矯正器拆掉後的維持及矯正治療有可能產生的副作用。**矯正治療最重要的一個時期之一就是矯正器拆掉後的維持期**，很多人都忽略了維持器的重要性。拆掉矯正器後，應該遵照醫囑好好配戴維持器，維持治療後好不容易得到的結果；並定期回診，讓醫師檢查維持器的密合度及齒列維持的狀況。

至於維持器到底要戴多久呢？正確答案是你想要維持多久就要戴多久！因為牙齒是活的，牙齒的位置因為受到各種力量的影響，例如：咀嚼力、臉頰的力量、舌頭的力量、嘴唇的力量、長期使用齒質磨耗等因素，終其一生都在改變位置。

本書修訂版內容增加了數位隱形矯正、口呼吸對咬合造成的危害以及影響，這兩個章節。在數位化如光速般推進的年代，牙科醫療數位化勢在必行。以牙科模型來說，數位化模型可以減少傳統模型印模、灌石膏等耗費資源的動作，也可以解決大量患者的石膏模型儲存上的問題。

傳統石膏模型需要較多的儲存空間，以寸土寸金的台北市都會區為例，矯正患者的石膏模型大概就會佔掉一個八坪診間的儲存空間；加上石膏模型若存放不當，也會有斷裂破損的可能。數位化模型檔案存放於電腦，必要時可以用 3D 列印的技術將模型輸出。

空氣污染加上飲食習慣的改變，現在的過敏兒童越來越多，鼻腔阻塞、鼻過敏導致長期口呼吸。現在的趨勢更是利用數位化的 3D 模型在電腦上模擬牙齒的移動、排列，進一步列印出可以移動牙齒的數位化隱形牙套。

而家長必須要清楚瞭解長期口呼吸、嘴唇肌肉張力降低，對於兒童的咬合齒列、面型發育發展是有危害、有不良影響的。因此，如何跨科合作，結合耳鼻喉科、過敏科、牙科、口腔復健師等各個專科，重建正常呼吸、吞嚥、咬合功能，讓兒童顎骨面型正常發育生展，是非常重要的一課。

雖然本書列出了許多相關的資訊，但並非專門的醫學書籍期刊，所以省略了許多艱澀難懂的部分，盡量用簡單明瞭的方式說明各種一般大眾想要知道的齒列矯正事項。每個人的口腔狀況、條件、問題都不一樣；在意的地方、想要得到的治療效果也都不同，如果有矯正需求的患者，還是要親自預約門診諮詢，跟醫師當面溝通，才能得到最正確、最完整的資訊。

最後，要十分感謝參與編輯的醫師們！感謝各位醫師們在繁忙的看診工作之餘，幫忙蒐集、撰寫、校對新書文章內容。也感謝出版社給予本學會如此珍貴的機會，讓本書得以順利付梓！

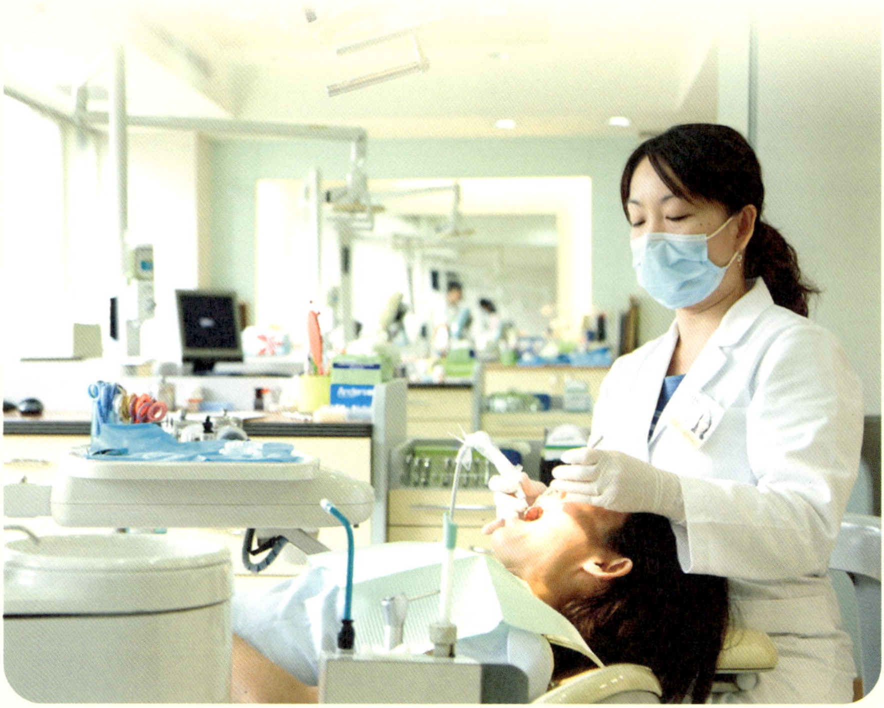

PART 1
認識口腔構造及咬合不正
——健康、功能、美觀，面面俱到

「醫師，你可以幫我看一下我的小孩有需要做矯正嗎？」

這是牙科門診常見的問題之一。一般而言，矯正治療的目的如下：

功能
改善不良的咬合幫助咀嚼發音等功能。例如：前牙開咬無法將麵條咬斷，矯正治療可助其恢復咬合功能。

健康
將凌亂交錯的牙齒排列整齊，讓病人更容易清潔，降低蛀牙及牙周病發生機率。

美觀
將牙齒排列整齊，外暴的門牙向內拉平，改善顏面外觀。

心理健康
整齊的牙齒、開朗自信的笑容是社交生活中增進人際關係不可或缺的一部分。

口腔基本構造

牙齒

- **牙冠：**露出於口腔、平常刷牙刷到的部分。
- **牙根：**埋在牙齦齒槽骨內的部分。
- **琺瑯質：**牙齒最外面的保護層，是全身最堅硬的組織。矯正器就是黏著在牙齒的琺瑯質上，施力於牙冠進而移動整顆牙齒。
- **牙本質：**牙齒第二層的齒質，若蛀牙蛀到牙本質，則會開始有痠痛感。
- **牙髓腔：**牙齒最內層，內含供應牙齒的神經血管，若蛀牙蛀到了牙髓腔，則需要進行根管治療，也就是俗稱的「抽神經」。

牙周組織

- **牙齦：**牙齒周圍覆蓋於齒槽骨上的黏膜組織，健康時呈淡粉紅色。
- **牙周韌帶：**牙根周圍的支持組織，牙根藉由牙周韌帶跟齒槽骨連接，牙齒受力而移動也是因為牙周韌帶內細胞產生的生理變化。
- **齒槽骨：**牙齒周圍支持牙齒的骨頭。

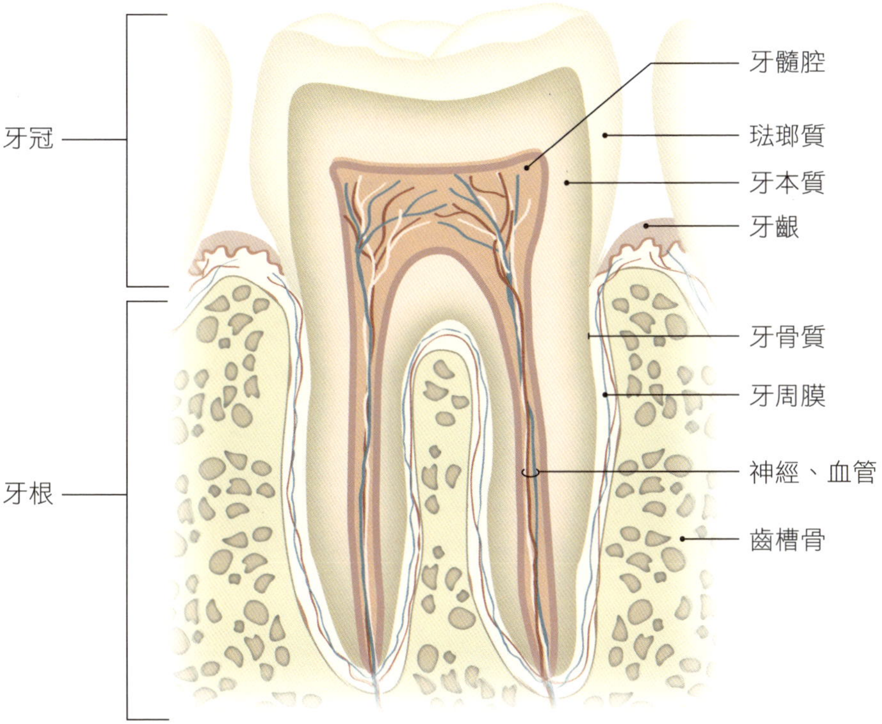

〈牙齒及牙周構造圖〉

齒列及齒列發育

- **乳牙齒列：**嬰兒時期六個月左右萌出第一顆牙，至三歲為止，共有 20 顆乳牙萌發。
- **混合齒列：**6～12 歲的換牙期，陸陸續續將 20 顆乳牙換成 28 顆恆齒。
- **恆牙齒列：**大約 12～14 歲左右恆牙完全萌出，包含 28 顆牙。另外有 4 顆智齒則是 17～21 歲左右發育完成，但是如果顎骨位置不夠，則形成「阻生」，卡在第二大臼齒後方無法萌發出來。

乳牙齒列

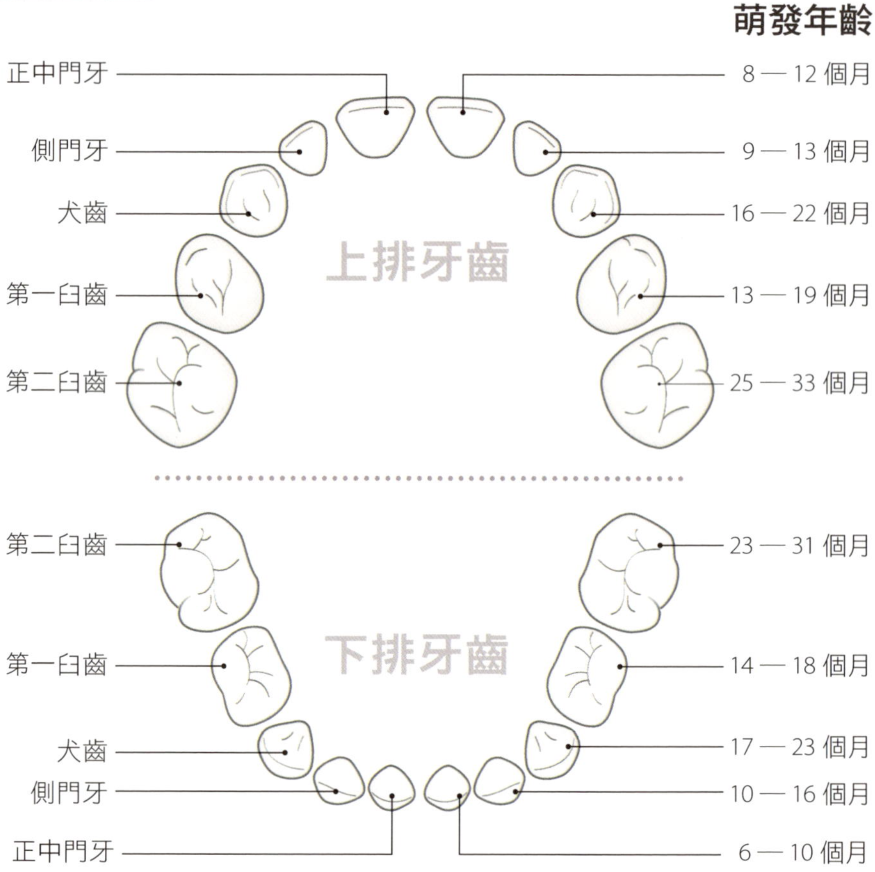

〈牙齒發育－乳齒〉

恆牙齒列

萌發年齡

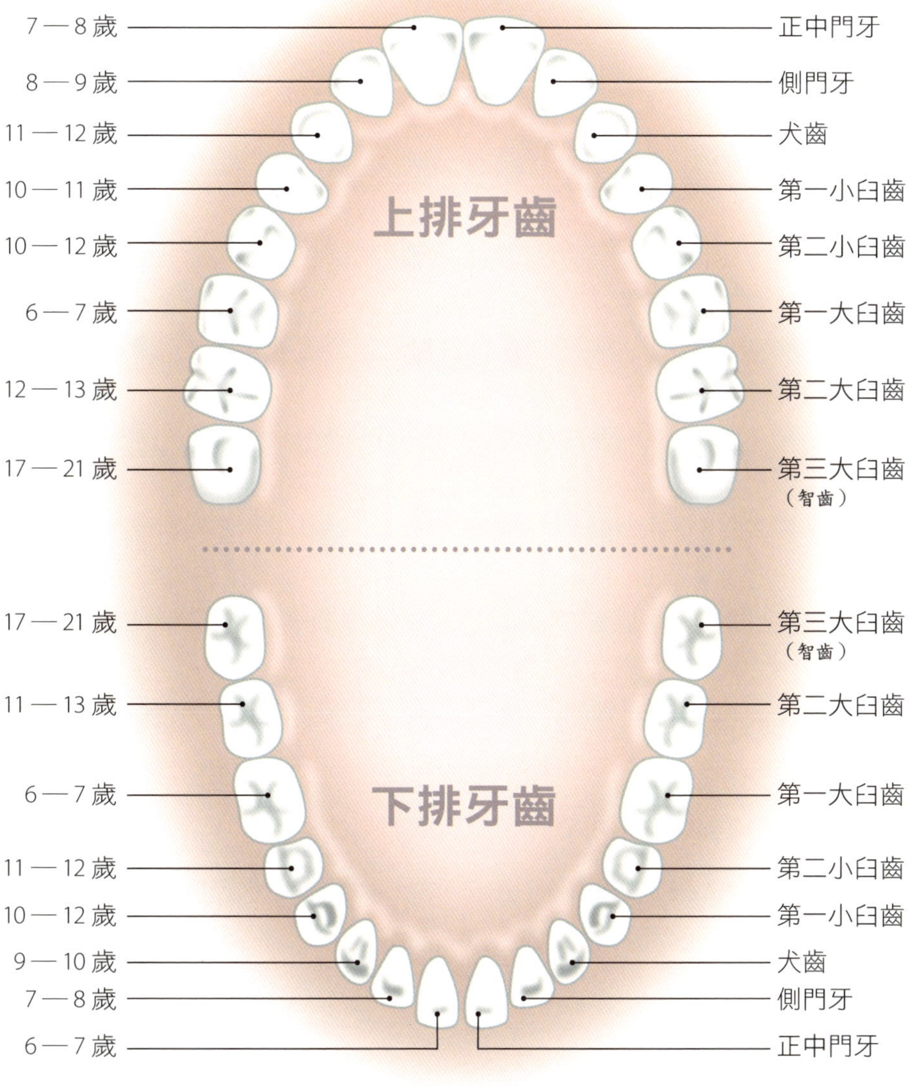

〈牙齒發育－恆齒〉

Q. 反正乳牙用幾年就會換掉，乳牙蛀掉就算了，不用理它吧？

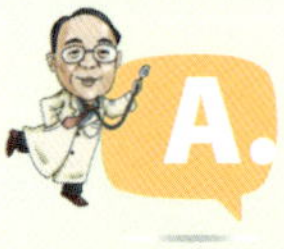

A. 當恆牙還沒萌出時，由乳牙負責小朋友的咀嚼功能，假設乳牙提早喪失，則會造成咀嚼功能不佳，進而影響小孩營養吸收，導致發育不良。所以維持乳牙的健康是很重要的！

如果有蛀牙要儘快處理，若是不得已提早拔除，最好也做上空間維持器（詳見第 54 頁），以利後續恆牙可以按正常生長的順序萌發出來。所以乳牙的存在與功能是很重要的，乳牙嚴重蛀牙或是提早喪失，可能造成下列不良結果：

- **恆牙發育不佳：**當乳牙蛀得很嚴重時，會產生牙根尖病變，容易使位於乳牙下方的恆牙牙胚在發育時受影響，造成恆牙鈣化不全。
- **恆牙空間喪失：**乳牙的重點功能之一就是幫恆牙提早佔住空間，太早拔掉會讓恆牙長歪或長不出來。
- **不良咬合習慣：**當一邊缺牙或牙齒痛時，我們很自然地習慣利用另一側來咀嚼食物。使用單側咬合久了，對整體牙齒的功能就會造成影響，也可能影響臉型的對稱性。
- **嚴重病變：**嚴重的蛀牙會造成牙根尖膿腫，更嚴重時轉變成蜂窩組織炎而危及其他正常組織，甚至有生命危險。

顳顎關節及顏面肌肉群

顳顎關節位於外耳道前方，左右各一，負責下顎骨運動，關節若有移位、病變或是吸收，則會影響牙齒咬合位置及穩定度。若合併有顳顎關節障礙症（詳見第 133 頁），則可能出現張嘴困難、肩頸顏面肌肉疼痛或是耳鳴的現象。

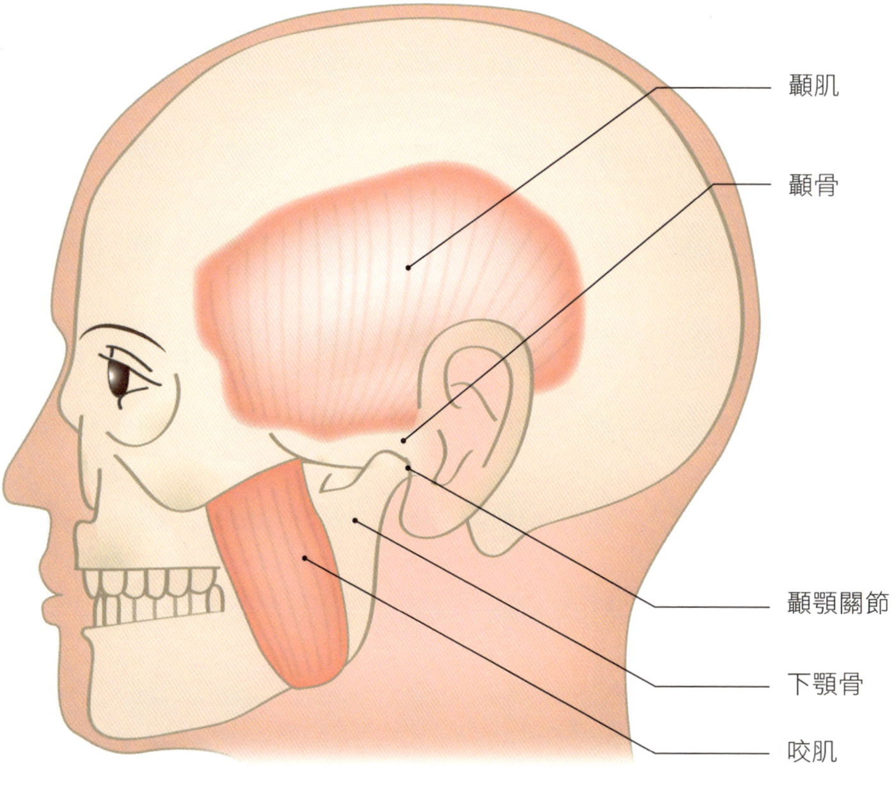

嘴唇、臉頰及舌頭

嘴唇及臉頰位於齒列外側，包含了咀嚼肌及負責顏面表情的肌肉群；舌頭位於齒列內側，也是由一群肌肉所組成。這些肌肉群的張力決定齒列位置的穩定性。

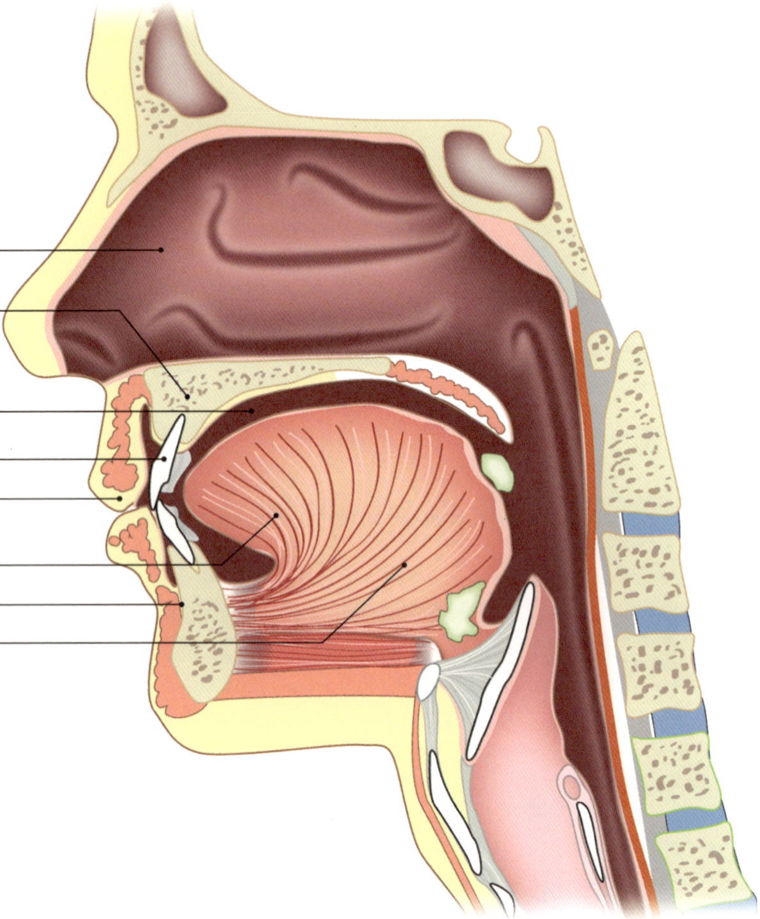

咬合不正的分類

咬合不正的分類形態，可由前後、垂直及橫向這三個方向來定義；對於準備接受齒顎矯正治療的病患，瞭解咬合不正的分類，是相當重要的基本訊息。

上下齒列前後關係位置

安格博士（Dr. Angle）由下顎大臼齒對應上顎大臼齒的前後關係，定義如下：

狀態	上下顎與牙齒的關係
正常咬合	上下顎大臼齒關係正常，且牙齒排列整齊。
第一級咬合不正	上下大臼齒咬合關係正常，上下顎前後關係正常，但牙齒排列淩亂、擁擠或是上下齒槽皆向外凸出，呈現雙顎暴牙。
第二級咬合不正	下顎大臼齒較正常咬合往後，上下門牙前後距離較大，病患呈現上顎較突出或是下顎相對短小後縮的臉型。
第三級咬合不正	下顎大臼齒較正常咬合往前，上下門牙齊平或是下門牙咬在上門牙前面。病患的臉部外型可看出其下顎顯得較突出，也就是一般所謂的「戽斗」。

正常咬合

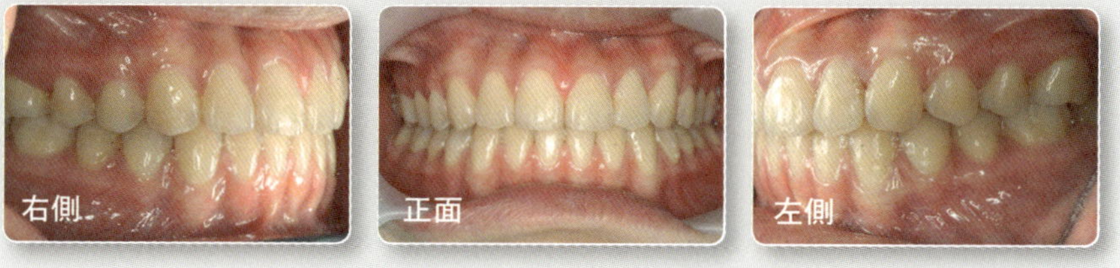

牙齒排列良好，前後向、垂直向及橫向關係正常。

第一級咬合不正

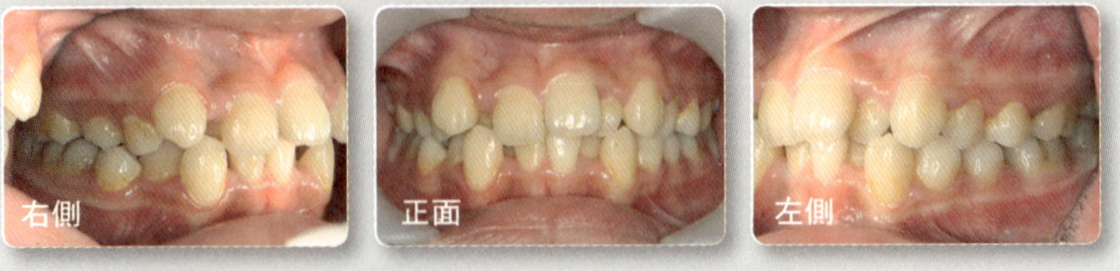

大臼齒關係正常但前牙凌亂、排列參差不齊。

第二級咬合不正

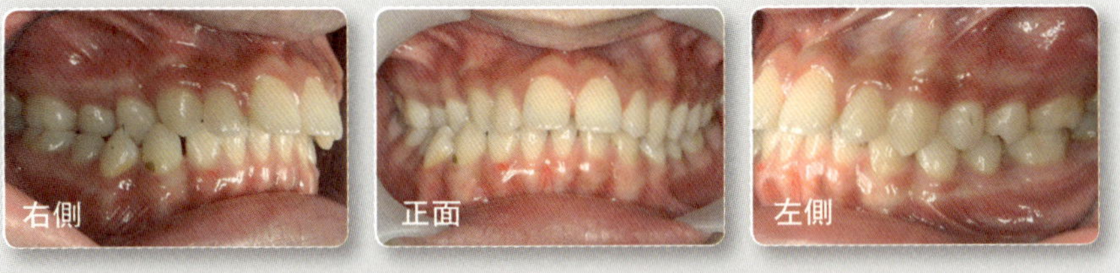

上齒列突出（**暴牙**），下齒列後縮，上下門牙前後差距過大，嘴唇無法自然閉緊，常造成咀嚼發音困難。

第三級咬合不正

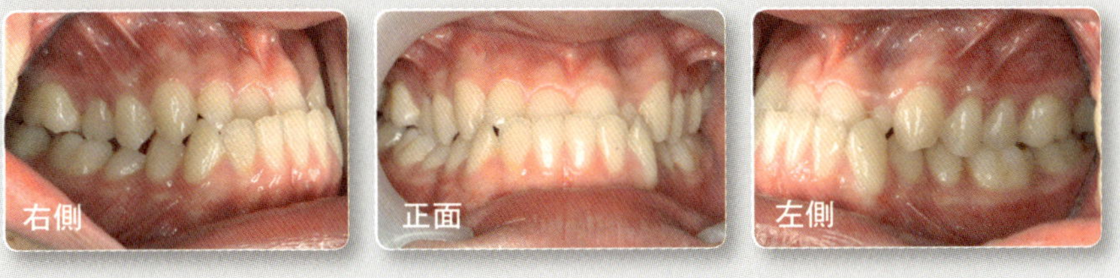

下齒列突出（**戽斗**），下門牙反咬在上門牙的外側，形成前牙錯咬。

上下齒列垂直關係位置

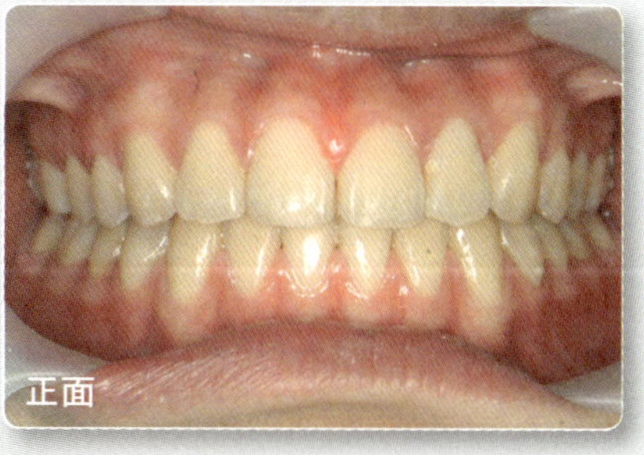

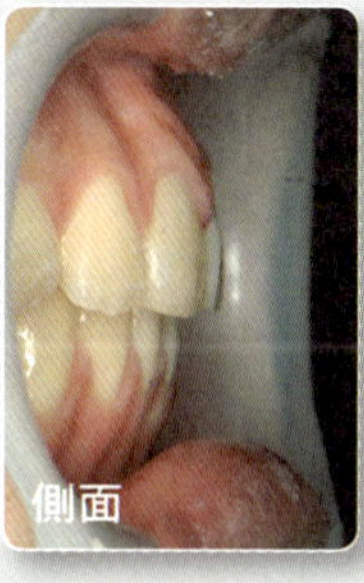

正常垂直關係：上下齒列咬合良好，上下門牙垂直重疊量正常。

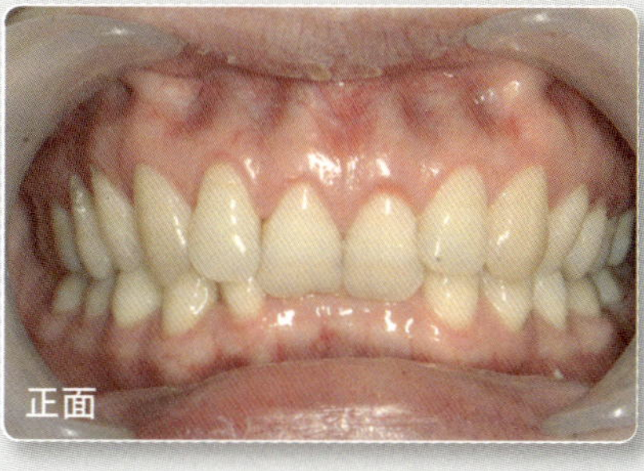

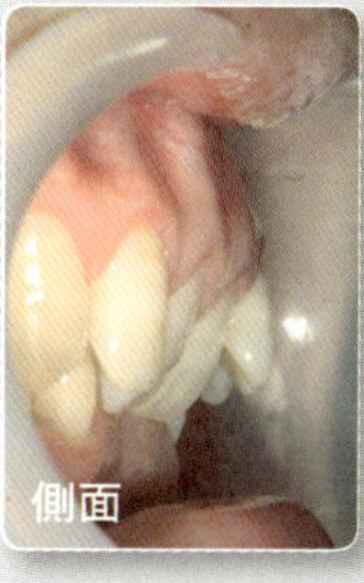

深咬：垂直覆蓋過深稱為深咬，可能造成下門牙磨耗太快或是咬到上顎牙齦，造成上門牙牙周病變等不良後果。

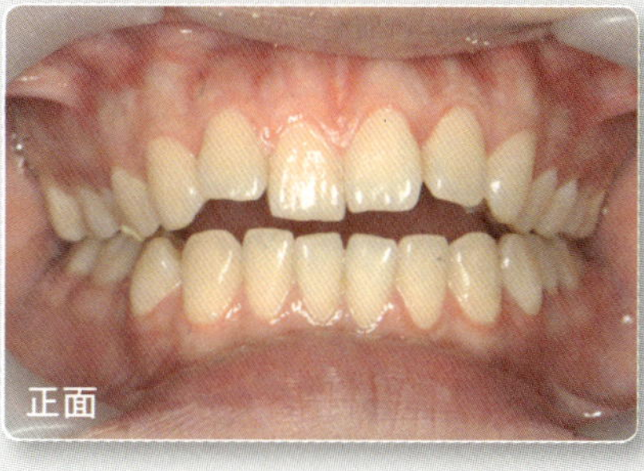

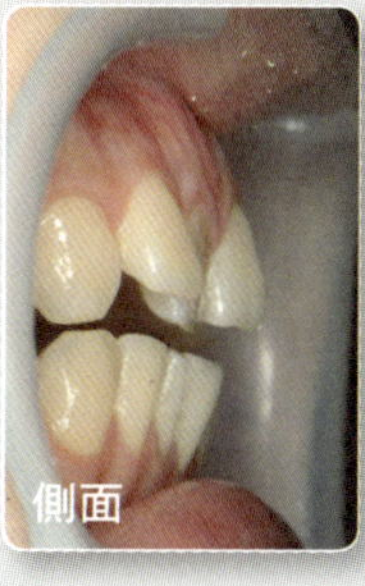

開咬：上下門牙沒有垂直覆蓋、門牙咬不到以致無法切斷食物，且會出現說話漏風噴口水，和嘴唇無法閉緊等狀況。

上下齒列橫向關係（牙弓寬度）異常

正常的牙齒排列，在前牙區是上牙在前、下牙在後，如果是下牙咬在上牙外側，則稱為**「前牙錯咬」**。在後牙區則是上牙咬在下牙外側半顆牙，如果內外關係異常則稱為**「後牙錯咬」**。

通常前牙的錯咬因為會妨礙美觀，比較容易被注意到而及早改正，而後牙臼齒區的錯咬很少會被發現。錯咬可能單顆牙或是多顆牙，嚴重的甚至整個上齒列都跟下齒列錯咬；而單側錯咬大多伴隨著下顏面部的歪斜不對稱。

上下顎臼齒橫向關係位置

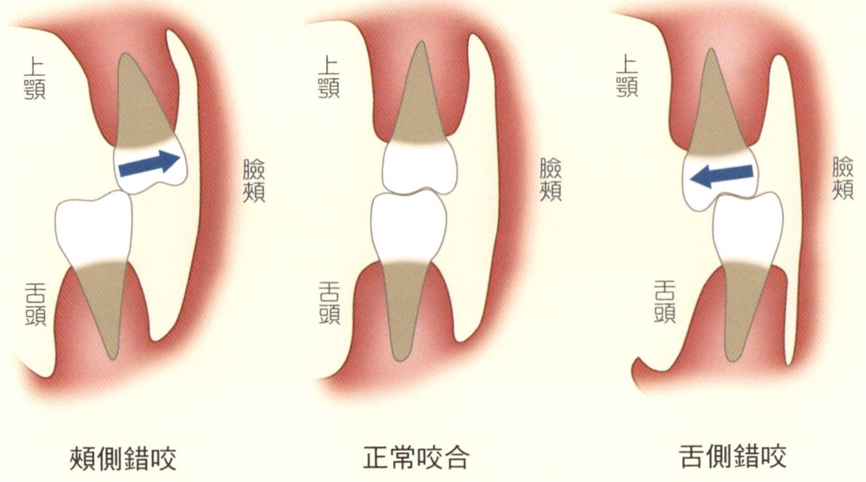

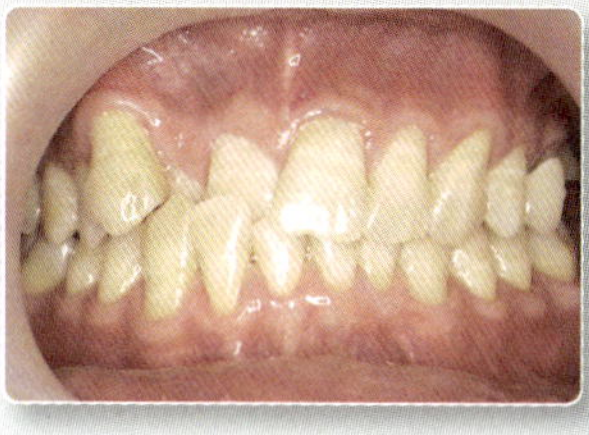

前牙錯咬

右側正中門牙及側門牙錯咬，造成美觀上的困擾，而且牙齒的齒質也因長期錯咬而磨耗較快。

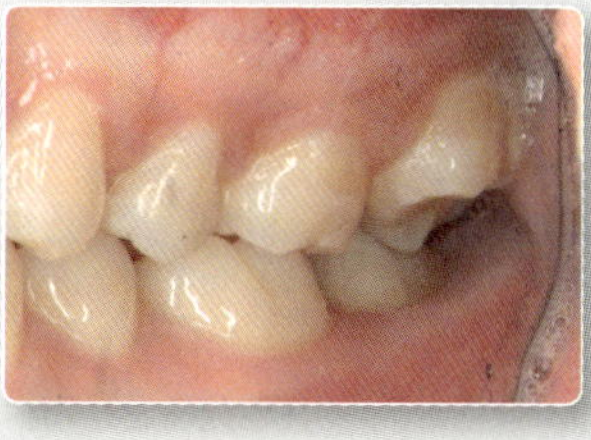

單顆臼齒錯咬

錯咬處咀嚼功能較差，也不容易清潔；且容易造成牙齒齒質快速異常磨耗及齒槽骨吸收，須及早改正。

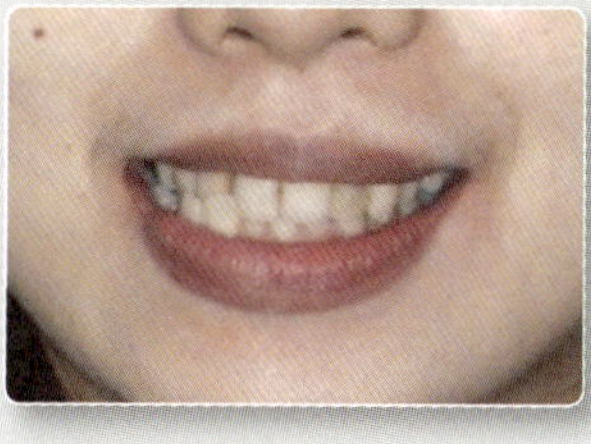

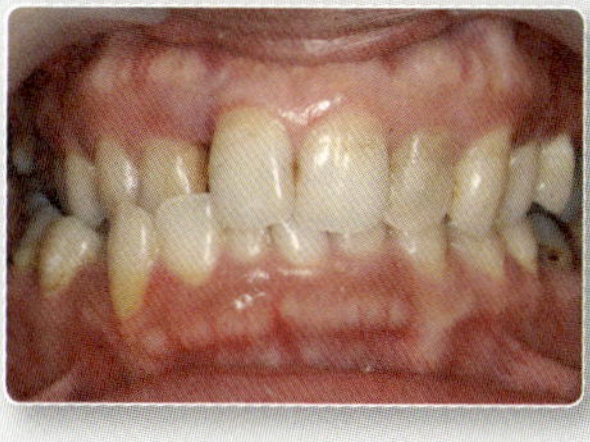

單側多顆牙錯咬合併臉型歪斜

由於骨骼不對稱，導致可以看見病人下顏面部歪向右邊，笑起來嘴唇不協調。

如果早期發現及早改正，可以改善患者顏面部的發育，使臉型趨於對稱；如果是發育已停止的成年人，牙齒的咬合可以改正過來，但是顏面部骨性的不對稱就要借助正顎手術，才有辦法改善。

上下顎骨關係對顏面外觀的影響

第一類

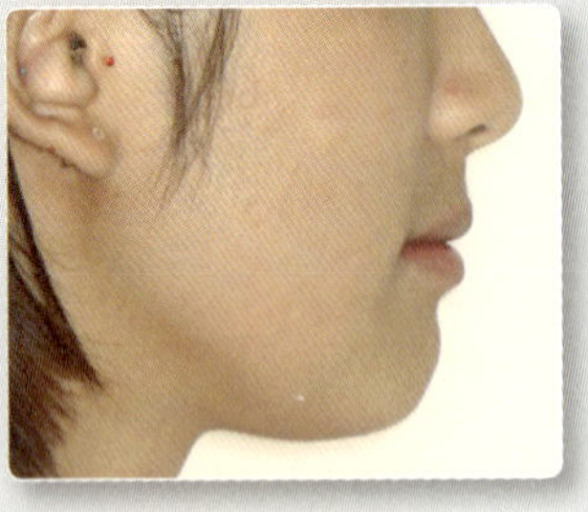

正常上下顎骨骼關係

上下顎發育正常，前後關係正常，病人的側面輪廓較和諧。

第二類

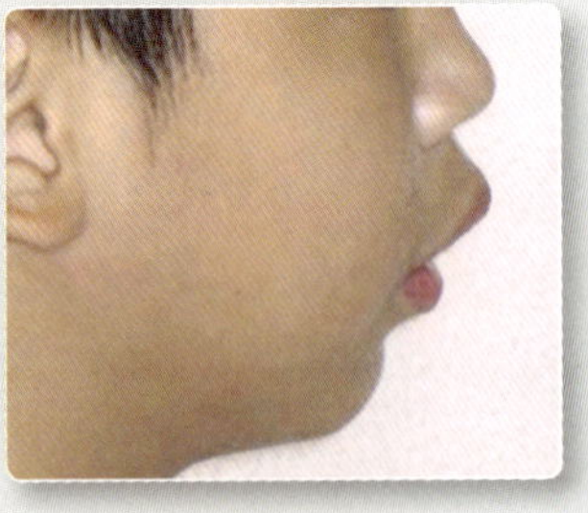

上下顎骨骼關係

上顎發育過度，下顎發育不足，導致病人嘴唇無法自然閉攏。病人若有臉型外觀上的考量，則無法單純以矯正牙齒解決，必須合併正顎手術治療。

第三類

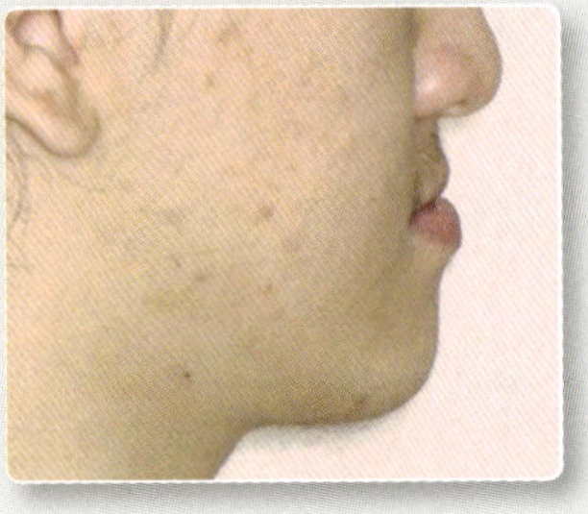

上下顎骨骼關係

就是俗稱的「戽斗」，下顎發育過度伴隨上顎發育不足。病人若有臉型外觀上的考量，則無法單純以矯正牙齒解決，必須合併正顎手術治療。

良好的微笑曲線

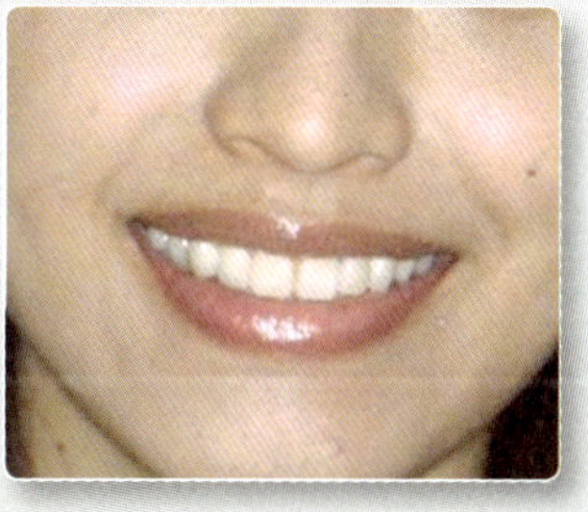

上顎骨發育正常加上齒列排列良好，微笑時呈現良好微笑曲線，露出整齊的牙齒。

嚴重笑齦

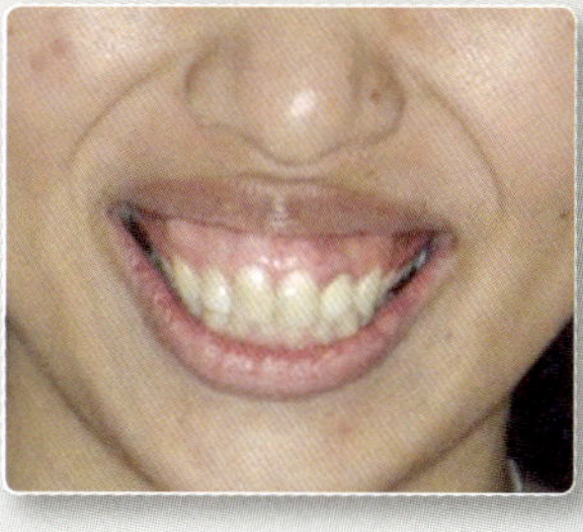

上顎骨垂直方向過度發育，造成「笑齦」，意即微笑時露出過多牙齦。嚴重者需合併正顎手術或牙周手術。

露齒過少

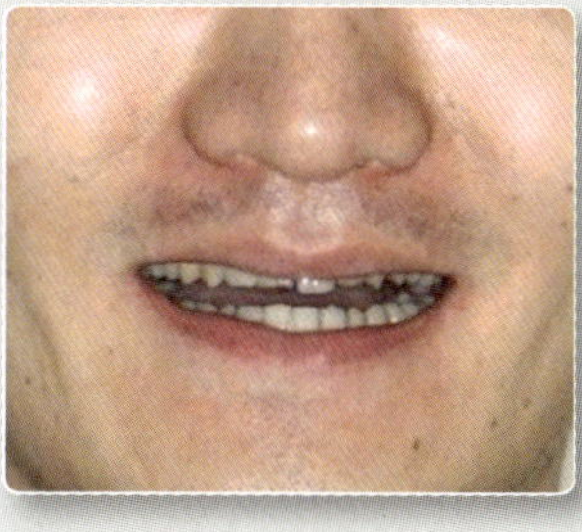

上顎骨發育不足或牙齒嚴重磨耗，病人即使大笑上齒列露出還是太少。嚴重者需合併正顎手術，將上顎骨向前下方移出。若是齒質嚴重磨耗，則需要合併贋復科治療，用假牙重建牙齒的長度及形態。

咬合不正的原因

咬合不正的原因有很多，多數是來自先天遺傳，後天因素亦會造成咬合不正。

遺傳

很多學者研究發現，多數的咬合不正其實是來自先天的遺傳。例如唇裂、顎裂、上顎前突、下顎後縮、前牙開咬、正中牙縫、先天缺牙、多生齒等均和遺傳有關。

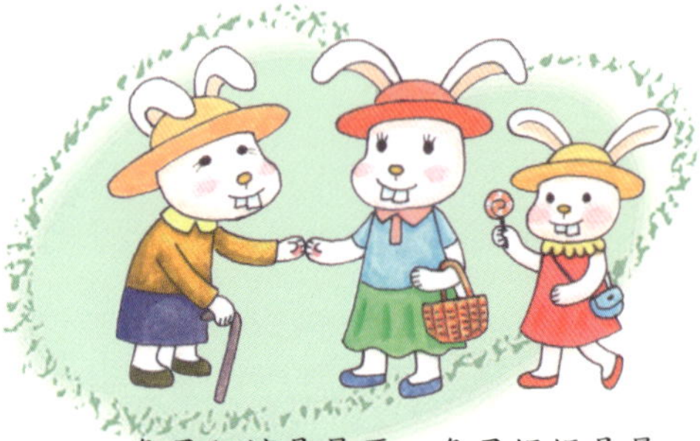

●兔子阿嬤是暴牙，兔子媽媽是暴牙，兔子小妹也是暴牙。

環境

環境也會影響顎骨及齒列的發育，進而造成咬合不正。大致上可分先天性及後天性的兩種：

先天性原因

種類	形成原因	臨床症狀
一般性先天異常	可能是內分泌、傳染病，或母體懷孕時營養不良所造成。	唇裂、顎裂、牙齒大小形態異常、齒數過多或缺牙。
局部先天性異常	1. 顎骨的不正常發育，如顎裂、巨舌症。 2. 口腔器官及組織生長和牙胚的發育異常。 3. 壓迫或外傷影響顎骨及牙齒的發育。	

後天性原因

種類	形成原因
全身性	內分泌、營養失調、傳染病、過敏反應等，皆會引起咬合不正。
局部原因	1. **蛀牙：**嚴重者甚至需要拔除，進而引起鄰牙的歪斜。 2. **牙周病：**引起齒槽骨喪失、牙齒鬆動，甚至牙齒自動脫落。 3. **乳齒早期喪失：**使得左右鄰牙傾斜佔據原有空間，導致該替換出來的恆牙無法順利萌出。 4. **乳齒滯留：**可能導致恆牙萌發異常。 5. **恆齒生長異常：**恆齒不正常的萌出順序，會影響正常咬合的建立。 6. **恆牙太早喪失：**造成左右鄰牙傾斜，對咬牙過度萌發變長，所以在拔完牙一個月左右，需要用假牙來幫助恢復正常咬合。 7. **不適當的假牙製作：**牙冠若太高，會引起前牙開咬，產生咬合干擾，而導致關節疼痛、偏頭痛或頸肩肌肉痠痛。 8. **上呼吸道不暢通：**例如鼻過敏、鼻中隔彎曲，扁桃腺腫大。這類病人習慣用口呼吸，會引起上牙弓狹窄和開咬、上牙弓前牙擁擠等咬合問題。 9. **不適當的肌肉作用：**口腔周圍肌肉不平衡，舌頭或上、下唇咀嚼肌肉不平衡，皆會引起咬合不正。 10. **唇繫帶或舌下繫帶異常：**唇繫帶或舌下繫帶延伸至牙齒附近，長期拉扯。 11. **不良的壞習慣：** ● 吸手指、吸奶嘴：會造成前牙開咬，最好在 3 歲前戒掉。 ● 吐舌頭：會造成前牙開咬及暴牙。 ● 咬嘴唇：會造成上牙暴出，下牙向內倒。 ● 夜間磨牙：磨牙力量很大，可能會引起顳顎關節不適。嚴重的夜間磨牙可能須要長期配戴咬合板來降低牙齒磨耗。

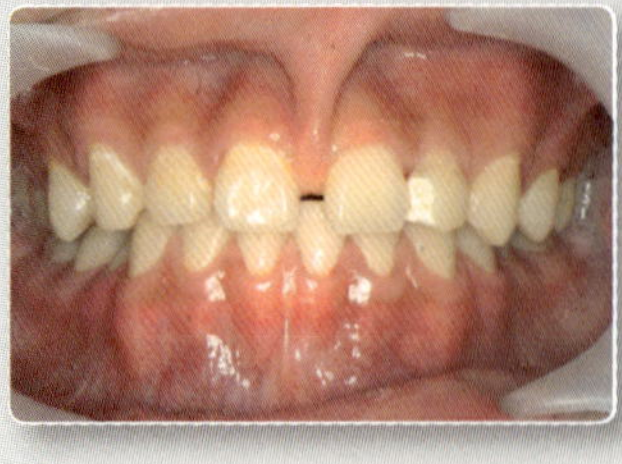
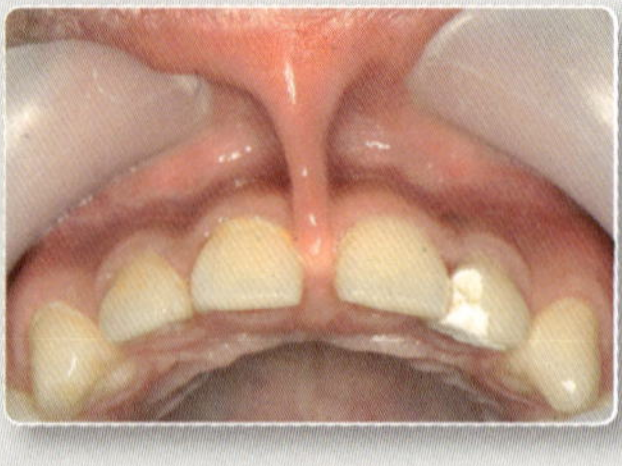

上唇繫帶向下延伸、拉扯

上唇繫帶肥厚且向下延伸至門牙中央，繫帶長期拉扯形成很大的正中牙縫。

Q. 我兒子有過敏性鼻炎、鼻竇炎，聽說這樣會影響牙齒咬合，是真的嗎？

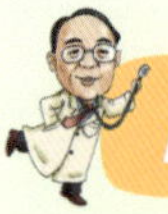

A. 依據調查，在台灣患有過敏性鼻炎或鼻竇炎的小朋友的比例日漸升高。有嚴重鼻阻塞或是呼吸道障礙的患者，常會不自覺的用口呼吸。據觀察在成長發育過程中，長期口呼吸常伴隨下顎後縮、前牙開咬、上顎牙弓變窄等問題。所以如果注意到家中孩童有口呼吸的習慣，建議到耳鼻喉科或小兒過敏科檢查治療。

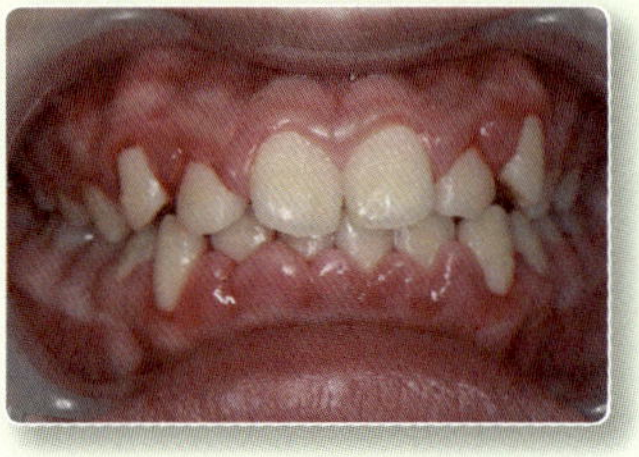

● 患者有嚴重過敏性鼻炎，長期口呼吸導致上下顎前牙區牙齦極度紅腫、發炎，後牙區的牙齦則呈現正常狀態。

Q. 醫師，聽說吸奶嘴會讓牙齒咬合不正，那我是不是不要讓我家妹妹吸奶嘴比較好呢？

A. 吸手指，本來是胎兒在子宮內就有的反射動作，在嬰兒期間也提供心理上的撫慰，精神醫學理論中明確提出口慾期的重要性，當幼兒的口慾被充分滿足時，對人的基本信賴感會得到相對的提昇；佛洛依德也認為這與幼兒未來經營人際關係有相當重要的關聯性，所以兩歲以前吸奶嘴是可以接受的。但如果這個習慣持續到換牙期後，則易造成前牙突出（暴牙）、上顎弓狹窄、前牙開咬等異常咬合。

這些異常咬合不只是造成齒列不整，還會妨礙咀嚼機能、干擾發音而且對顏面骨骼發育會有不良影響。這些習慣有些可經由父母的教導或同儕團體的壓力（如在幼稚園吸手指可能被嘲笑）而改正，但有些較頑固的孩子可能需要醫師的幫助，或使用某些裝置來幫助戒除。父母若發現小朋友有這方面的問題，應儘早諮詢矯正醫師。

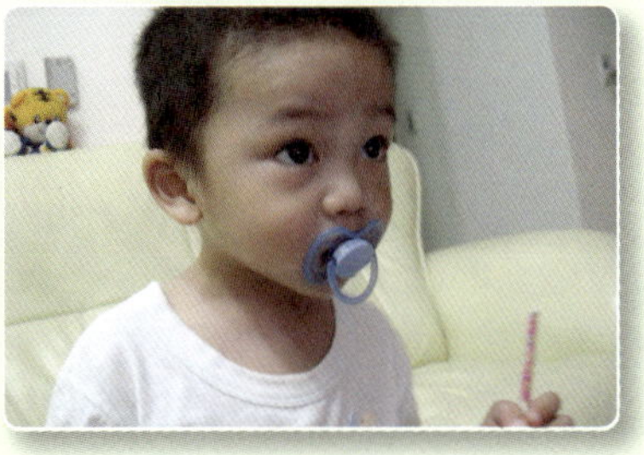

● 長期吸奶嘴造成前牙開咬，矽膠奶嘴的壓力造成上下門牙分開產生一個大洞，影響門牙切斷食物的功能，甚至會影響發音。

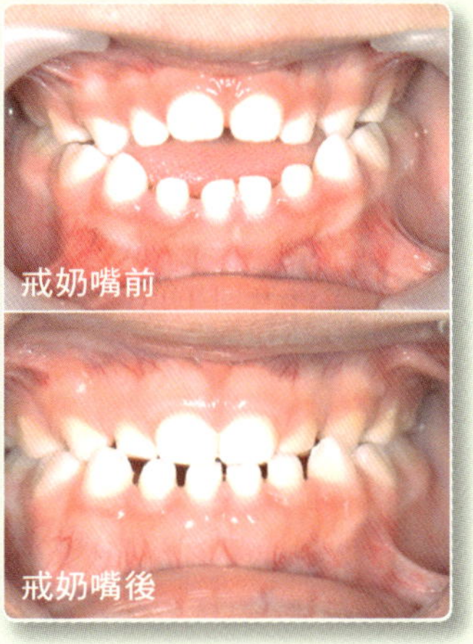

● 戒掉奶嘴後，門牙開咬的狀況自動改善。

照片提供：蔡芳芳醫師

咬合不正的缺點

咬合不正對於患者生理、心理上都會造成嚴重不良的影響，甚至於引起全身性系統疾病，不可忽視！

1. 咀嚼功能障礙

牙齒在消化系統中，負責切割及磨碎食物。咬合不正的患者，上下牙齒的嵌合度差，往往食物磨碎不完全就直接吞下肚子。粗大的食塊會增加胃腸器官的負荷，影響消化吸收。

2. 容易蛀牙

排列不整齊的牙齒，容易讓食物殘渣堆積在相互交錯重疊的牙齒之間，而且食物殘渣一旦進入了這些隱密的清潔死角，就很不容易刷洗出來，也因此將大大提高蛀牙的發生率，甚至出現口臭症狀。基本上不整齊的齒列，必須花更多的時間來潔牙。

3. 引起牙周病

1 菜渣塞在牙縫間，清潔不易，容易造成牙齦發炎，甚至牙周炎。

2 咬合不正引起閉口困難的患者，由於牙齦長期接觸空氣，容易引起牙齦乾燥及牙齦炎。

3 深咬併上顎前突或下顎後縮的患者，因上顎的門牙太過前突，常使得下門牙咬在上門牙內側的牙齦上，長期下來將會引起上顎門牙舌側的牙齦萎縮。

4 牙齒一內一外錯咬，因為咬合力過度集中在某些牙齒上，而對這些牙齒造成外傷性咬合。外傷性咬合力量傳達到牙周組織，常造成牙齦萎縮、齒槽骨流失等牙周病徵兆。

4. 發音學習障礙

咬合不正的形式、程度，有可能影響發音的正確性，特別是在一些須以牙齒輔助的發音，例如：注音「ㄙ」的音屬於舌尖前音，必須將舌頭伸向上下門牙之間才能正確的發音，如果上下門牙前後距離太大，將無法正確發音；另外像「ㄈ」屬於唇齒音，如果上門牙太暴伴隨下唇後縮，則會無法正確發音，甚至會有漏風、噴口水的現象。

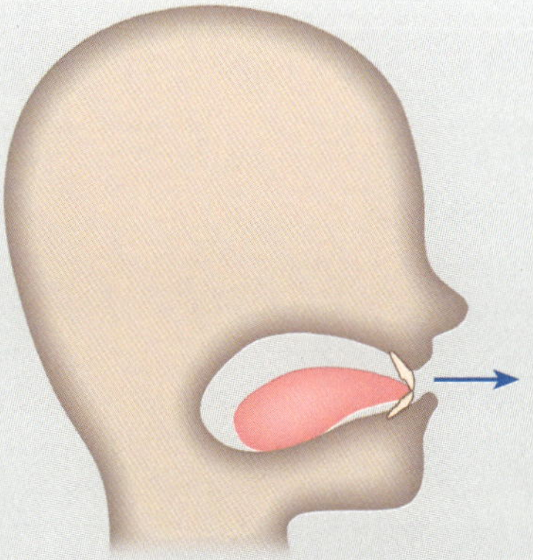

“ㄙ”屬舌尖前音，需靠上下門牙及舌尖發音。

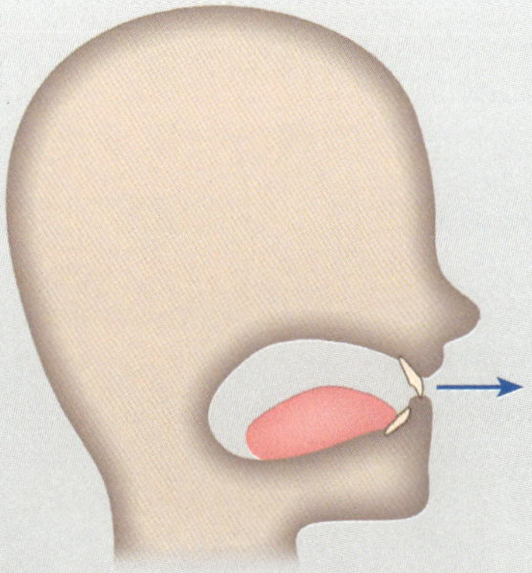

“ㄈ”屬唇齒音需靠上門牙及下唇發音。

貼心叮嚀：語言障礙的原因很多，咬合不正只是其中的一個因素，若有嚴重的語言障礙，還是需要給專業的語言治療師長期治療。

5. 阻礙顎骨的正常發育

咬合不正常常使得左右兩側咬合力不平均。在這種情況下，大部分的人下意識都會使用較好咀嚼的那一側吃東西，長久下來可能會影響顎骨的正常發育。

至於「功能性偏位咬合」則是指為了讓位置不好的牙齒也能夠有咬合，或者是為了避開咬合干擾，於是病人會刻意去偏移下顎，以便得到較多的上下牙齒咬合接觸面。病人在生長期時，不論是長期習慣使用單側咬合，或者是刻意歪一邊、功能性偏位的咬合方式，都將影響上下顎骨之間的平衡，阻礙顎骨的正常發育。

6. 牙科贗復物製作困難

牙科贗復物（也就是俗稱的假牙）是建立在現存的牙齒及牙周組織之上，必須和現存的牙齒及牙周組織合為一體。從形態的角度而言，若是現存的牙齒歪歪斜斜、高高低低，則贗復物也僅能將就地配合現狀來製作，製作上不但困難，製成品也不容易達到最佳美觀。

從力學的角度而言，現存咬合不正的牙齒，因咬合力方向不對，使我們製作的贗復物需承受這些不當方向的咬合力，這些力量隨時在搖晃著贗復物，將嚴重縮短贗復物的使用年限。

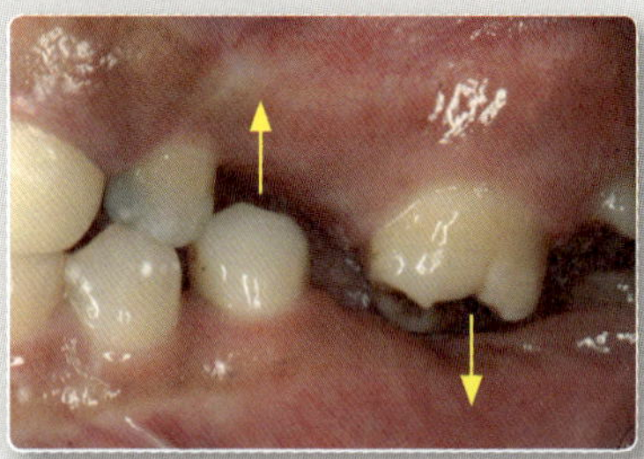

缺牙症候群

缺牙後對咬的牙齒因缺少咬合力而移位，常使得垂直空間不足，造成缺牙處假牙製作困難。

7. 容易造成前齒斷裂

比較前突的門牙或是排列偏離到正常齒列之外的牙齒，經常會在外傷碰撞中，早一步受到撞擊。因此，這類咬合不正的牙齒，因外傷而掉落或斷裂的比例偏高。

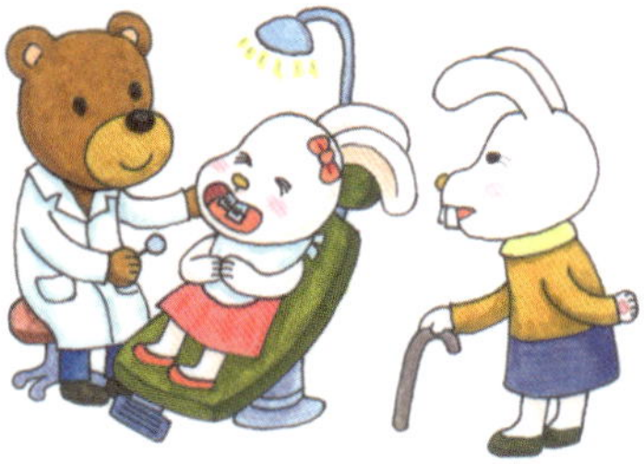

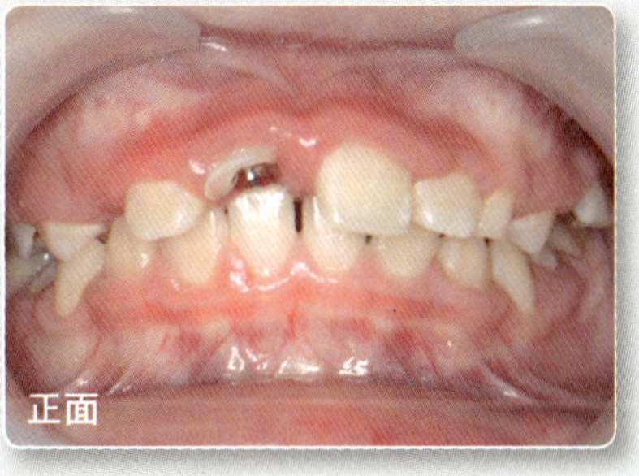

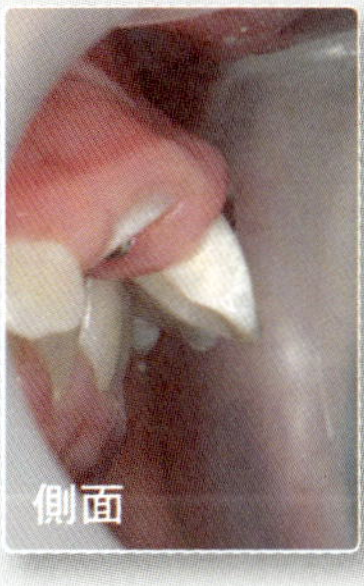

門牙斷裂

角度較外暴的門牙容易外傷斷裂。

8. 顳顎關節障礙症

顳顎關節連接下顎骨與頭顱，左右各一，位置大約是在左右耳朵前方，是人體相當特殊的關節。上下牙齒的咬合，開口閉口的下巴活動都與顳顎關節有著密切的關係。若牙齒是歪斜的、咬合不正的，則上下牙齒咬合，開閉口的過程勢必會受阻礙而發生不平順的現象。

這個路徑也一樣會反應在顳顎關節的運動當中，當我們長期扭曲或是拉張顳顎關節，亦會引起顳顎關節障礙症，顳顎關節障礙嚴重者甚至會導致偏頭痛、肩痛及耳鳴等問題。

9. 口腔黏膜容易受傷

比較前突的暴牙或是排列偏離到正常齒槽脊之外的牙齒，其周圍的口腔黏膜，也是在外傷性破壞當中，受傷比例較高的。

10. 引起心理障礙

根據調查顯示，學生在學校遭受霸凌、被欺負，主要的原因之一是「身體的特徵」，暴牙、戽斗、肥胖等不雅外貌是最常見的。加上發音學習障礙，口齒不清等所引起的心理障礙，不論是來自於他人的嘲笑鄙視，或是來自於自己的自卑感、不滿及不安，皆會引起病態的壓抑或情緒的緊張，嚴重的甚至會有逃避、憎惡感或攻擊行為的表現。

齒列矯正的優點

排列良好的齒列才能發揮正常的咀嚼功能。**食物經過牙齒的細嚼慢嚥，更能促進腸胃的吸收**，如此才能擁有更健康的身體。充分咀嚼也可以增加腦部的血液循環，意即齒列好的人不容易罹患老年失智症。所以咬合不正者進行矯正治療能獲得下列幾項優點：

1. 擁擠不整齊的牙齒經過矯正治療後，可獲得美觀的齒列，減少食物殘渣堆積死角和降低刷牙的困難度，進而減少蛀牙及牙周病的發生。
2. 上下齒列除了排整齊外，還要有良好的對咬關係，才能獲得良好的咬合功能。
3. 改善發音、減少講話漏風、噴口水等令人尷尬的狀況。
4. 增加病人自信，改善人際關係，增加職場上的競爭力。

牙齒矯正治療的範例

範例一

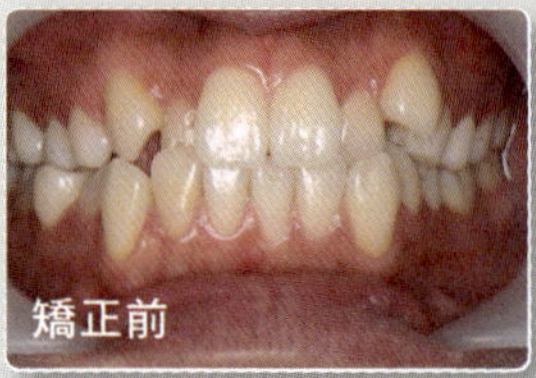

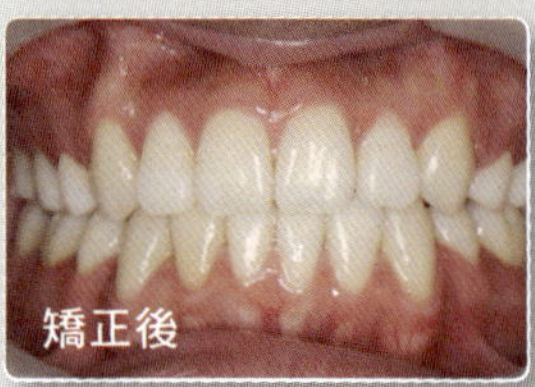

將擁擠的齒列排列整齊，增加美觀且容易清潔。

範例二

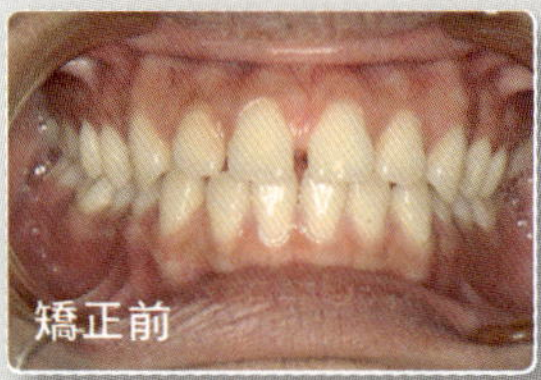

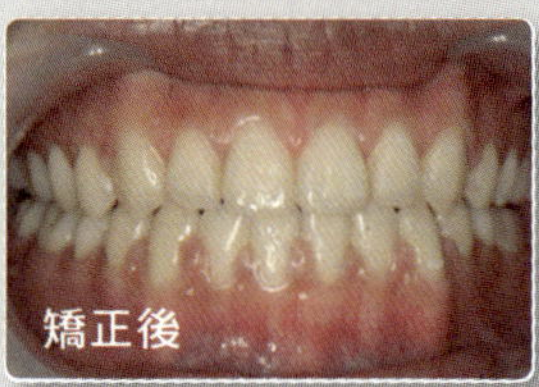

將牙齒間的縫隙關閉，增加美觀，減少說話漏風噴口水。

範例三

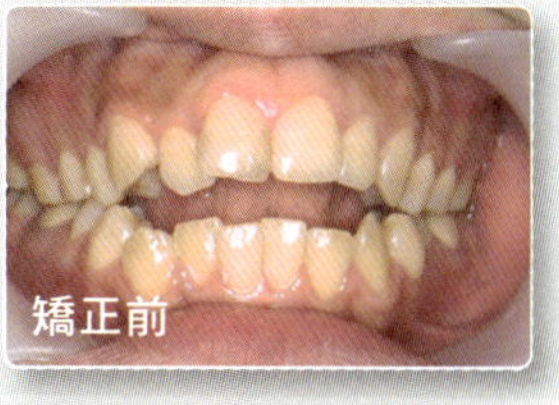

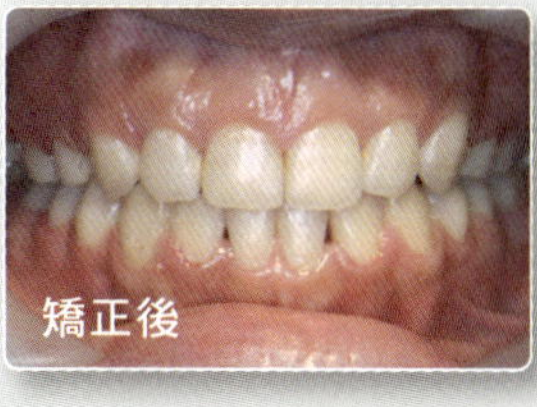

改善門牙開咬，恢復門牙切斷食物的功能。這類患者治療後最大的改善是吃麵的時候，可以輕易咬斷麵條。

範例四

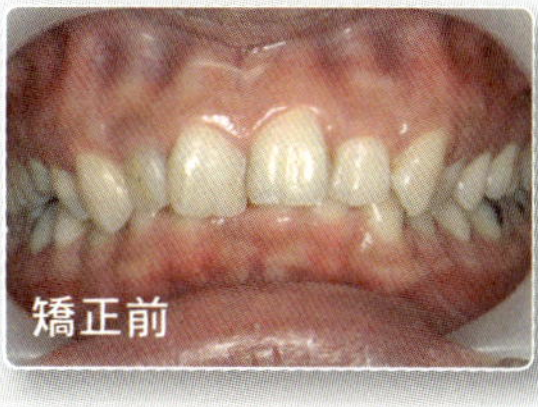

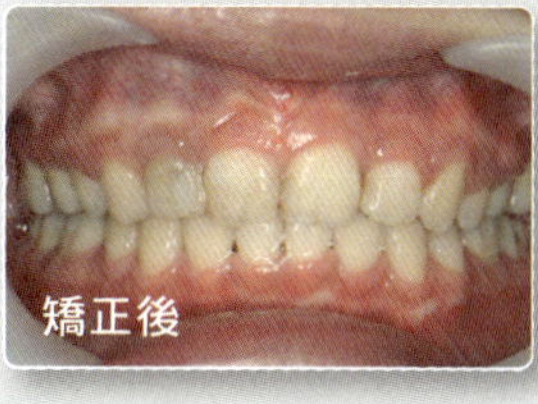

改善門牙深咬，防止下門牙耗損太快；另外可以保護上門牙內側的牙周組織，減少因咬合傷害所造成的牙齦萎縮。

範例五

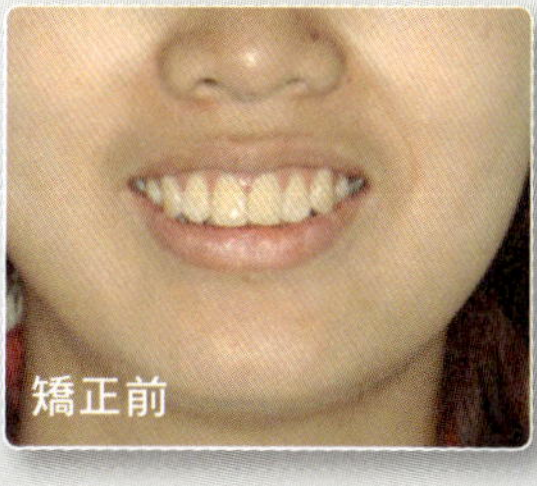

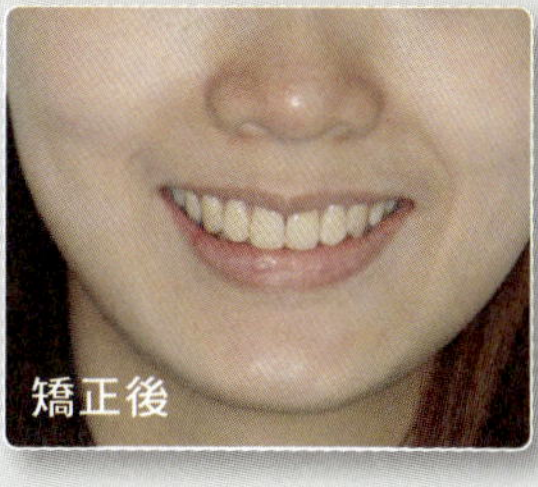

將齒列牙弓排列好，創造迷人微笑曲線。

範例六

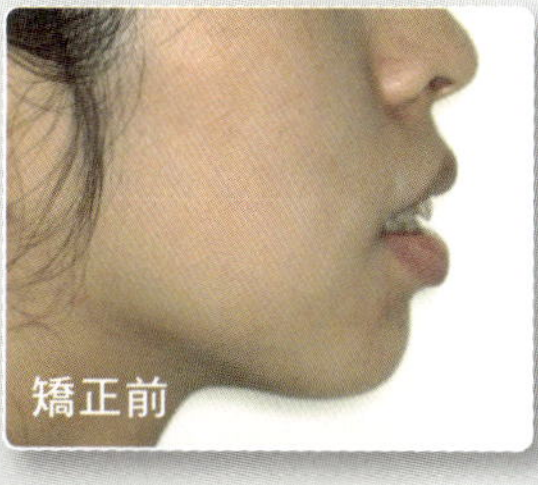

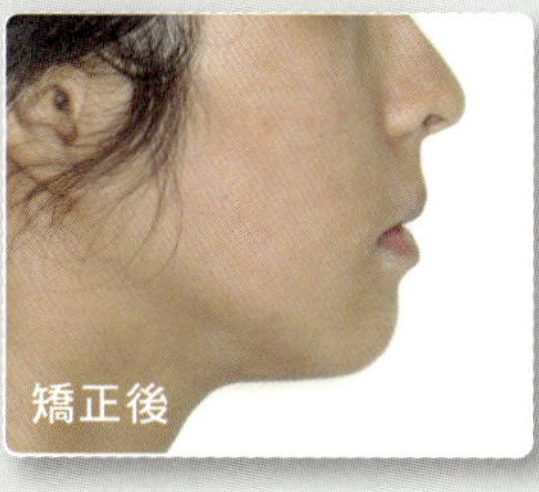

將暴牙向內拉平，讓病人嘴唇閉合容易。

範例七

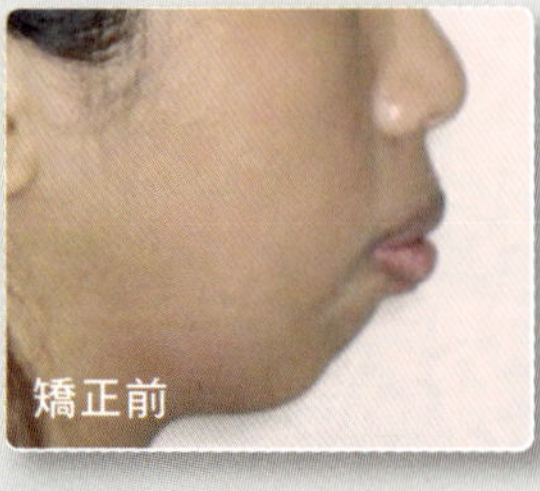

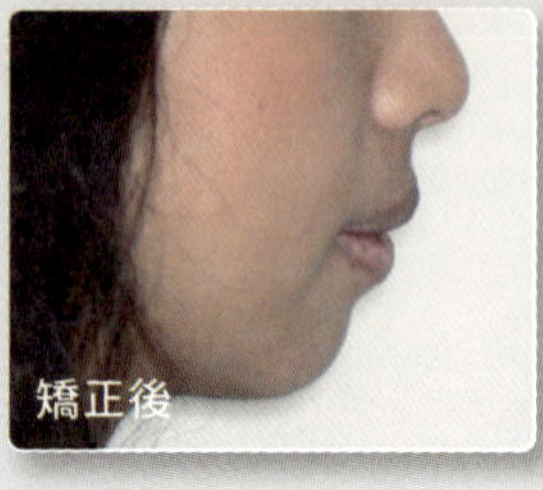

改善病人外凸的嘴型，增加下顏面部協調性。

範例八

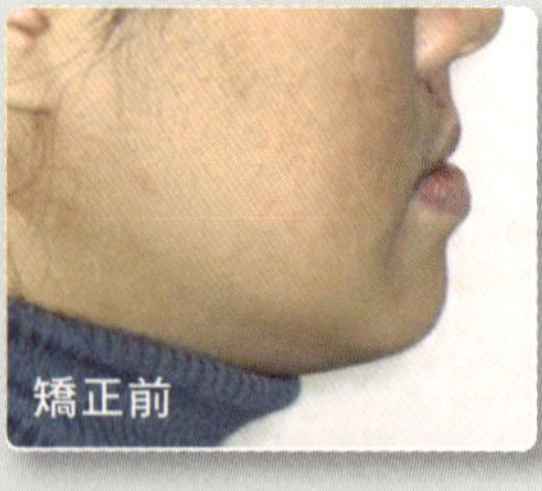

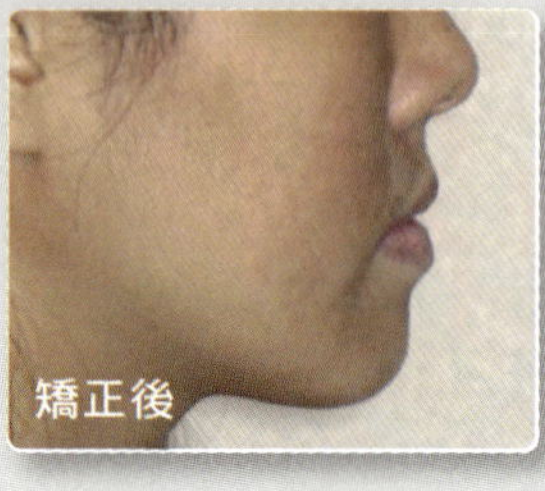

改正前牙錯咬，讓下唇後縮上唇前突，上下唇關係更協調。

範例九

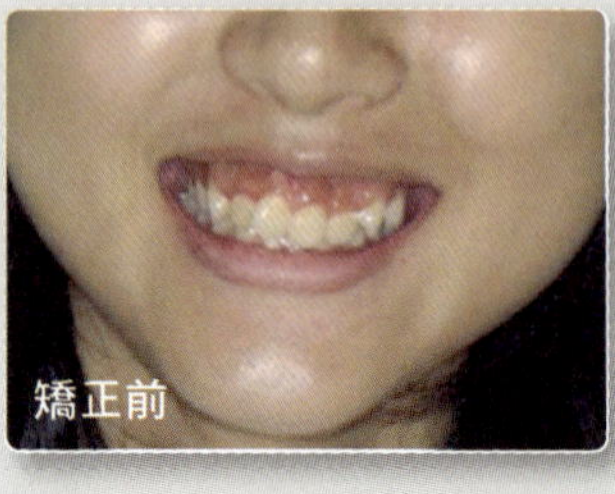

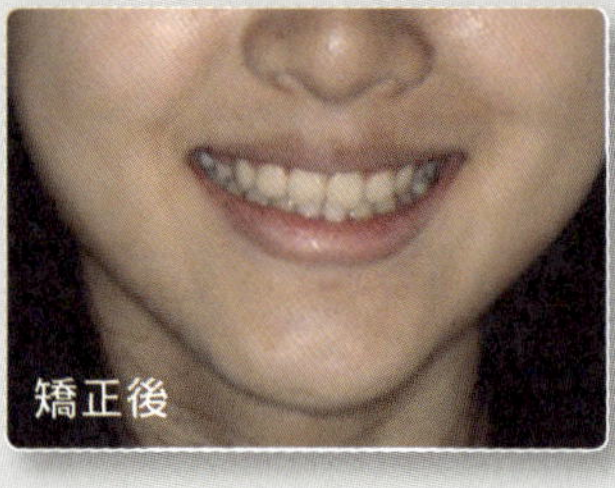

使用骨釘輔助治療，改善笑齦，讓微笑更迷人。

PART 2
矯正治療的黃金時期
——我錯過它了嗎？

「醫師，我的孩子需要做矯正，到底幾歲開始治療比較好呢？」

開始治療的年齡

人類的牙齒最主要功能就是咀嚼食物，供給身體所需養分之用。至於幾歲做矯正治療最合適？**事實上只要咬合不正已經影響到患者的咀嚼功能，甚至對發音、生長發育等產生不良影響時，就可以進行矯正治療**。

美國齒顎矯正學會和日本齒顎矯正學會都建議在七歲時就要進行齒顎矯正的檢查，原因在於有些特殊的狀況需要早期處理。以預防醫學的觀點建議是要早期檢查，但是否要早期治療，依檢查結果由醫師判定。有些狀況的確可以在問題發生的初期簡單的解決，不需等待之後的全口治療。

早期就診，定期觀察牙齒的萌發狀況也是一種治療！觀察期間只要有需要，醫師會依狀況隨時介入，進行兩階段的阻斷性及誘導性的治療。至於最大幾歲還可以治療？事實上，只要牙齒及牙周組織健康且有需要矯正時，年齡並不是問題，國外有八十多歲患者接受矯正治療的報告。

門診中常看到許多小朋友初次就診的時機都太晚了，原因是許多家長的觀念是等換完牙，再開始找醫師評估。但有些狀況是需要早點

空間維持器

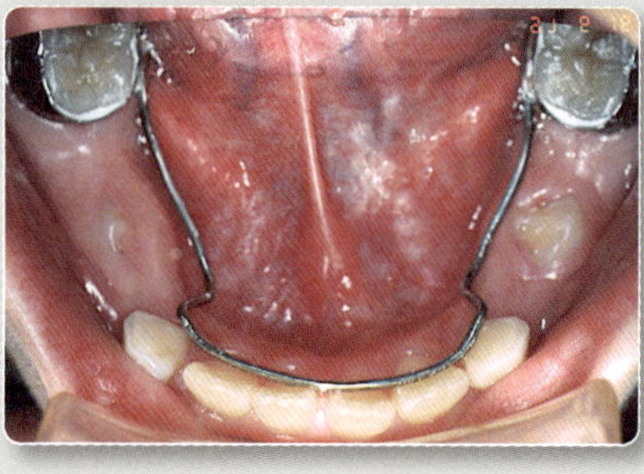

乳牙因嚴重蛀牙提早掉落，這時應當做上維持器佔住空間，以利下方恆牙順利萌發。

處理的，例如：早期空間喪失，若等換完牙後再開始治療，則矯正時需要拔牙或是要打骨釘的機會就會增高許多。

這其中最重要的原因是，在齒列交換期有許多可利用的空間，這些空間在換完牙後，會因為後面牙齒自動前移而消失了，而這些空間包括乳牙之間的縫隙，以及乳臼齒和恆齒小臼齒大小差異的替牙空間，加起來大約超過半顆門牙的空間；加上小朋友還有生長發育，醫師在此時介入，治療上可以發揮的空間比較多。

若是預期將來需要拔牙的狀況，例如：暴牙或擁擠的齒列，自然可以等到十二歲全部換完牙才開始，但國中生的課業非常忙碌，能早些開始，通常也能早些結束。當然也有些情況需要等到生長發育完全停止才能開始治療（例如嚴重的戽斗、顏面部歪斜不對稱），這些顎骨發育異常的狀況，通常是必須合併正顎手術，才能治療。

乳牙齒間間隙

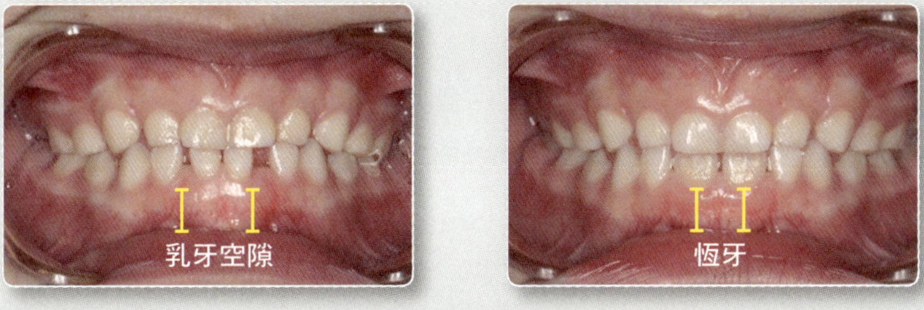

乳牙齒列有縫隙是好的，可以提供換牙（以小換大）的空間。反過來說，如果乳牙齒列排列良好沒有空隙，將來換牙後齒列擁擠參差的機率就會大增。

兔子媽媽求小兔子做矯正，小兔子不肯……

經過兩年之後……

小兔子求媽媽讓她做矯正，但是媽媽要她自己存錢做矯正。

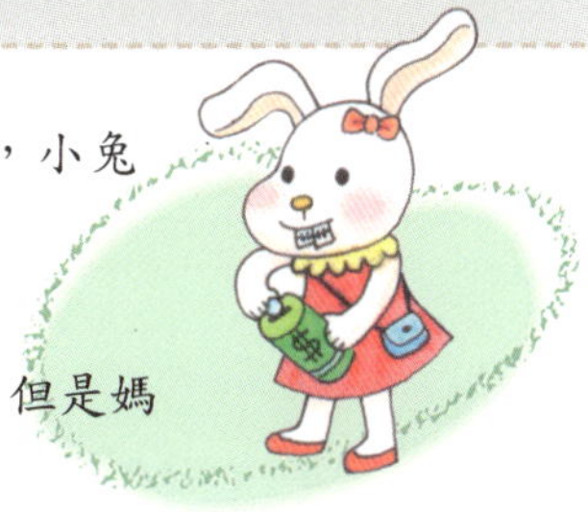

替牙間隙

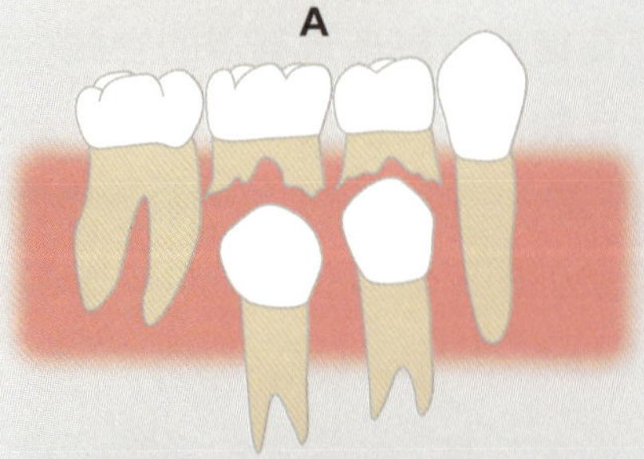

替牙間隙＝（乳牙的犬齒、第一乳臼齒、第二乳臼齒、3 顆牙的牙冠寬度總和）－（恆牙的犬齒、第一小臼齒、第二小臼齒 3 顆牙的牙冠寬度總和）。乳臼齒的寬度比恆牙的小臼齒大，較寬胖的乳臼齒脫落後換成比較瘦窄的恆牙小臼齒，多出來的空間稱作替牙間隙，可以利用來排列稍微不整齊的前牙；但若是前牙排列太擁擠太凌亂，替牙間隙恐怕就無法提供足夠的空間去排列牙齒了。

心理狀態評估

雖然不正的咬合越早改善越好，但是病人心理上對矯正治療的接受度還是很重要的。門診常見的一種情況是：家長帶著小學五年級的

齒列發育及治療時程表

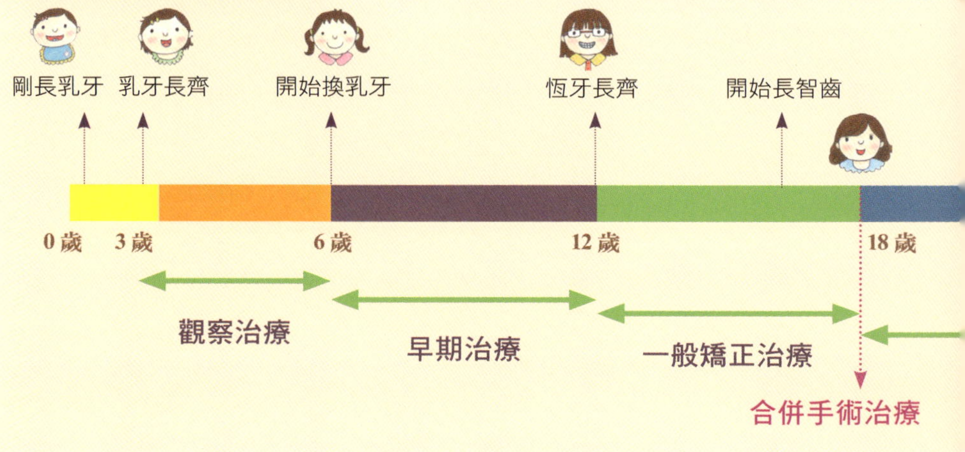

孩子要來做矯正，說是牙齒太亂不好刷想排整齊一點。但是孩子看起來十分抗拒治療，牙齒也刷不乾淨。

這種情況下還是不要勉強裝上矯正器，免得矯正還沒結束就因為口腔清潔沒做好而多蛀了好多顆牙，反而得不償失！這時家長應該先在家裡幫孩子做心理建設，說明牙齒矯正的好處，訓練刷牙確實做好口腔清潔。等孩子愛漂亮了自己想做矯正，願意為自己的口腔衛生負責，才開始進行矯正治療。

第二小臼齒阻生

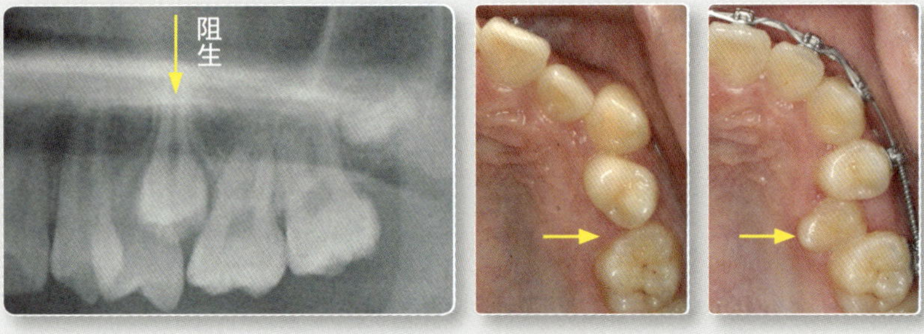

乳臼齒提早拔除造成第二小臼齒阻生，需靠矯正撐出空間，阻生的牙齒，才能順利萌發。

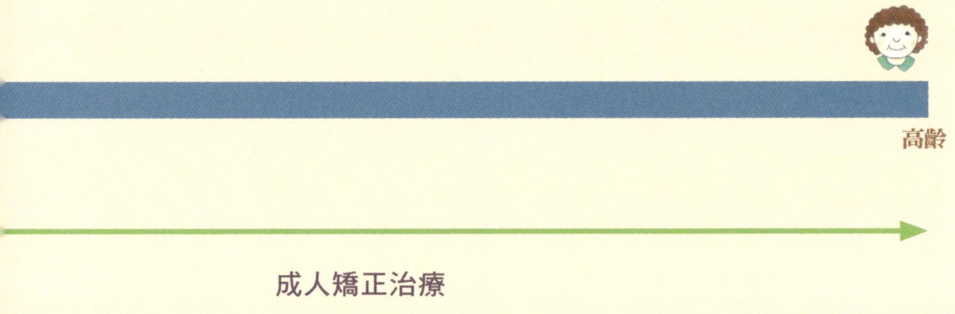

列舉四種需要早期治療的狀況

1. 前牙錯咬

早期治療前牙錯咬的好處有許多，可避免過度的琺瑯質磨耗、前牙因不當咬力造成的鬆動或斷裂、下顎門齒唇側齒槽骨變薄導致的牙周問題、顳顎關節干擾等等。更重要的是及早改正前牙錯咬可引導口腔顏面生長趨於正常，避免上顎發育受限、減低功能性後牙錯咬的發生，以及降低將來需要正顎手術的機率。家庭牙醫與矯正醫師之間暢通的轉診機制，可以幫助這類型的患者得到更多的治療機會。

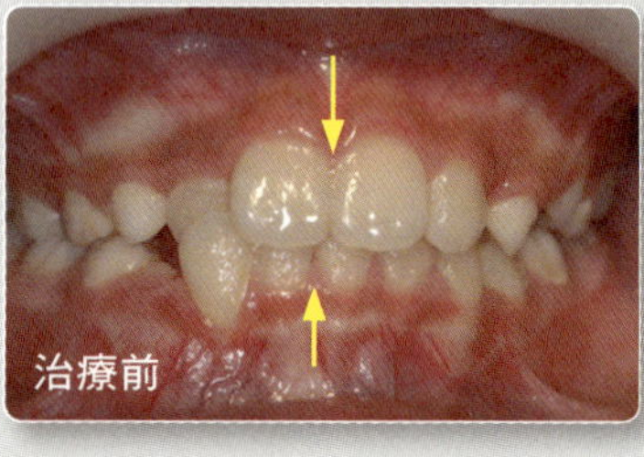

單顆門牙錯咬：咬力集中在對咬的下門牙，造成對咬牙牙齦萎縮（牙齒看起來比較長）。下顎有功能性位移，因咬合干擾讓下顎咬起來時，不得不向右偏斜。

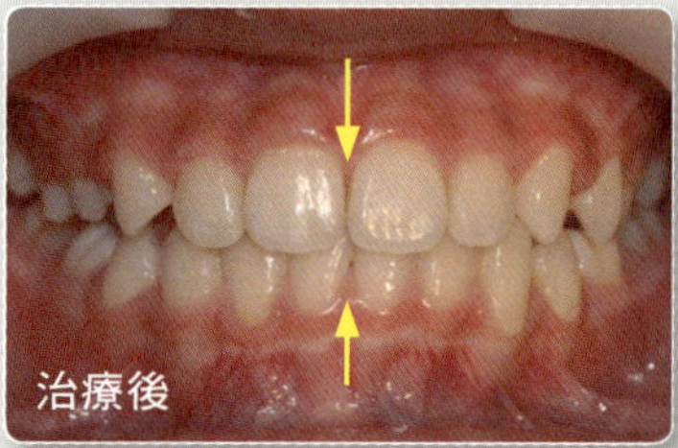

錯咬改善後牙周組織自動恢復，解除功能性位移，下顎回正，上下齒列中線趨於對正。

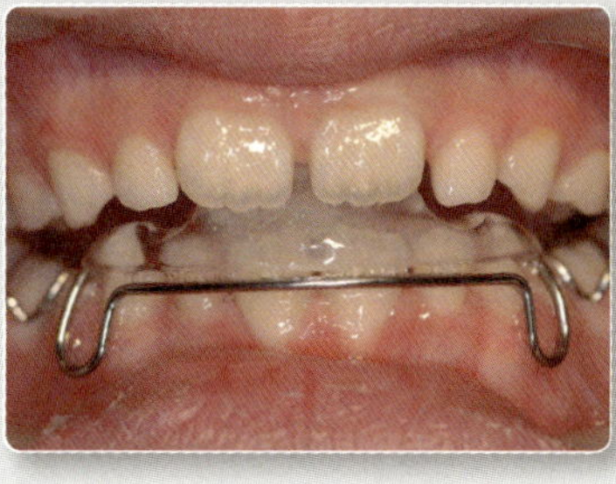

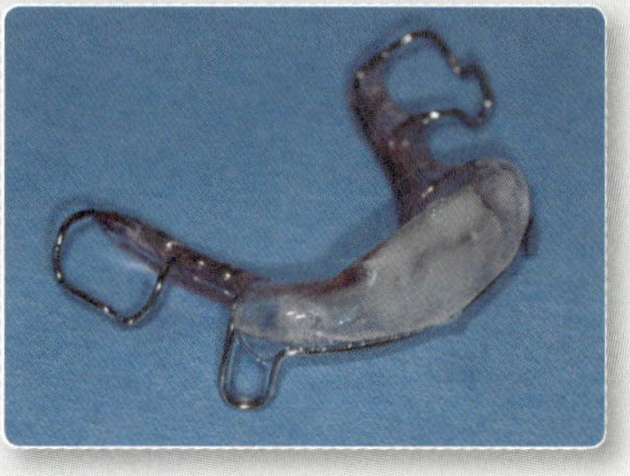

病人配戴活動式斜面板，合作良好的話，通常半年內可改正前牙錯咬。

2. 後牙錯咬

矯正前

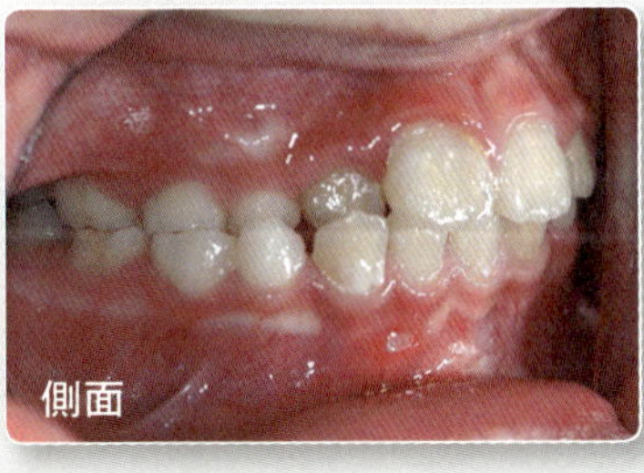

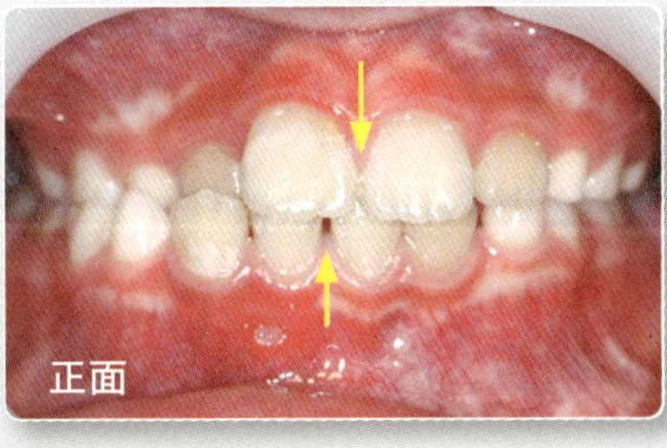

病人右側單邊錯咬，下齒列中線向右偏移。

矯正期

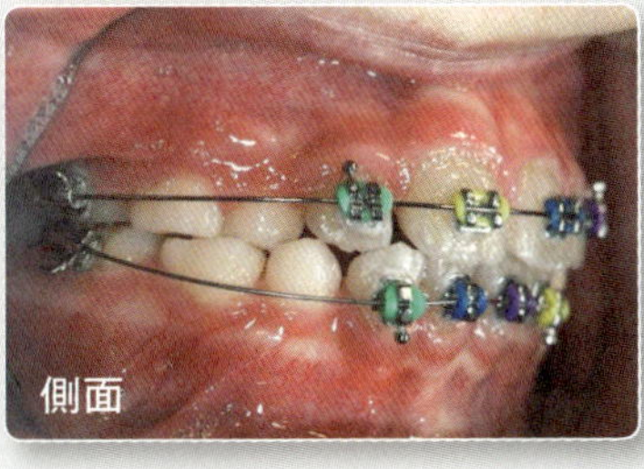

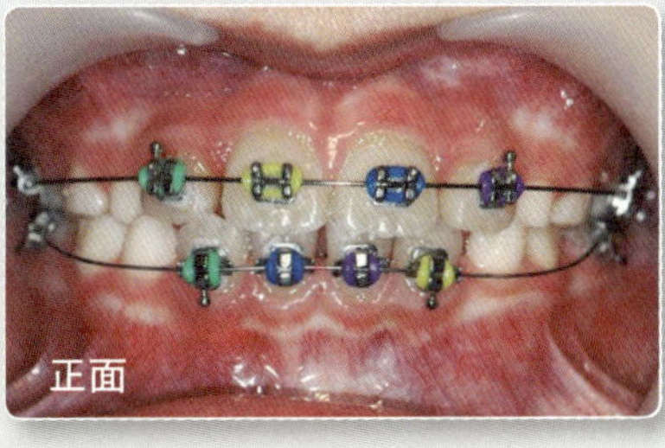

進行早期矯正治療，局部牙齒裝上矯正器調整錯咬。

矯正後

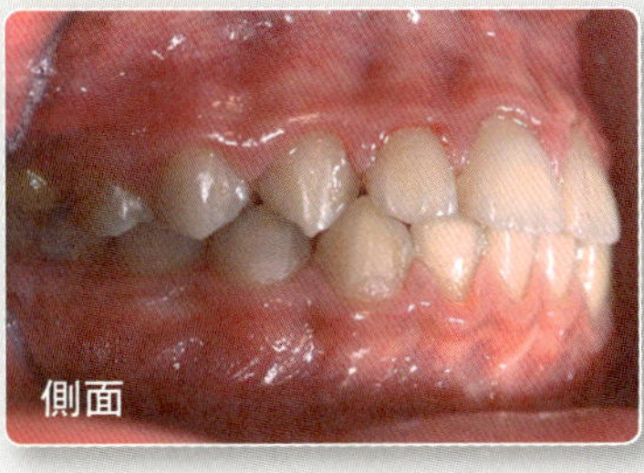

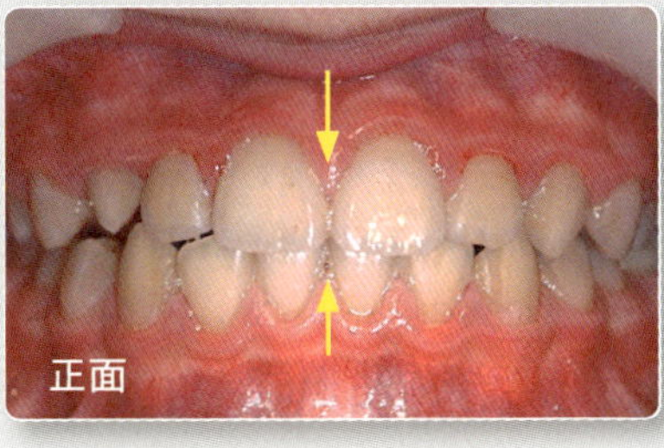

錯咬改正後，恆牙發育時位置正常，上下齒列中線趨於對正。

3. 牙齒萌發角度異常

矯正前

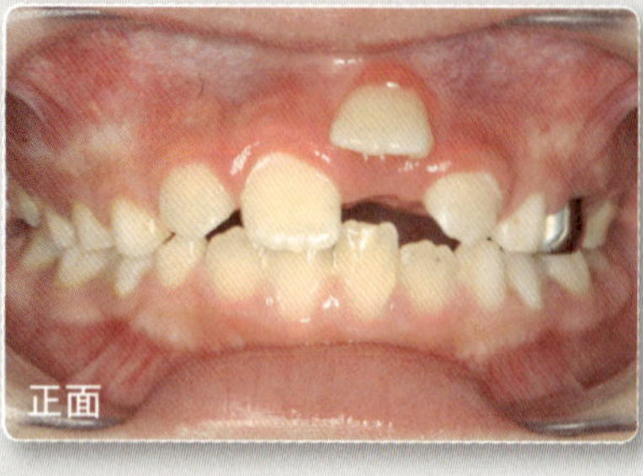

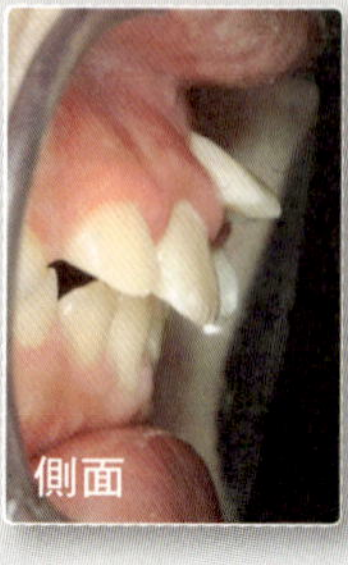

左上正中門牙異位萌發

左上大門牙萌出位置異常，家長因為孩子英語學習發音不正確（漏風）而帶來診所檢查治療。

矯正後

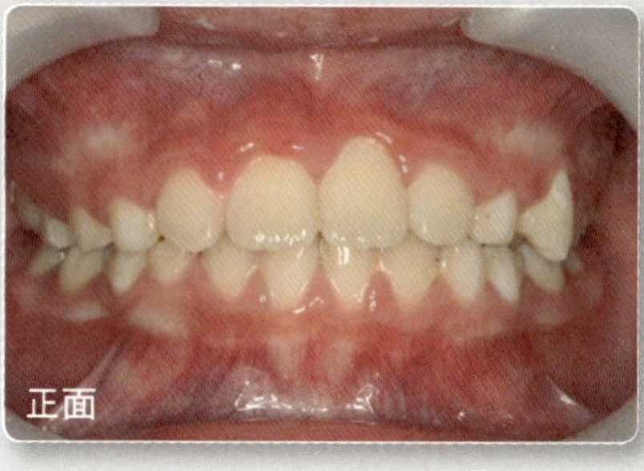

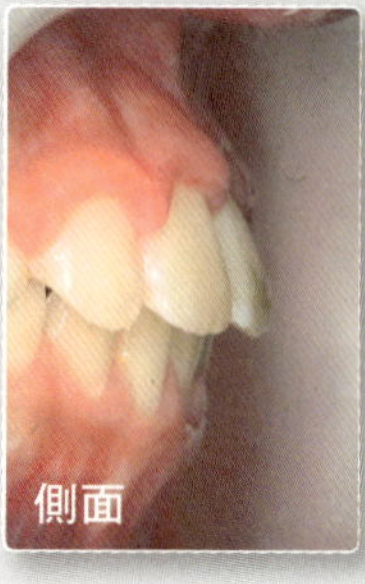

早期矯正以利後續牙根正常發育及幫助正確發音。

4. 牙齒錯位

每顆牙齒有固定的萌發位置，若是有錯位（位置交換）的情況，越早改正越好。若是成年後才發現，可能無法矯正回正常的齒位，只能就地排整齊，或是勉強矯正後伴隨有牙周喪失、牙根外露的副作用。

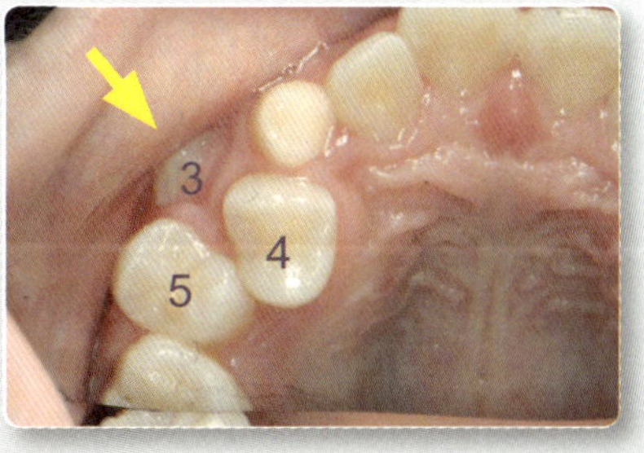

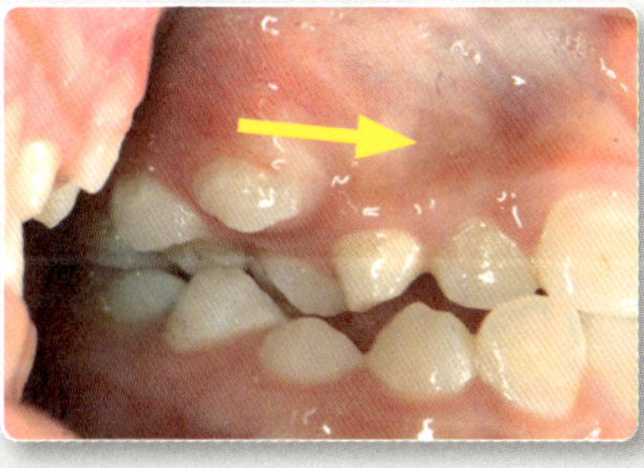

右上犬齒及第一小臼齒錯位

犬齒從兩顆小臼齒中間萌出，這種情況需要及早矯正，把犬齒向前移至正常位置。

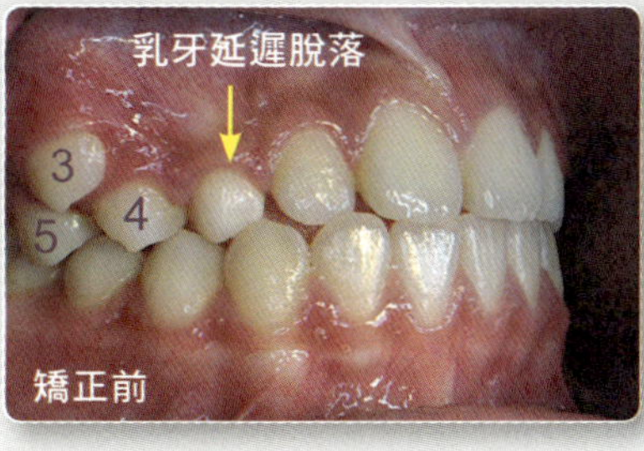

右上犬齒及第一小臼齒錯位，右上乳犬齒延遲性脫落。

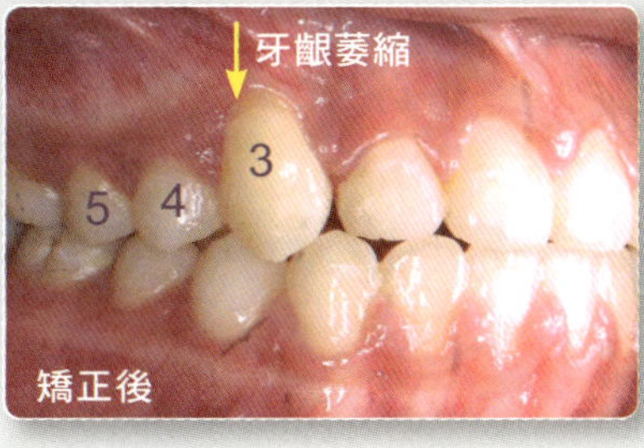

右上犬齒排回正常位置，但是造成牙齦萎縮、牙根裸露，牙齒看起來比較長。後續可以進行牙周手術，利用軟組織移植去覆蓋牙根改善牙齦美觀。

第三級咬合（戽斗）的早期矯正

戽斗形成的成因是下顎在生長發育期間發育過度，形成下巴過度突出的臉型。上顎在生長發育期間發育不足，形成中顏面塌陷，相對地使下巴更凸顯出來。兩者都會造成戽斗的臉型，從側面觀察就如同上弦月。而戽斗常和遺傳有關，雙親之一有戽斗，小孩也常有戽斗的傾向。

戽斗不僅外觀不好看同時也造成咀嚼困難，發音不清楚，最嚴重的是會影響小朋友的心理健康。上顎的發育大約在青春期就終止了；下顎卻隨著身高的增加而增長，一直到成年才會停止。由於生長發育的不確定性，在患者生長停止之前很少進行全面性的治療。

門診常常有戽斗患者進行早期治療，治療結束後進入青春期，下巴又繼續生長，臉型越來越戽斗甚至越來越歪。或者是開始治療時剛好遇上快速生長期，牙齒移動的速度趕不上下巴長出去的速度，以至於療程越拖越長遲遲不能完成治療。

關於戽斗的矯正到底要幾歲開始，就要看病人的戽斗是齒列性或是骨骼性的問題。如果是嚴重骨骼性的戽斗，建議於門診長期追蹤觀察，不宜提早治療。

需要早期矯正的情況

1 上下顎骨發育稍有落差

但因為前牙錯咬造成咬合干擾及牙周喪失。這時候需要早期治療，治療後須長期追蹤觀察顎骨發育狀況。

2 嚴重骨骼性戽斗

上顎窄小發育不良導致上齒列嚴重擁擠，這時為了讓患者容易清潔，可以先做第一階段的治療，合併上顎擴張器將上顎骨撐寬，獲取空間將上齒列排整齊。至於持續生長的下顎骨及下顎齒列則不進行任何處理，待生長發育完成後，再進行全面性治療。

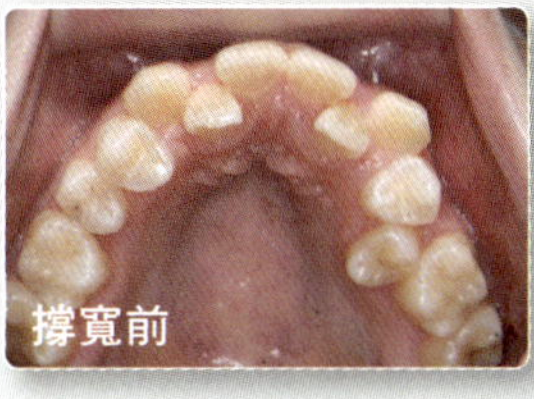

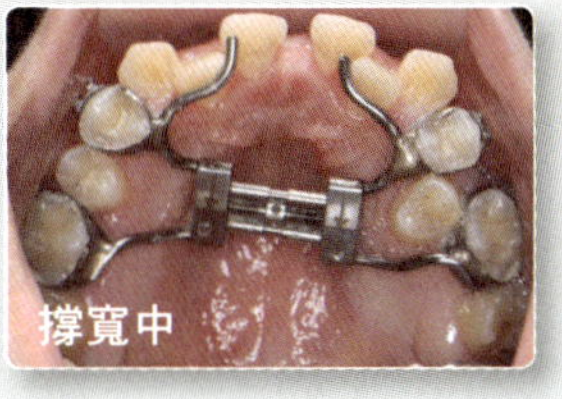

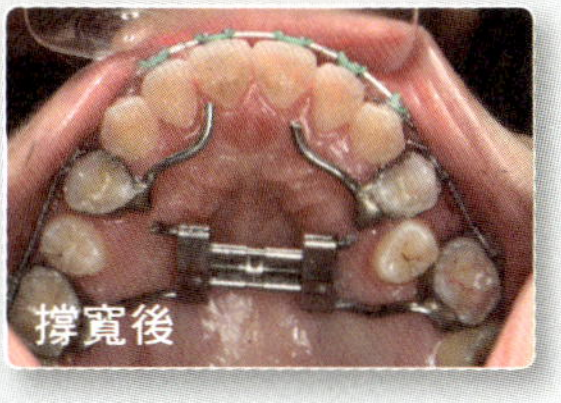

上顎擴張器

上顎擴張器擴張上顎骨骨縫，利用撐出來的空間排列牙齒。

若是較嚴重的骨骼性戽斗合併顏面部歪斜不對稱，建議先至矯正門診諮詢，之後固定在同一家醫療院所追蹤顎骨發育狀況，待生長發育結束後，再進行治療，男生約是 20 歲而女生約是 18 歲。

嚴重的骨骼性戽斗合併顏面部歪斜不對稱。

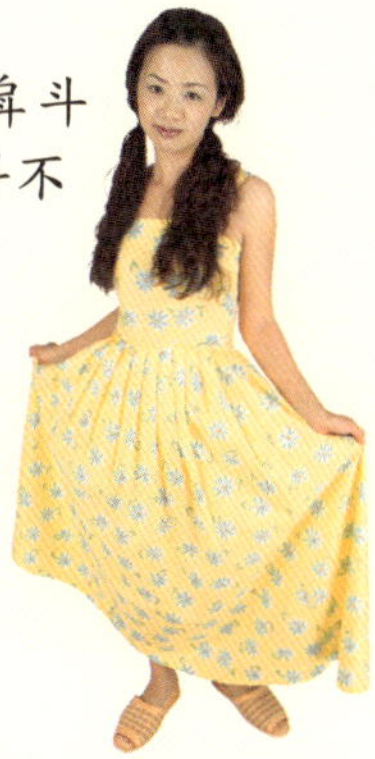

女生

進行治療建議年齡為 18 歲

嚴重的骨骼性戽斗合併顏面部歪斜不對稱。

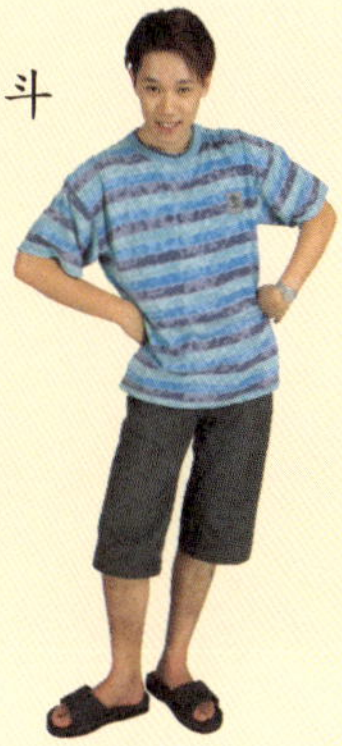

男生

進行治療建議年齡為 20 歲

反向面弓

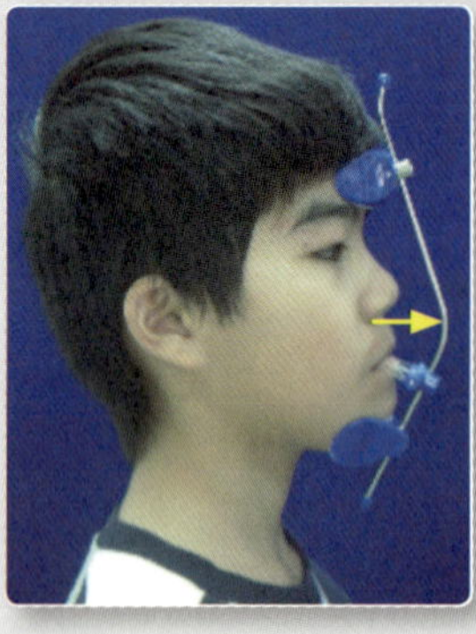

有些醫師會請病人戴反向面弓，目的是促進上顎提早發育。

頦托

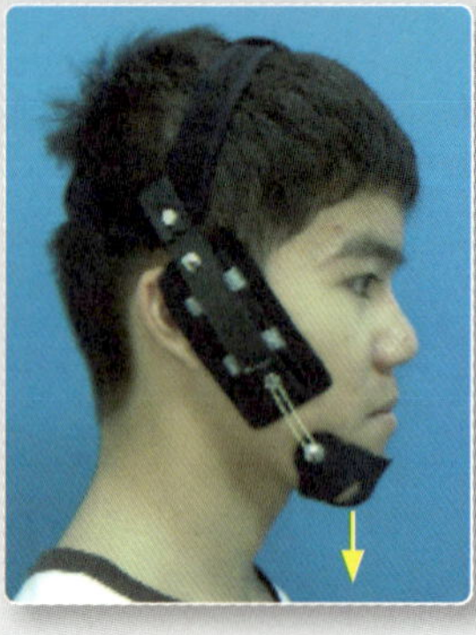

有些醫師會請病人戴頦托，目的是改變下顎生長方向。

PART 3

矯正諮詢及檢查

———尋找我的 Dr. Right

在矯正治療過程中，牙醫師致力於改善病人的咬合功能及維持齒列口腔健康，其次才是整齊、美觀的改善。而 99% 的病人則首重美觀，尤其在這個醫美當道的社會氛圍中，病人反而以美觀的改善作為治療成功與否的依據。

許多醫病糾紛的起因來自於醫師跟病人對治療結果認知的落差。所以醫病間的溝通及共識，絕對是成功治療的關鍵。矯正治療成功的第一步，就是要尋找屬於自己的 Dr. Right ！

牙醫師
進行矯正的 3 大功能。

1. 改善病人的咬合功能。
2. 維持齒列口腔的健康。
3. 維持齒列的整齊、美觀。

尋找優質的 Dr. Right

1. **親友間口碑：**如果周遭有親朋好友同事同學正在做矯正，或是已經做完治療，大家可以親眼看到治療的結果，之後把治療交予同一位醫師通常會比較放心。
2. **牙醫師推薦：**由醫師推薦醫師。如果是家裡長期看診的家庭牙醫推薦，通常更容易獲得患者的信賴。
3. **網路推薦：**根據網友在部落格分享的治療心得及推薦文，不過需要特別注意有時候可能是廣告效果。
4. **診所地點：**矯正治療是一個長期抗戰，通常在 2 ～ 3 年的主動治療期需要每個月回診一次；加上拆掉矯正器後至少 2 ～ 3 年的維持期回診，所以診所的地點選擇也需要考量，最好選擇自己居住的城市，交通便利，附近有公車捷運或停車場。

牙齒矯正選擇合適診所的
4 大重點

1	2	3	4
醫師／醫療團隊技術	醫療院所設備	治療費用	就診方便性

矯正諮詢—踏出矯正治療的第一步

矯正諮詢就是踏入矯正治療的第一步。第一次就診時醫師會初步檢查病人口內的狀況，依照病人的主訴，加上臨床看診經驗，訂定初步的治療計畫。接下來就會請病人做一系列的矯正檢查，依照檢查的結果，再訂定更詳細完整的治療計畫，也許會與初步的治療計畫不一樣。

有些醫師則是等到病人做完檢查後，才會跟病人詳細解釋治療計畫。矯正諮詢通常收費 500 ～ 3000 元。矯正檢查的費用約是 3000 ～ 6000 元不等，依照內容多寡而定。

而**病人在初診的諮詢中，也要把握跟醫師面談的機會，趁機瞭解醫師看診的態度、專業度，自己的想法是否能夠與該位醫師溝通**等等。醫師針對病人的主訴講解是否清楚，是否給予病人足夠的信賴感。因為一旦決定了要開始矯正治療，醫病間的相處要持續許多年，互看「順眼」是很重要的。

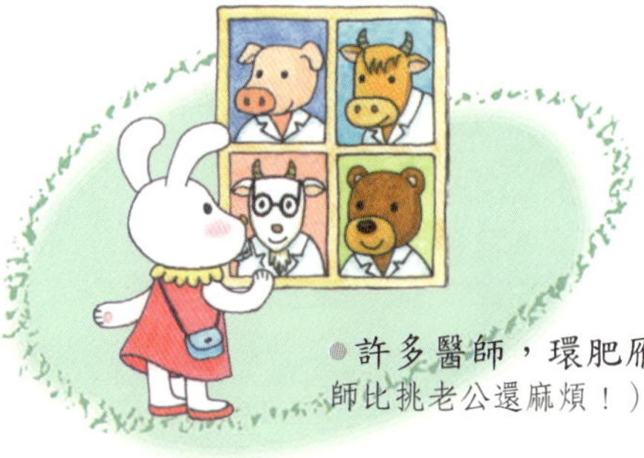

●許多醫師，環肥雁瘦任君挑選（挑醫師比挑老公還麻煩！）

矯正主訴

主訴的敘述是非常重要的，也就是說你為什麼想要做矯正。 是為了改善暴牙？將齒列排列整齊？咀嚼功能不佳想改善咬合關係？還是重點是想改變臉型？清楚的描述主訴，有助於醫師治療計畫的訂定。

例如戽斗的病人，主訴常常填寫的是「改善咬合不正」，但是病人內心真正想的可能是改善戽斗內凹的月亮臉（必須配合正顎手術），如果沒有清楚的描述出來，光靠牙齒矯正，只能改善咬合，無法達到臉型的改變，實際上等於沒有解決病人的問題。所以**病歷填寫的第一步**（詳見附錄二、附錄三）**，就是清楚地、誠實地寫下自己的主訴：為什麼想做矯正**，以及想要改善哪一方面的問題。

矯正檢查的內容

一般檢查項目

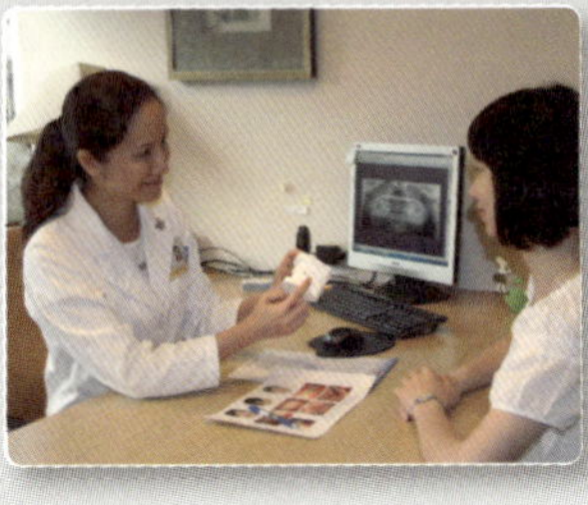

1.問診

詢問病人病史，健康狀態、有無顏面外傷、顳顎關節有無聲響疼痛等等。且讓病人詳細陳述，為什麼想做矯正？對自己的咬合、牙齒排列顏面外觀有何不滿意的地方。

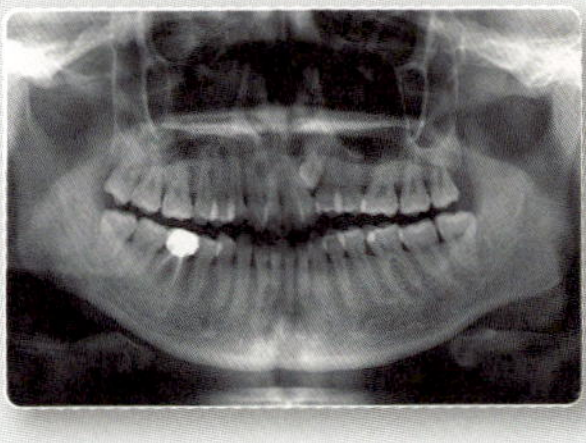

2.環口X光片

確認全口牙齒狀況，是否有缺牙多生牙或骨內病變等等狀況及智齒萌發角度；也可以觀察到顳顎關節形態跟位置是否異常。

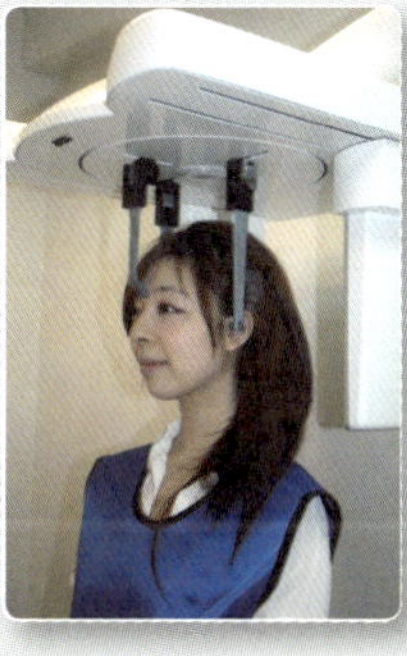

3.鉛衣隔離

拍攝 X 光片時需穿著隔離鉛衣，懷孕要事前告知避免拍攝 X 光片。

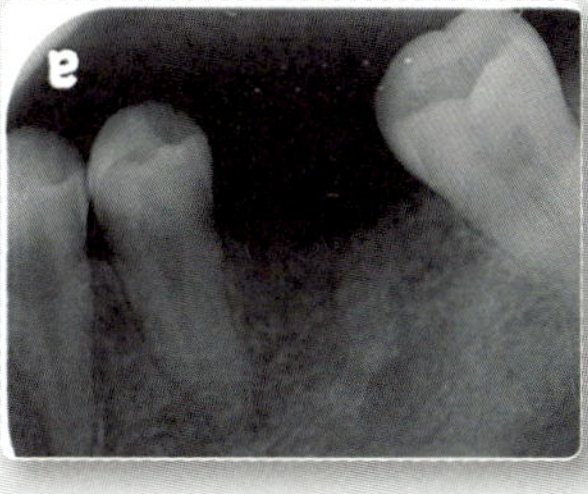

4.局部根尖X光片

確認每顆牙齒的健康狀況，是否有蛀牙、根尖病變、牙周齒槽骨健康狀況。尤其是有做假牙或是有大範圍蛀牙的牙齒，需要特別拍攝根尖片。

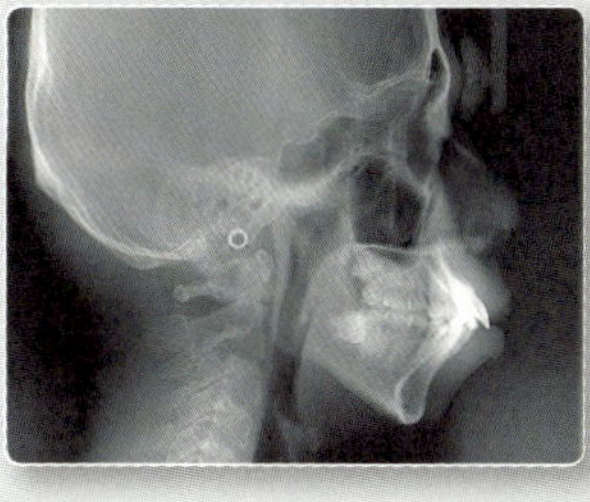

5.側面測顱X光片

測量骨骼形態、咬合及牙齒角度。

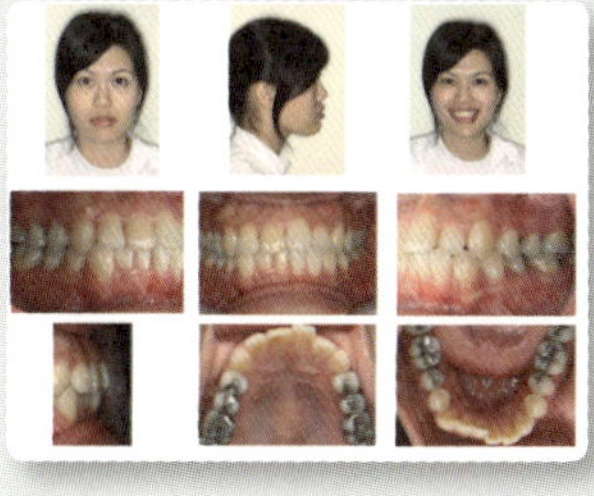

6.口內外照片

記錄病人矯正前臉型、嘴型、牙齒排列及咬合。

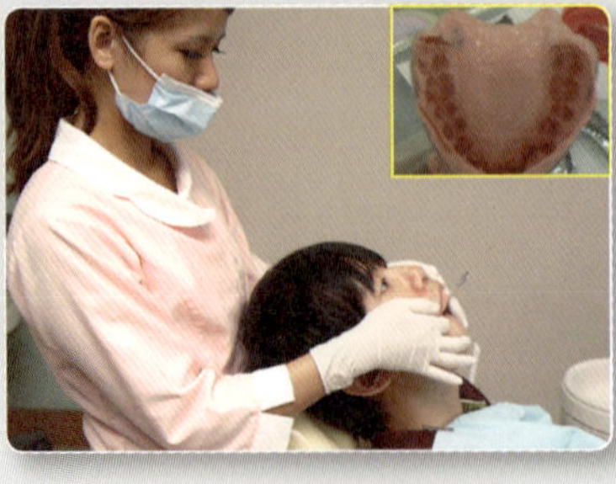

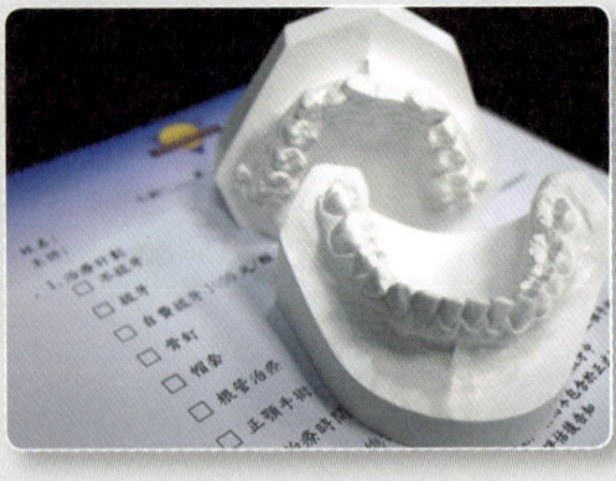

7.診斷用石膏模型

提供醫師全方位的面相，觀察評估咬合狀態。

Q. 我在 A 診所做了矯正檢查，也繳了費，可是我對治療計畫還是有些疑慮，想要再請教 B 診所的醫師，請問矯正檢查的資料可以帶走嗎？

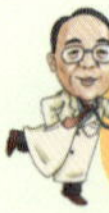

A. 診所、醫療院所為患者進行的矯正檢查屬於醫療行為，包含 X 光片、相片、模型等，屬於患者的病歷資料，按規定醫療院所必須留存。若患者有需要帶走資料，就必須額外付費，另外拷貝、製作一套資料帶回，原始資料則必須留存在原醫療院所中。

Q. 我小孩的乳牙還沒換完，醫師建議定期到門診追蹤，定期照 X 光片跟照片，請問這是必要的嗎？還是等到換完牙再去看診就好了？

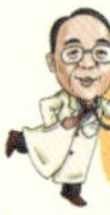

A. 如果醫師判定骨骼生長異常，例如：戽斗、開咬，或牙齒萌發方向異常等等特殊的情況，的確需要於門診長期追蹤，也可能需要不定期拍照和拍攝 X 光片觀察骨骼生長及牙齒萌發狀況。

特殊檢查項目

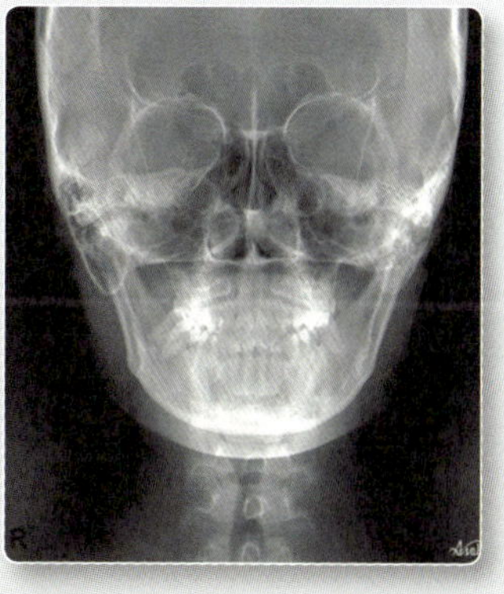

1.正面測顱X光片

評估左右臉的對稱程度。

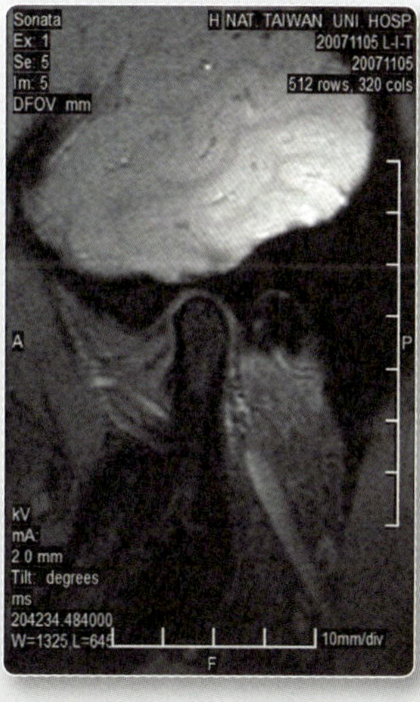

影像提供：陳韻之醫師

2.顳顎關節X光片或核磁共振（MRI）

若是有關節病變，轉診至顳顎關節專科治療。

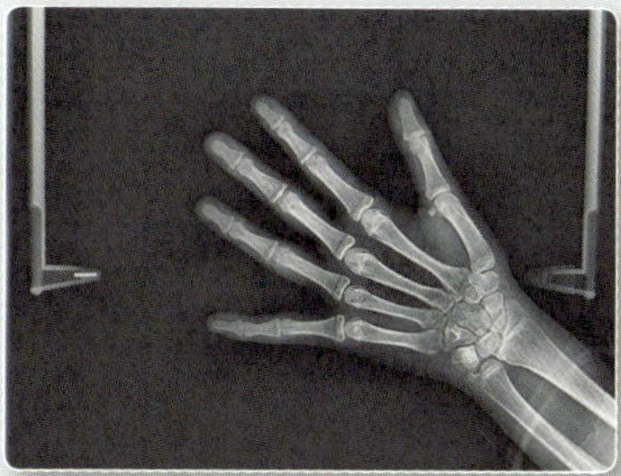

3.手部X光片

瞭解骨骼發育度，以預測生長高峰。

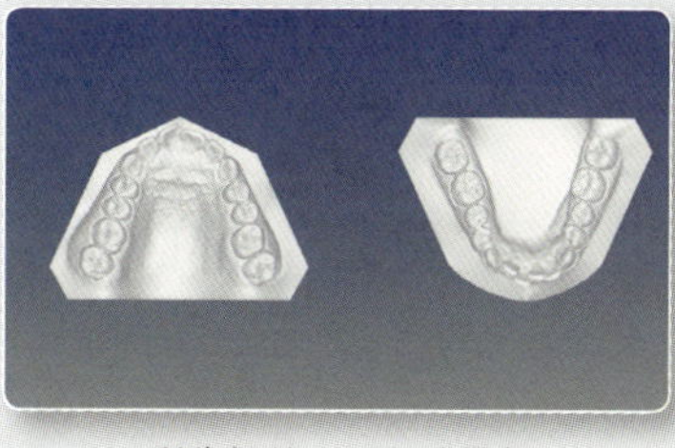

影像提供：汪文琲醫師

4.數位模型

可節省傳統模型儲存空間不足的問題，加上電腦軟體操作方便數據量測，臨床應用有日漸升高的趨勢。

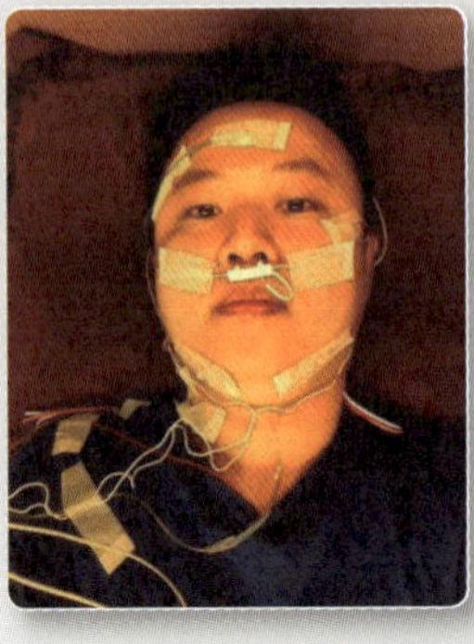

5.睡眠呼吸評估

若有睡眠呼吸中止症的病人，矯正前需到醫院做睡眠多維圖檢查，嚴重呼吸中止症的病人可能需要合併正顎手術治療。

影像提供：許勝評醫師

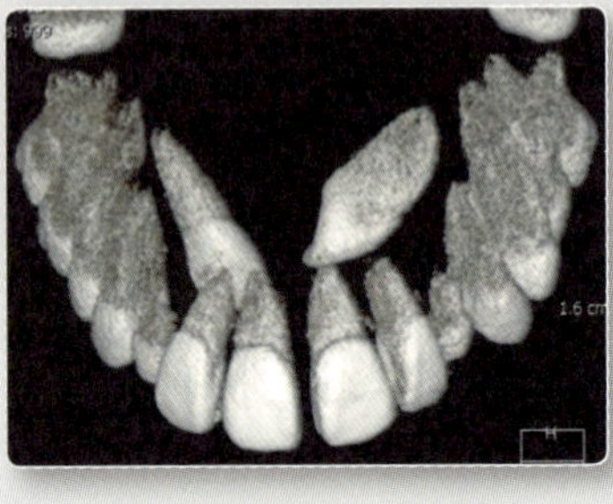

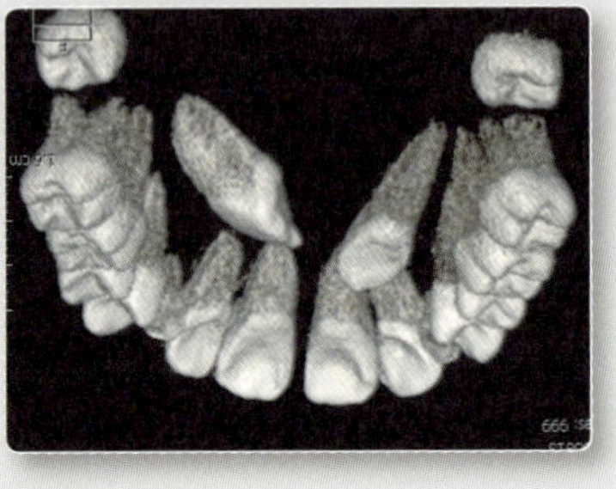

6.3D錐狀射束斷層X光（cone beam CT）

阻生齒／埋伏齒定位以及牙齒形態預估。（影像提供：張慧男醫師）

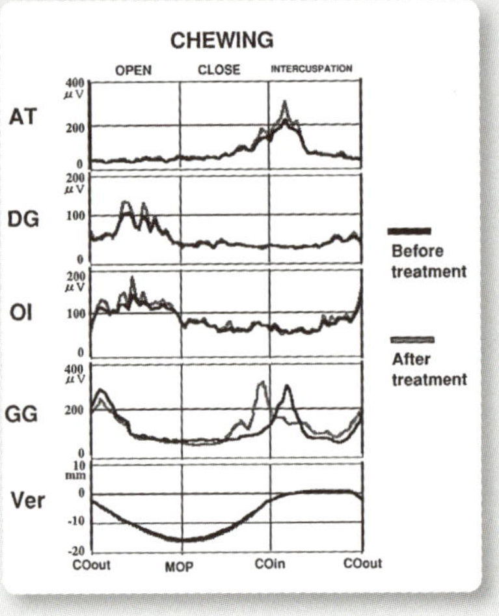

7.肌電圖

齒列咬合不正或是顳顎關節受損時，則顏面部咀嚼肌的活動可能出現異常，肌電圖可以顯示出異常的肌肉活動。

訂定治療計畫／治療計畫講解

矯正治療計畫擬定好，診所醫護人員應當有詳細的解說，以病人較易理解的白話口吻，說明治療計畫及治療目標，包括費用繳納方式等等，並以書面形式記錄下來，避免之後的糾紛。病人若是有疑慮，也應當在治療開始之前提出討論。

治療中途若有更改治療計畫，也應以文字記載於病歷上。

局部矯正治療計畫

整體性矯正治療指的是裝上全口矯正裝置，將上下齒列排列好，並達到一個穩定的咬合，通常至少需要 2 ～ 3 年的時間。相對於整體治療，局部矯正是指只有部分牙齒裝上矯正器，用以改正某幾顆排列角度異常的牙齒，通常治療時間較短、費用較低，但也比較沒辦法得到全面性咬合及顏面外觀的改善。

「醫師，我覺得我的上門牙歪歪的，不好看，但是下排牙齒還算整齊，那我可以只矯正上門牙嗎？」這個問題還蠻常在初診諮詢中出現，很多病人都有「頭痛醫頭，腳痛醫腳」的觀念。**上下齒列的咬合是牽一髮而動全身，門診中絕大部分的矯正治療是需要全口矯正的**。

對病人而言，他們可能只看到某幾顆排列不好的牙齒想矯正（通常是前牙），但醫師看的是整體的咬合狀態。大部分的情況下，還是要全口裝上矯正器，才能把上下齒列的咬合關係對好，也唯有如此，才可以得到長久穩定的結果。

當然，在某些情況下還是可以只做局部矯正處理，不需要整口牙都上矯正器，但這需要視個人情況並在醫師專業的判斷後，才可進行。

一般常見的局部治療

1. **兒童期的早期治療：**例如單顆牙錯咬，為了避免咬合傷害造成牙周破壞，要及早改正。通常用活動性裝置或是局部矯正就可以改善。
2. **配合其他牙科治療而進行的成人局部矯正：**因為缺牙太久，鄰牙傾倒以致於無法進行植牙或假牙製作，這時可以局部裝上矯正器，改善牙齒角度後，再進行假牙贗復。

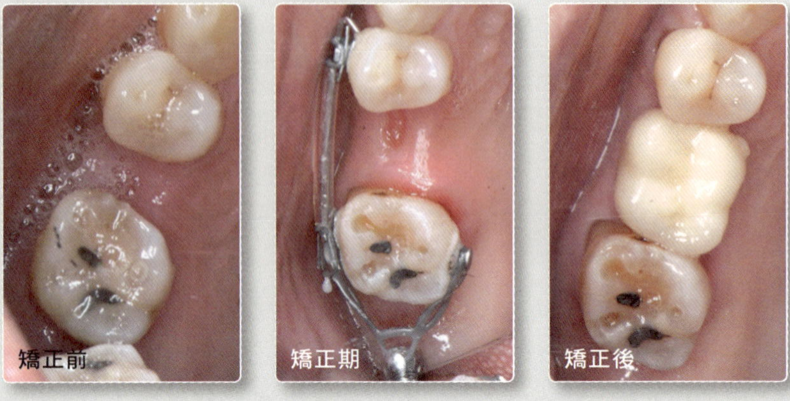

患者缺牙太久，鄰牙移位，剩下的空間半大不小，無法進行假牙贗復。經過局部矯正（以骨釘輔助治療），半年後順利完成植牙治療。

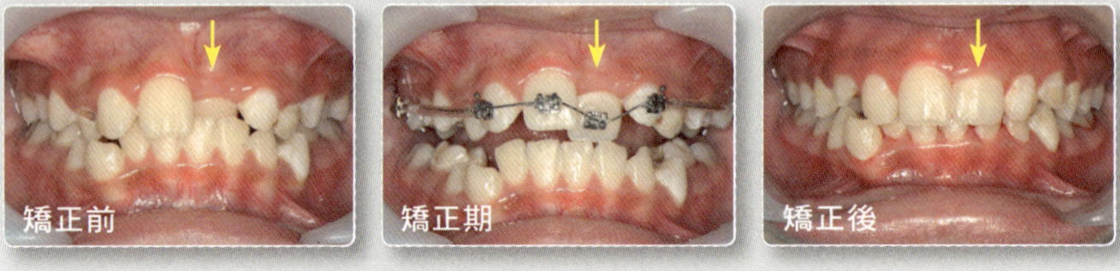

患者左上正中門牙與下牙形成錯咬，但因患者尚未換完牙，無法進行全面性全口矯正治療。因應患者的需求，先行改善患者在意的美觀問題，利用局部矯正改正左上正中門牙錯咬。

拔牙矯正治療計畫

許多人在與矯正醫師討論治療計畫時，聽到為了齒顎矯正需要拔掉某些永久牙時都嚇了一跳，幾乎共同的反應是「可以不要拔牙嗎？」。事實上，醫師也不喜歡拔病人的牙齒，但是要在有限的顎骨空間內排列牙齒又不能讓前牙暴出去，減少牙齒的數目，實在是不得已的選擇！

至於拔牙後的空間或提供排列牙齒、或是讓前牙後退以改善唇形。犧牲較不重要的牙齒，用來換取外觀的改善及正常的咬合功能，其實是很划算的。

矯正醫師在決定是否要拔牙進行治療時，一般考慮的項目有四個方向：

1. 顏面的外型。
2. 上下門牙前傾的角度。
3. 排列牙齒所需的空間和顎骨大小差異的程度。
4. 預想治療後要達到的咬合關係。

Q. 我有幾顆牙齒抽過神經做上假牙，可以不要拔好的牙齒，改拔那幾顆牙做矯正嗎？

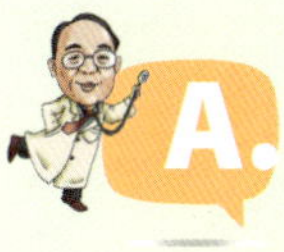

在過去，這答案通常是否定的。因為拉動牙齒的作用力一定會有反作用力使其他牙齒移動，如果拔的牙齒位置不對稱，可能就無法得到好的治療結果。但現在因為有些新的矯正裝置，如骨釘、骨板的應用，可以克服反作用力的限制，使得拔牙的位置有更多的選擇，但一定會增加治療的時間及費用，所以這必須在治療前和矯正醫師仔細討論。

決定拔牙不管是對病人、對醫師都是重大的決定，必須在完整的臨床、X光、齒模檢查及分析後才決定，以免拔牙後發現有先天性缺牙或矮小牙齒的窘狀出現。傳統上拔牙位置以小臼齒為優先考量，因為小臼齒對美觀和咬合功能的影響最小，而且小臼齒共有八顆，在每一象限各有兩顆，各少一顆對於咬合功能並沒有重大的影響。

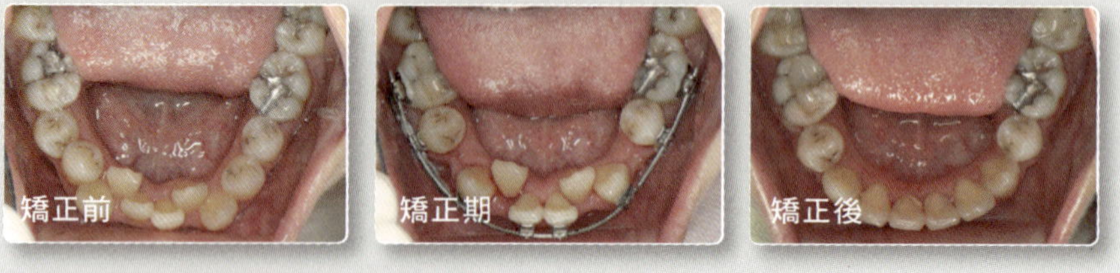

拔牙矯正治療

拔除第一小臼齒，挪出空間紓緩擁擠的前牙。

要將擁擠的齒列排齊，或是將外暴的門牙向後拉都需要空間，而獲取空間有四個方法：

1 臼齒後移

可以靠骨釘或是口外裝置（**帽套**）的力量，將大臼齒向後移，以獲取空間排列前牙不整。治療前可能需要拔除齒列最後方的智齒，挪出空間讓臼齒後移。

2 牙齒修磨

可以將排列牙齒需要的空間均勻分攤到所有牙齒上，每顆牙齒修磨一點，積少成多，獲取排列牙齒所需的空間。

3 齒列擴張

在還有生長的兒童／青少年，如果是上顎骨狹窄造成的齒列不整，可以利用上顎擴張器去打開上顎骨的骨縫，增加地基得到空間。

4 拔除小臼齒

如果牙齒真的太暴、太亂；牙齒過大或牙弓太小，就只好拔除小臼齒獲取所需要的空間。

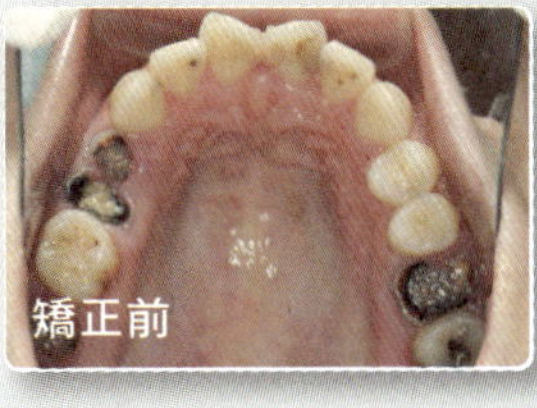

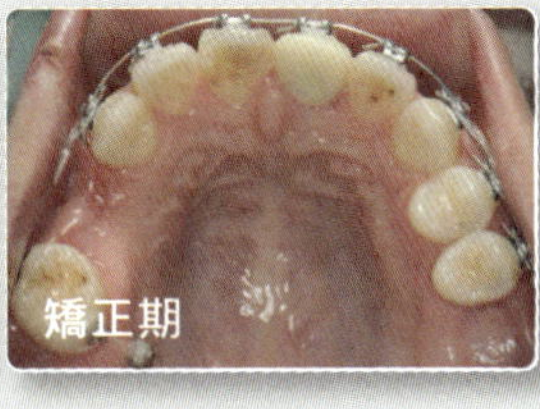

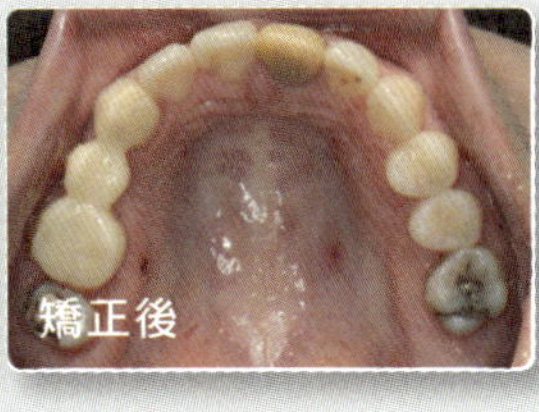

利用缺牙空間進行矯正治療

矯正前拔除四顆蛀到只剩殘根的爛牙，利用那些空間來排整齒列、改善暴牙。由於缺牙的空間大小不一，位置也不對稱，會增加矯正治療中的困難度，相對的，也會增加治療的時間與費用。

智齒

所謂智齒，就是第三大臼齒的俗稱，是現代人齒列中最晚長出來的牙齒（17～21 歲），也是退化最嚴重的牙齒。智齒退化的原因可能是人類由人猿進化的過程中，下顎骨體積變小，沒有顎骨空間留給智齒，以至於大部分的智齒形成阻生，也就是角度不對或是空間不足而長不出來，有的甚至退化到沒有智齒的牙胚形成。只有少數人的四顆智齒可以自然地萌發到正確位置。

至於阻生的智齒到底該不該拔？可以從三方面來評估：

1. 阻生智齒局部萌發與鄰牙形成死角，造成蛀牙、牙周發炎的狀況。這種情況越早拔除越好。根據研究報告，**25 歲以前拔除智齒，拔牙的傷口復原較佳**。

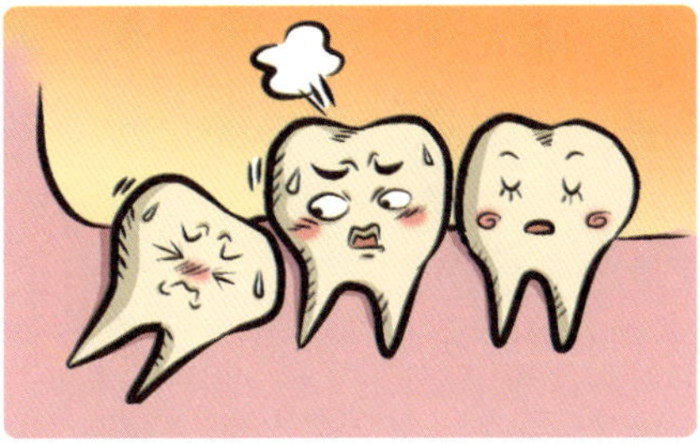

嘿，智齒老兄！
您醒醒啊～擠到我們了啦～

2. 阻生的智齒擠壓到前牙，有可能造成牙齒移位，為了矯正後的穩定度，拔除比較好。

3. 若是深度阻生智齒，因為拔除有傷及下顎神經的疑慮，所以採取長期觀察，若無疼痛發炎症狀，則不需拔除。

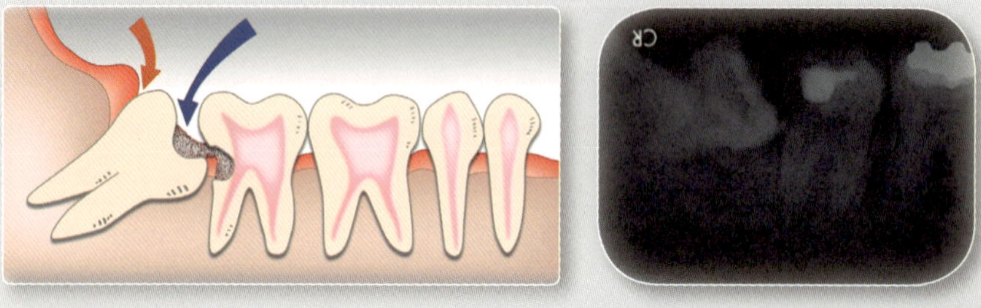

阻生智齒卡在第二大臼齒下，形成清潔上的死角，造成智齒及第二大臼齒的蛀牙或牙周病，嚴重的話，兩顆牙齒需要一併拔除。

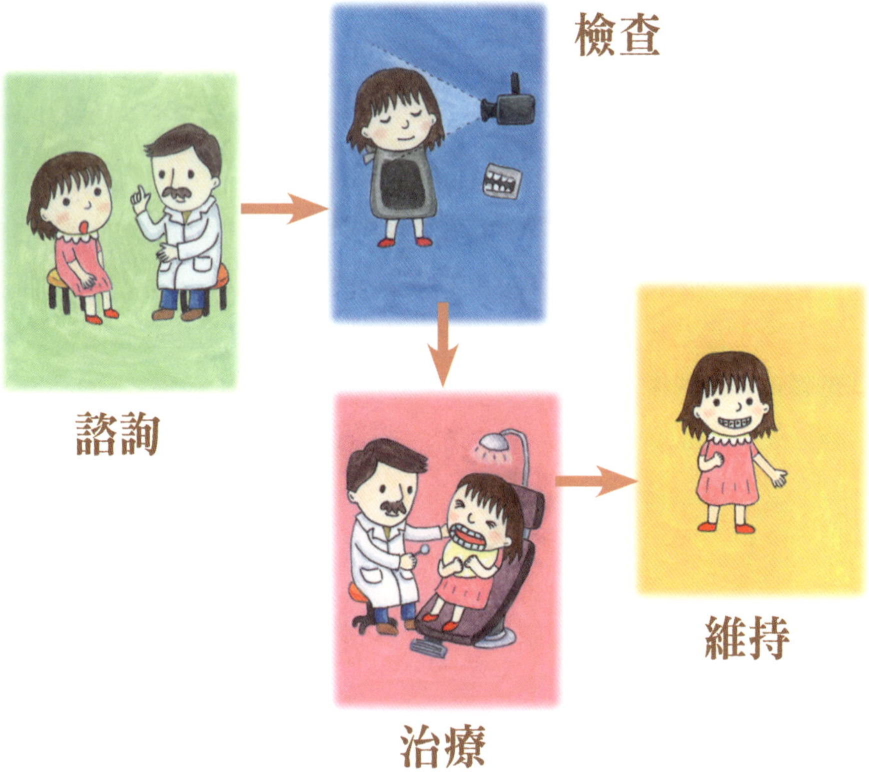

Q. 我做矯正前已經拔掉四顆小臼齒，現在矯正治療完成了，但是醫師卻又建議我拔掉四顆智齒，我不是很想拔耶！一定要拔智齒嗎？不拔智齒會影響治療後的穩定性嗎？

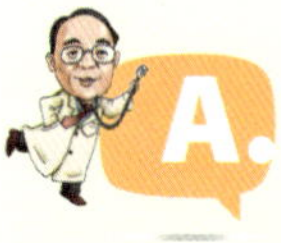

影響治療後的穩定性最大的原因是沒有聽醫師的話乖乖地配戴維持器。而智齒需要拔除的原因大多是健康因素！智齒阻生的原因是齒槽骨空間不足，導致牙齒無法完全萌出，智齒卡在第二大臼齒後面，長期清潔不易的結果可能造成智齒與第二大臼齒中間蛀牙或是牙周病。

嚴重的話，有可能智齒與第二大臼齒都需要拔除。為了保留健康的大臼齒，此時智齒的拔除是必要的。

Q. 我已經拔了四顆小臼齒做矯正，這樣智齒應該有空間可以長出來了吧？

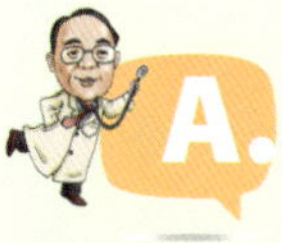

通常小臼齒拔除後的空間是拿來改善前牙的問題，例如：前牙交錯擁擠、前牙暴牙外突等等。所以小臼齒的空間解決完前牙問題後所剩無幾，甚至還不夠用，無法提供阻生智齒萌發需要的空間。

矯正前的心理準備

預先準備一筆費用

矯正治療屬於自費治療保險不給付，大部分的矯正治療付費方式是採分期付款，也就是總費用分散在2～3年的治療期中繳納。但每家院所有不同的付費方式，應在初次諮詢時瞭解，以免開始治療後造成糾紛。

定期回診

2～3年的治療期間，大致每個月要回診一次。現代人不管是學生或是上班族生活繁忙，如果有要做矯正治療的準備，則要把每個月的看診列入重要行程。若沒按時間定期回診，則治療進度就不如預期。若是有出國留學準備，則要在矯正完成後再出國，或是乾脆回國後再治療。

Q. 聽說在美國接受矯正治療的比例很高？

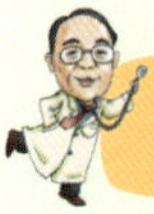

A. 美國的父母多半認為讓子女接受矯正治療是理所當然的事情，在美國這種高度發展的社會，一口潔白整齊的好牙就像是個人的立體名片，有利於人際關係的發展，因此很多父母會認為讓孩子們做矯正治療是父母的義務。

為了接受矯正治療，甚至會借用子女上課時間，而學校老師也認為矯正牙齒是很重要的，會積極地給予協助；為了矯正而請假也是很普遍的現象。

保持良好口腔衛生

口腔衛生是矯正治療成功的基礎。大家都不希望排列整齊後是一口蛀掉的爛牙。如果治療中口腔衛生習慣一直無法改善，為了不讓蛀牙繼續擴散，醫師有可能會採取終止治療的手段。

改變飲食習慣

少喝含糖飲料，飲食要集中，切忌少量多餐一直吃零食！人都會偷懶，一天刷三次牙對大部分的人來說已經是一種負擔，如果三餐間不時吃吃零食，喝喝飲料，相信很多人都會偷懶不去刷牙，最好的方式就是改變飲食習慣。

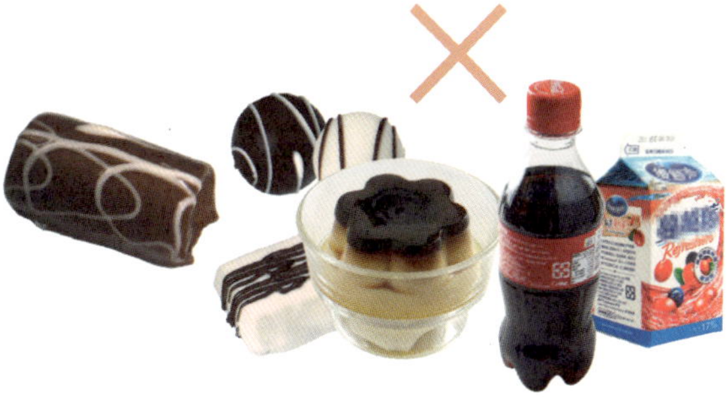

治療期配合醫師

治療過程中盡力配合醫師，幫助治療順利進行。矯正治療的成功與否，除了正確的治療計畫訂定、醫師的技術之外，最重要的就是患者的配合！千萬不能有那一種「反正我錢都付了，你就要幫我做到好」，或是「我都選最貴的矯正系統了，為什麼還要我拉橡皮筋」這些不符合實際狀況的想法。

確實配戴維持器

治療結束後要確實配戴維持器，維持治療的結果。移動過後的牙齒有可能再變動，牙齒及牙周組織是活的，不管是因為長期磨耗位置慢慢改變或是移動回原本的位置都是有可能發生的。保持牙齒整齊的方法就是按照醫囑，好好配戴維持器。

Q. **矯正治療適用於保險給付嗎？**

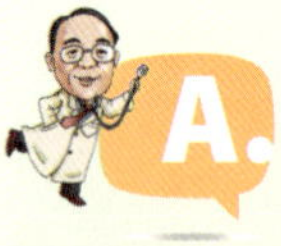

保險給付的範圍，僅限於外傷及唇顎裂的治療。只有在特定的醫療機構（例如：一級醫學中心）進行治療且由醫院申請保險手續，由健保局專案審核通過後，才能獲得給付。而一般為了增進咬合功能、排列、美觀的矯正治療是不適用於健保給付的。

Q. **矯正過程發生了一些事，讓我對治療產生疑慮，跟醫師溝通後又得不到滿意的解答，我該詢問其他醫師的意見嗎？這樣會對我原本的醫師不禮貌嗎？**

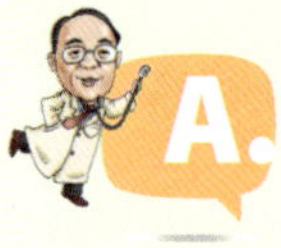

矯正過程中若有疑慮，和醫師溝通後，患者如果得不到滿意的解答，是可以諮詢第三者的意見。對於無法達成的共識，大部分是因為認知上的落差、醫師跟病人的專業知識不對等、醫病間的溝通不良等等造成。病人常常有些似是而非的想法，或是網路上流傳以訛傳訛的錯誤資訊，可能要經過 2 ～ 3 位專家解釋過，才能導正這些錯誤觀念。所以參考其他醫師的意見並不代表不信任醫師，而是尋求客觀的意見，結果可能會使病人更加信任原本的主治醫師，讓整體治療發展得更順利。

PART 4

矯正裝置介紹

——認識各種矯正系統與裝置

矯正原理

只要持續在牙齒上施加力量，讓牙齒周圍牙周膜內的細胞持續感受到力量，周圍的齒槽骨便會接著產生一連串的生理反應，牙齒就可以在齒槽骨內移動。

牙齒移動示意圖

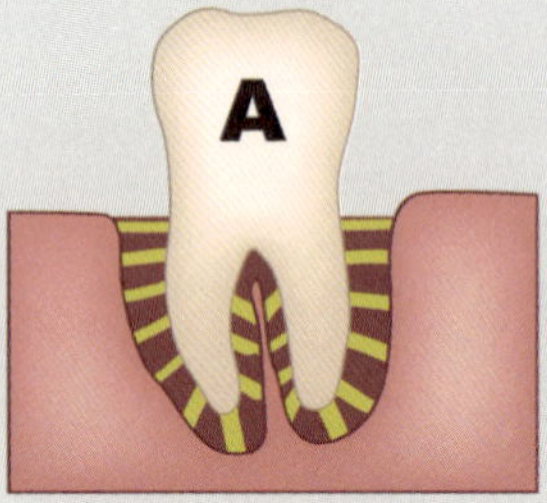

牙齒未受矯正力量

牙根周圍牙周韌帶正常排列。

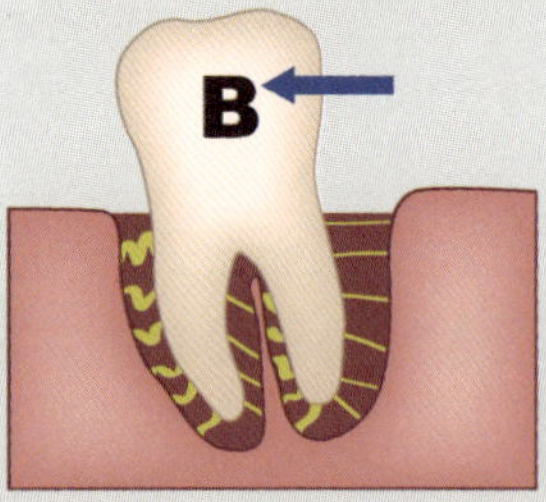

牙齒開始受到矯正力量

受力前方牙周韌帶受到壓迫，後方牙周韌帶伸張。

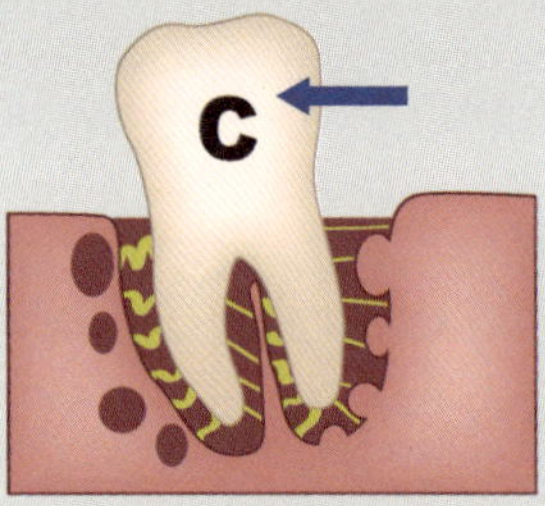

牙齒持續受力

受力前方齒槽骨吸收，後方齒槽骨堆積。

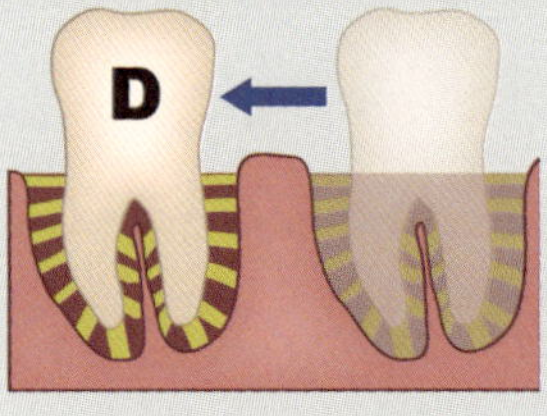

牙齒開始移動位置

固定式矯正器

矯正器是指黏在牙齒上的小小方形托架，上有凹槽可以放入矯正線。矯正線產生的力量，透過黏在牙齒上的矯正器傳導到牙齒上去移動牙齒。矯正器依設計可以分類為：傳統式矯正器＆自鎖式矯正器。依放置位置可以分為：頰側矯正＆舌側矯正。

傳統式矯正器

傳統矯正器是目前市面上最普遍、最廣泛被使用的矯正器，為開放式托架設計，需要橡皮筋或是細鋼線結紮固定其上的矯正線。大部分的矯正醫師，其專科背景養成都是使用開放式托架的傳統矯正器。矯正器內建的角度、設計形狀、厚度等等每個系統都有所不同，醫師會依照自己訓練背景或是喜好做選擇。

至於矯正器的材質一般是不鏽鋼金屬，也有透明陶瓷或是白色樹脂等較美觀的材質提供患者選擇。

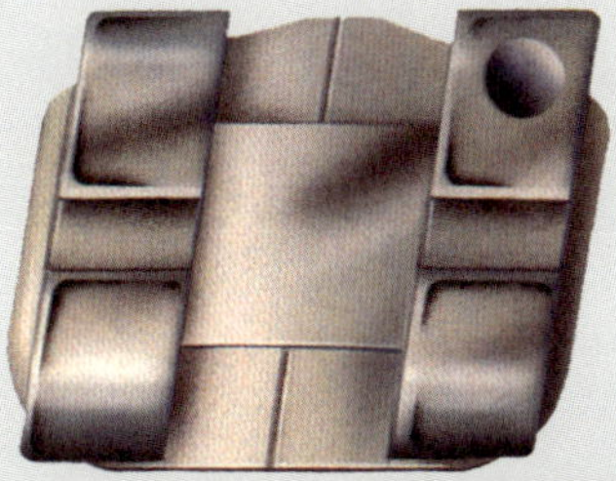

傳統式金屬矯正器

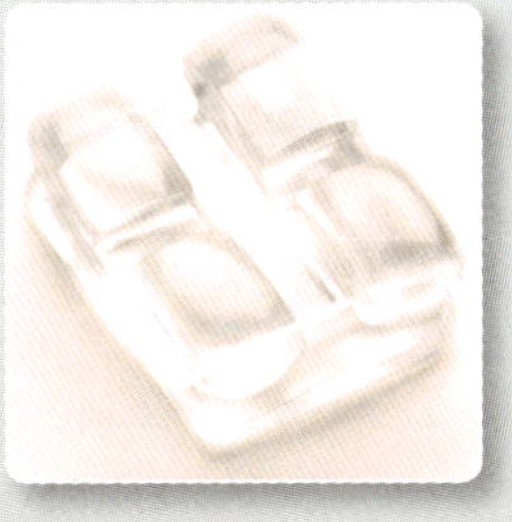

傳統式透明矯正器

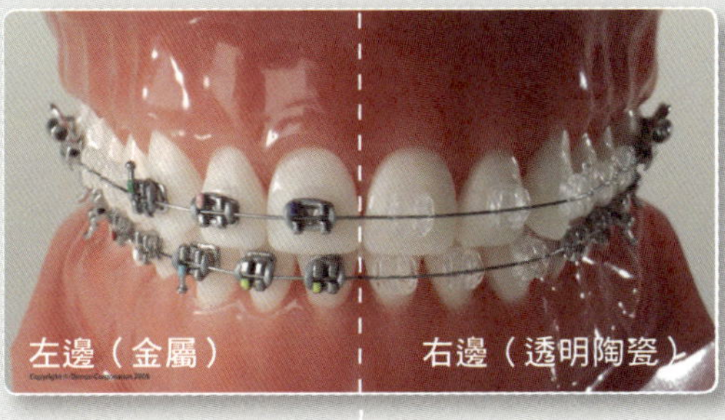

傳統矯正器不同材質的比較。左邊是金屬，右邊是透明陶瓷，每顆矯正器上都套有小橡皮圈（O-ring）固定。（Copyright©Ormco Corporation）

自鎖式矯正器

與傳統式矯正器的差別是自鎖式矯正器上有滑蓋設計，矯正線一放上去隨即把蓋子蓋上，省去細鋼線結紮的步驟，不會有被結紮線刺到的意外狀況，也大大降低矯正器與矯正線之間的摩擦力，進而使矯正治療中的痠痛感降低，並且增進矯正治療中的舒適度；在矯正初期排整齒列上的速度也有增加，但整體的治療時間仍須視治療目標及咬合調整的情況而定，不一定可以大幅縮短治療時間。

自鎖式矯正器也因為不需要 O-ring 結紮，回診的時間可以延長，大約 6 ～ 8 周回診一次即可。傳統式矯正器的材質有金屬、透明樹脂、白色陶瓷及透明水晶等。而自鎖式矯正器的材質絕大多數是金屬，但為了美觀的目的，最近也有白色陶瓷及透明水晶的自鎖式矯正器推出。

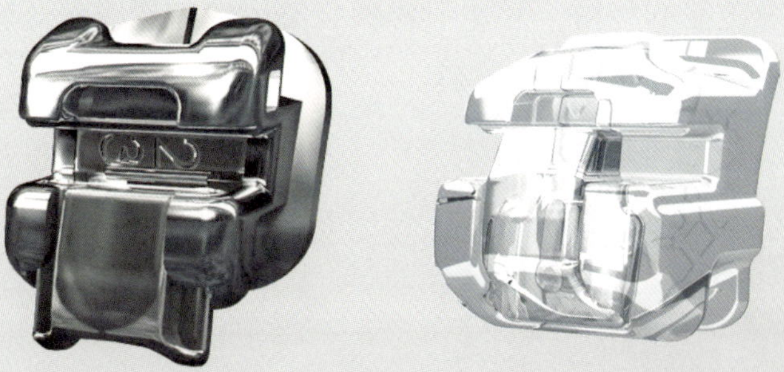

自鎖式矯正器，左邊為金屬，右邊是透明陶瓷，設計上有開關滑蓋，不需要 O-ring 結紮。（Copyright©Ormco Corporation）

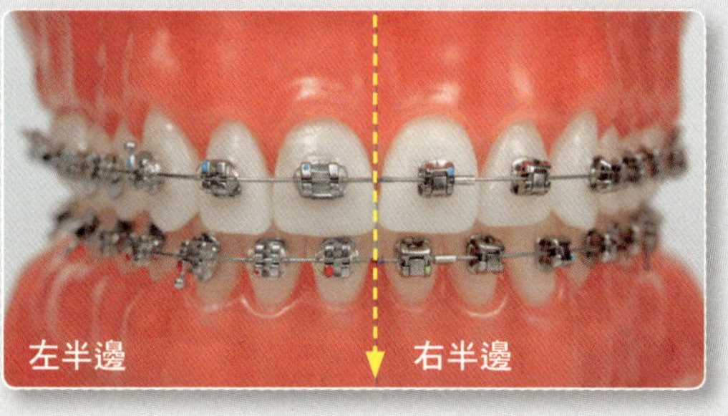

左半邊為傳統式托架矯正器；右半邊為自鎖式矯正器
（Copyright©Ormco Corporation）

隱藏式舌側矯正器

舌側矯正是因應成人矯正的美觀考量而設計，將矯正裝置隱藏在舌側，優點是美觀，不會影響工作上的表現（例如：藝人、空姐、模特兒）。但有些事項需要特別注意：

1. 剛裝上去時會有舌頭適應的問題，需要重新訓練發音。
2. 口腔清潔更困難，因為矯正器位於內側，不好刷也不容易看到哪裡沒刷乾淨，可以用音波電動牙刷輔助，也要定期請家庭牙醫做專業潔牙。
3. 並非所有的咬合狀況都適合做舌側矯正，要經過醫師專業評估。
4. 調整較為困難，不是所有矯正醫師都可以操作舌側矯正裝置，必須有受過專業訓練的醫師方可勝任。為了降低醫師操作困難度，目前市面上也有自鎖式的舌側矯正器及角度厚度皆量身訂做的舌側矯正器，但是在治療費用上會有所增加。

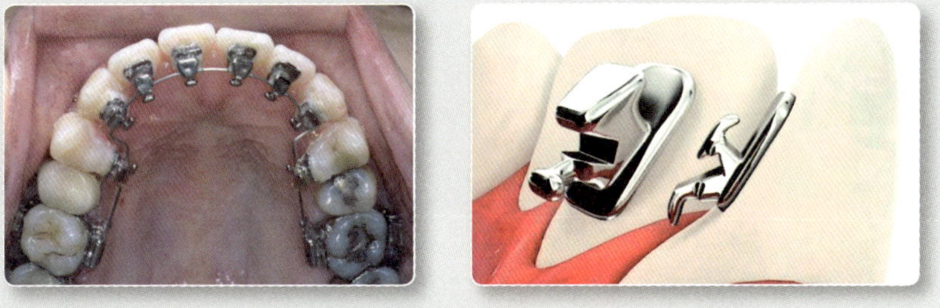

舌側矯正：非常精密的矯正裝置，從正面看不到矯正器。（Copyright©Ormco Corporation）

矯正線

矯正線的材質都是金屬合金。有不鏽鋼（SS）合金、鈷鉻合金（Co-Cr）、β-鈦合金（TMA）及鎳鈦（Ni-Ti）合金等線材。有廠商推出白色矯正線，其實就是在金屬線外塗上一層白漆，但是在口內放久了多少會「落漆」，白漆會被吞入，且矯正線會變得斑駁，使得矯正線表面變得粗糙，有時候會增加線滑動時的磨擦力，因此醫師很少在使用。

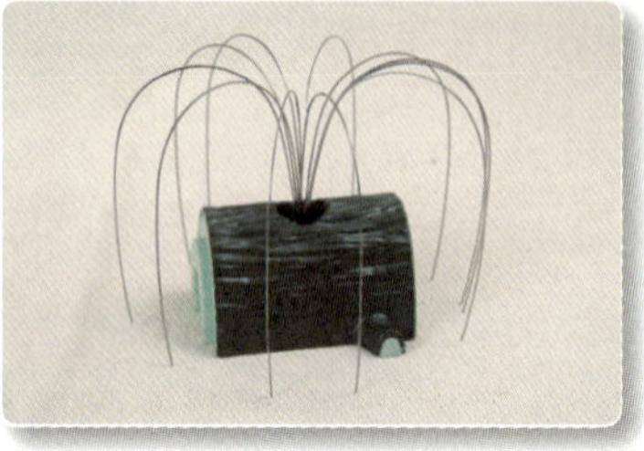

β-鈦合金金屬（TMA）矯正線

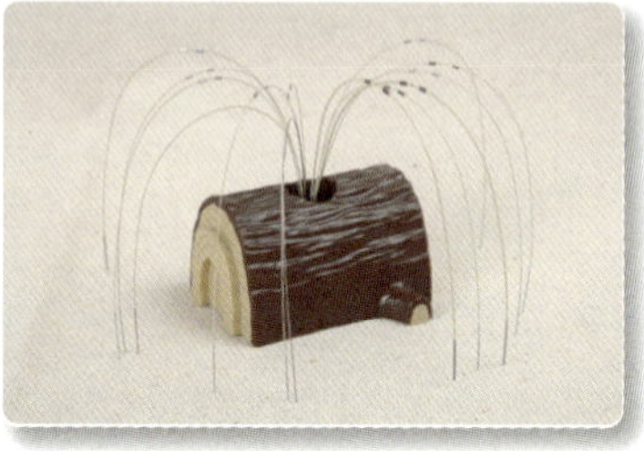

鎳鈦金屬矯正線（白漆）

Q. 所有的牙齒都可以被移動嗎？

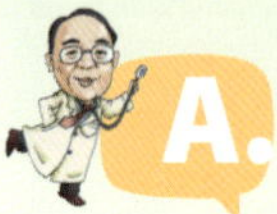

A. 因撞擊而外傷的牙齒有可能產生骨沾黏，意即牙周膜消失，牙齒跟骨頭直接黏在一起。這時候無論用多大的力量，牙齒都不會移動。最常發生外傷的牙齒是門牙，尤其是外暴的門牙。解決的方法可能是拔除（放棄）該顆牙或是利用手術的方式，把骨頭切下來帶著沾黏的牙齒一起移動。

還有一種不能移動的牙是人工植牙，人工植牙因為鈦金屬人工牙根直接跟骨頭整合在一起，沒有牙周膜，因此人工植牙也沒辦法被移動。所以若有矯正需求的病人，應該在植牙植上去之前就到矯正科諮詢，讓醫師決定治療的順序。人工植牙通常是在矯正治療快要完成之前，或者是完成之後才進行。

Q. 請問貴診所有使用 LH 神奇魔線嗎？是不是使用 LH 就不用打骨釘也不用拔牙？矯正療程也可以大幅縮短？

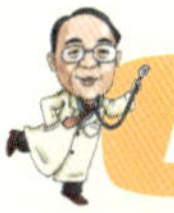

A. LH 是一種矯正線的名稱，為東京醫科齒科大學所研發的鈦鎳合金矯正線，擁有超彈性以及形狀記憶的性質；使用 LH 矯正線的醫師會依照矯正線的特性配合 LH 矯正法進行治療。目前市面上陸陸續續、推陳出新各種超彈性附形狀記憶的鈦合金金屬線供醫師使用。不管是使用哪一種矯正線或是矯正系統，治療計畫是最重要的，醫師會依病人不同的咬合情況、嘴型、主訴去訂定治療計畫。如果是極度暴牙凸嘴的病人，只要是想要改善暴牙嘴型，不管使用哪一種矯正器及矯正線，都是需要拔牙的。至於治療時間長短，則須看病例困難程度跟治療目標而定。矯正器跟矯正線只是醫師的武器，每位醫師有其習慣使用的矯正系統，詳細確實的治療計畫及醫師的技術，才是治療成功的關鍵！

活動式矯正器

數位隱形牙套

數位隱形牙套是一種不需要矯正器及矯正線的矯正系統。進行方式是將病人全口牙齒模型經由電腦掃描後，輸入電腦，電腦再依照醫師的治療計畫，模擬牙齒移動後製作出一系列的數位隱形牙套，利用隱形牙套的彈性去移動牙齒，而牙齒會依照隱形牙套內建的角度位置去移動。

隱形牙套的好處是牙齒上沒有矯正器及矯正線的干擾，所以不妨礙飲食且容易清潔。即使戴著牙套也不會被發現，美觀性強。經由電腦去排列牙齒，在角度及位置的控制上會比較精準。缺點是費用較高，且需要病人的高度配合，扣除吃飯及刷牙時間，病人一天要戴 22 小時的牙套，牙齒才有可能照著電腦的設計移動。而在一些較困難的病例治療，可能需要配合傳統矯正器使用。

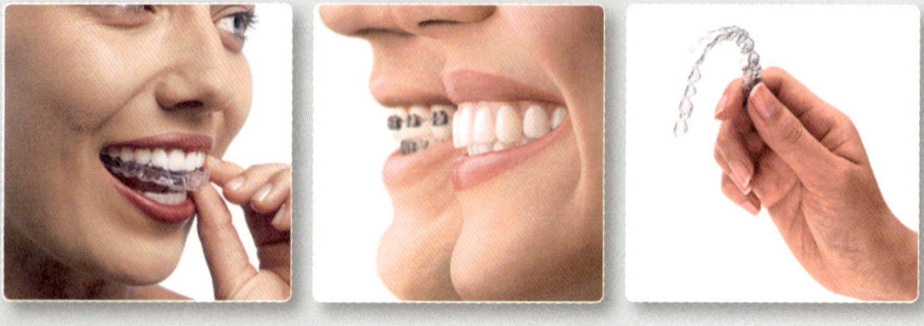

數位隱形牙套與傳統牙套之比較。（Copyright©Invisalign Corporation）

Q. 矯正器是如何固定在牙齒上而不會掉？拆除矯正器時會傷牙齒嗎？我有幾顆陶瓷做的假牙，假牙上可以黏矯正器嗎？

A. 牙齒表面的琺瑯質經過酸蝕處理後，利用矯正器專用光照型黏劑，將矯正器固定在牙齒上，將來治療完成後再用專用工具拆除即可。如果是發育良好、堅固的牙齒，這個過程不會傷害牙齒表面琺瑯質。當然如果牙齒表面原本就有蛀牙、脫鈣等情形，或是牙齒表面琺瑯質先天發育不良，應該在矯正器黏上去之前先處理好。金屬假牙及陶瓷假牙也有專用的表面處理劑，但是一般而言，金屬及陶瓷表面的黏著力會比真牙來得低，矯正器掉下來的機率也相對較高。

Q. **我是個上班族，為了不影響工作想裝看起來不要太明顯的矯正器，請問我該如何選擇呢？**

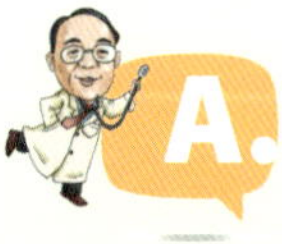

A. **矯正裝置依照美觀排列：**隱形牙套→舌側矯正器→頰側透明矯正器→頰側金屬矯正器。 當然費用也是越美觀的越高！畢竟矯正治療結束後矯正器就會拆除且無法再利用，到底要不要花那麼多錢讓別人看不到自己的矯正器呢？大家可以依照自己的生活及工作形態斟酌選擇。

Q. **矯正器是不是越貴越好？越貴的矯正器治療結果越好嗎？是不是選貴一點的矯正器，我就可以不必拉橡皮筋？因為看到同事在拉橡皮筋，感覺不美觀又好麻煩喔！**

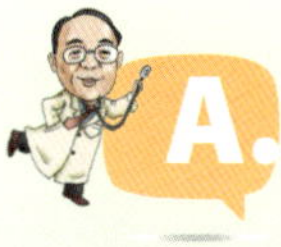

A. 矯正器當然不是越貴越好，決定矯正治療成功與否的關鍵是醫師的技術與病人的態度！每位醫師有其訓練的背景，每位醫師也會選擇自己拿手、熟悉的矯正系統。因此決定好醫師之後，就應該信任醫師選擇的矯正系統，並且在整個療程中全力配合，這樣才能得到醫病雙贏的成功治療。不管是傳統式、自鎖式或是舌側矯正裝置，即使是最新的數位隱形牙套，也會需要病人配合配戴橡皮筋，主要是幫助上下齒列咬合對正，並不是選擇最貴的矯正器就不需要拉橡皮筋。

Q. 有彩色的矯正器嗎？我看我同學好像每個月都戴不同顏色的矯正器

A. 傳統式的矯正器為開放式托架，矯正器上方會套上一種小小圓形彈性橡皮圈固定矯正線，我們稱之為 O-ring。O-ring 有各種不同顏色，可以依照患者喜好、心情、配合節慶等更換顏色。選擇 O-ring 的顏色算是病人在漫漫矯正治療中的小小樂趣！

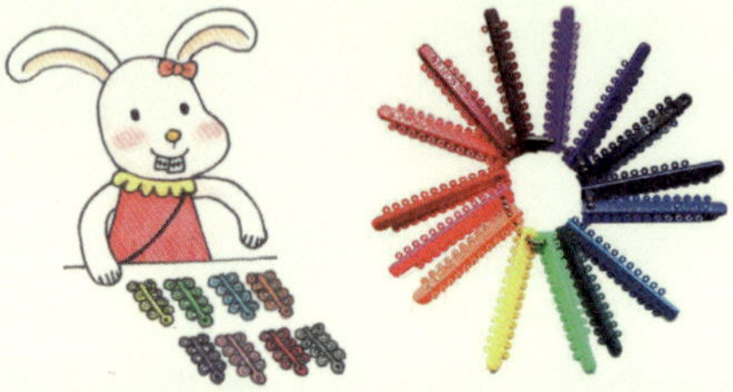

●色彩繽紛的 O-ring 讓每個月的回診更有趣。

Q. 我在中國上海工作，每 2 ～ 4 個月才回台灣一次，請問我適合哪一種矯正系統呢？是不是選隱形牙套比較好？一次把牙套全部拿回去是不是就可以不必回診了呢？

A. 一般而言，使用傳統矯正器治療需要病人每 4 ～ 6 周回診一次，使用自鎖式矯正器則需要 4 ～ 8 周回診一次。即便是數位隱形牙套也需要依照進度回診，大約也是 6 ～ 8 周回診一次，依照病例狀況由醫師監控治療進度。所以矯正治療開始後，建議至少也要每 8 周回診一次。假設擔心回診的時間間隔較久，固定矯正線的結紮線或是 O-ring 脫落，可以選擇自鎖式矯正系統或是數位隱形牙套。

其他活動式矯正裝置

有時候醫師會輔助活動式矯正裝置來幫助控制顎骨生長的方向或是幫助移動牙齒。這些口外裝置都會需要病人的配合，依照醫師指示每天配戴足夠的時間，才能發揮功效。

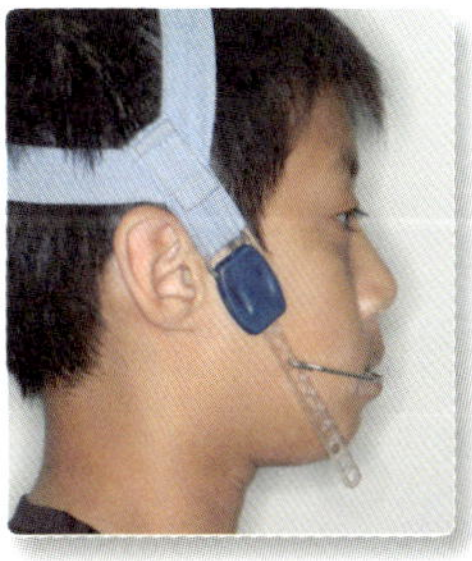

▲ 帽套

1. **帽套：**一種口外裝置，提供力量來源，用來將上顎大臼齒後移，得到空間去排列前牙；或是用來將外暴的門牙向內壓平。因為裝置戴在頭部較明顯，患者有美觀上的顧慮，多半不敢戴出門，使得配戴時間縮短，治療效果不佳。近幾年已經慢慢被骨釘取代。

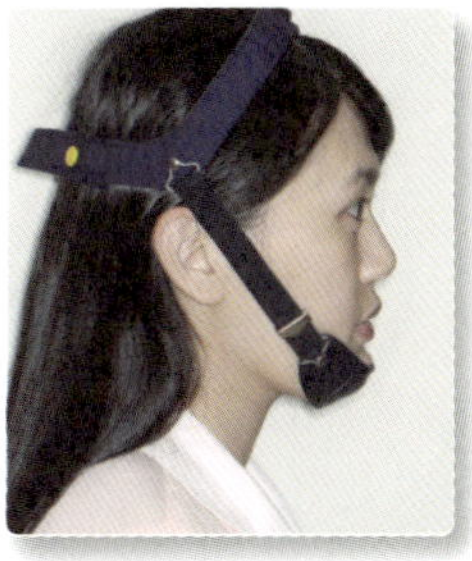

▲ 頦托

2. **頦托：**一種口外裝置用於戽斗的病人，輔助控制下顎生長方向。
3. **功能性矯正器：**通常會使用在下顎發育不足、下顎短小的患者身上。當患者還有生長潛力時，利用功能性矯正器來促進患者下顎生長。功能性矯正器有很多不同的形式，基本上就是壓克力樹脂結合金屬線製成。

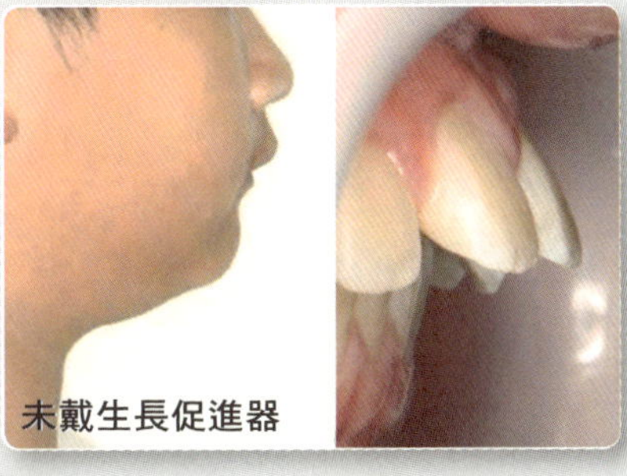

未戴生長促進器

患者下顎發育不足，下巴較短小，從側面看上下牙的落差也較大。

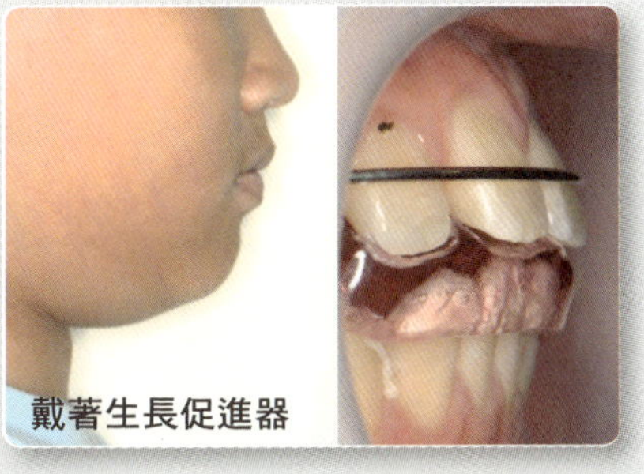

戴著生長促進器

因為患者才小學四年級，還有生長空間，於是試著讓患者戴生長促進器，希望提前增加下顎生長的量，但是實際效果會因病人的配合及病人生長程度而異。

其他常見矯正裝置

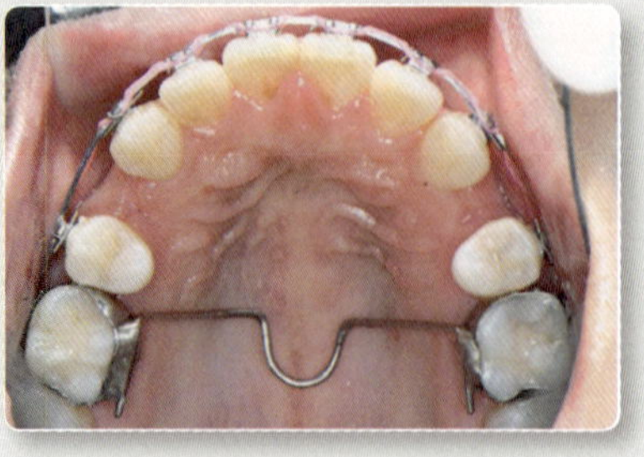

1.上顎橫桿（trans-palatal arch）

在矯正過程中用來固定、調整上顎大臼齒的位置。

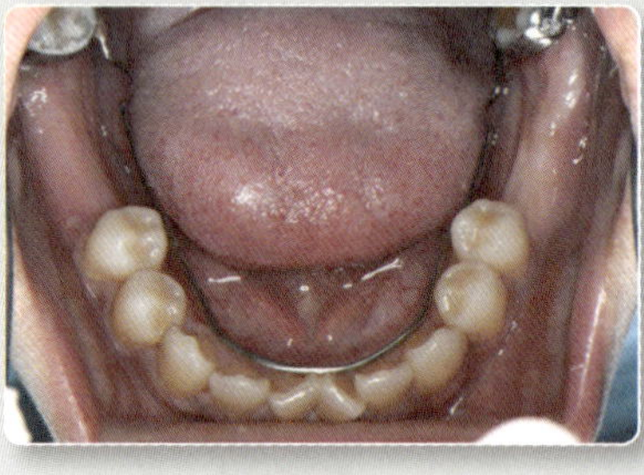

2.下顎舌弓（lingual holding arch）

在矯正過程中用來固定、調整下顎大臼齒的位置。

3.咬合墊（Bite Turbo）

固定式咬合墊高裝置，材料有樹脂或金屬。矯正過程中用來墊高咬合，尤其是深咬的病人，裝上咬合墊可以避免將下排矯正器咬掉。

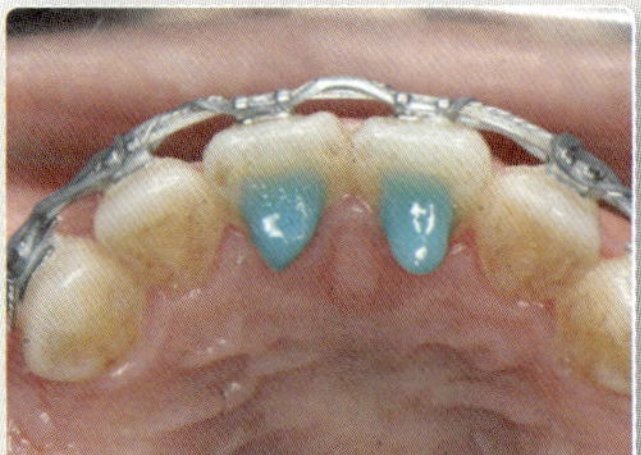

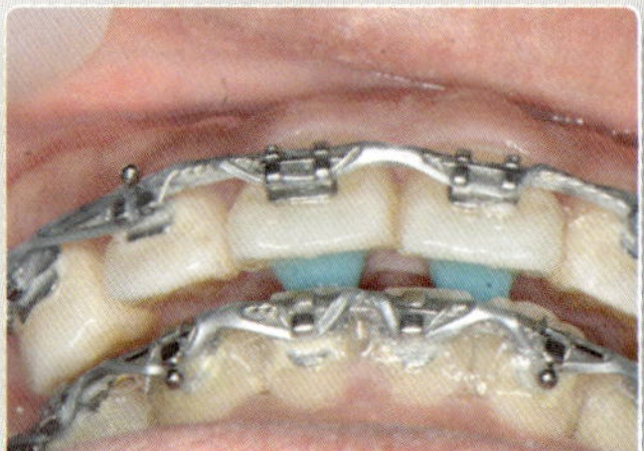

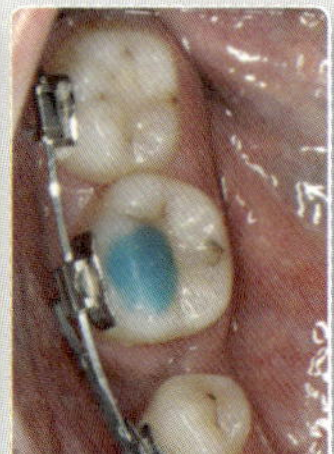

門牙咬合墊及臼齒區咬合墊：控制垂直咬合深度及避免咬合干擾，幫助矯正治療順利進行。

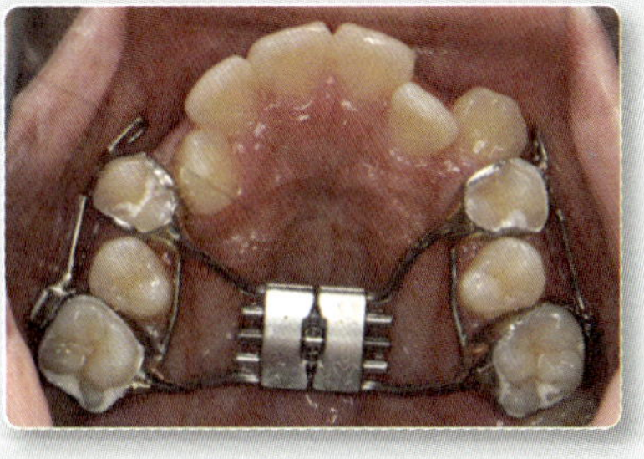

4.快速上顎擴張器

一種將上顎骨骨縫撐開的裝置，用來解決上顎骨發育不足造成的齒列擁擠及後牙錯咬等問題。

植體矯正：骨釘與骨板的發展與應用

矯正專用植體（包含骨釘及骨板）於 21 世紀初開始廣泛被使用在輔助矯正治療，是一種專門設計用來提供、加強矯正錨定的工具，放置於上下顎骨內，放置位置依照治療需求而有所不同，目的是提供穩定的力量來源去移動牙齒。

在台灣，骨釘及骨板輔助的矯正治療，近幾年越來越普遍，主要因素是東方人的嘴型通常較外凸，暴牙的情形也蠻常見，加上成人矯正風行，成人若有缺牙、後牙錨定不足的情況下，就需要使用骨釘或骨板來輔助治療。

這些矯正植體跟人工植牙不一樣，屬於暫時性的矯正裝置，跟矯正器一樣，在矯正治療結束後即取出，不會留在體內。骨釘或骨板的材料有兩種：**一種是醫療用不鏽鋼，一種是含鈦合金。**

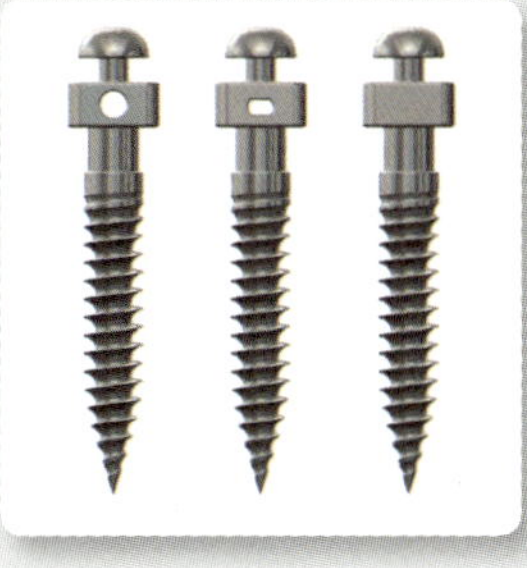

1.骨釘

裝置較小，造成的傷口也很小。置入時會上一點局部麻藥，取出時不上麻藥也可以，傷口幾天內就可以癒合，不會留下疤痕。

照片提供：OrthoBoneScrew

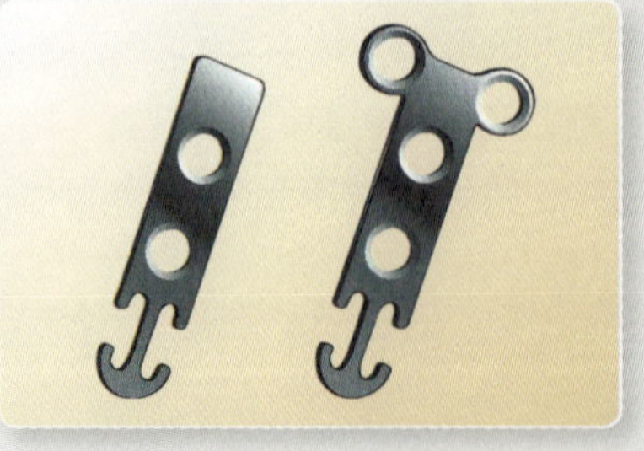

照片提供：光哲生技公司

2.骨板

手術操作範圍較大，造成的傷口也較大，術後會有局部淤血、腫脹的情況發生。骨板的優點是穩定度佳，在骨質比較疏鬆的患者，骨釘容易鬆動、脫落，此時骨板可能是比較好的選擇。而且骨板本身的裝置可以結合矯正器，對牙齒移動的方向可以做比較好的控制，對於複雜的咬合不正能夠達到更好更有效率的治療結果。

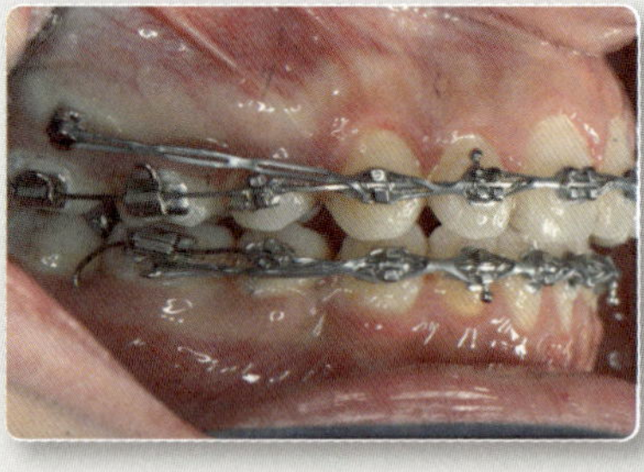

3.上顎後牙區骨釘

幫忙拉暴牙向後。

Q. **一定要用骨釘嗎？聽起來好恐怖！有別的替代方法嗎？**

A. 如果是後牙缺牙，錨定不足的情況之下，使用骨釘或是利用後牙植牙來排列前方牙齒，可能是目前最好的選擇。若目的是改善暴牙，不想釘骨釘的話，可能就要使用傳統的方式——戴帽套，利用帽套的拉力將暴牙向後拉。但帽套需要病人配合，每天要配戴足夠的時間，才會有治療效果。若都不想使用，可能治療效果上就會大打折扣。

4.下顎後牙區骨釘

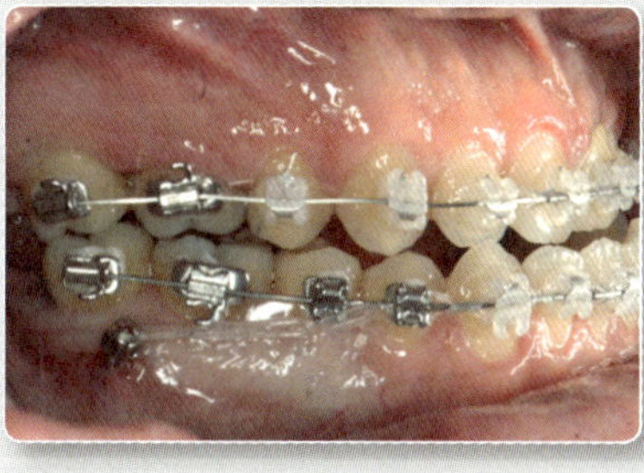

幫忙將戽斗突出的下齒列向後移。

5.上顎前牙區骨釘

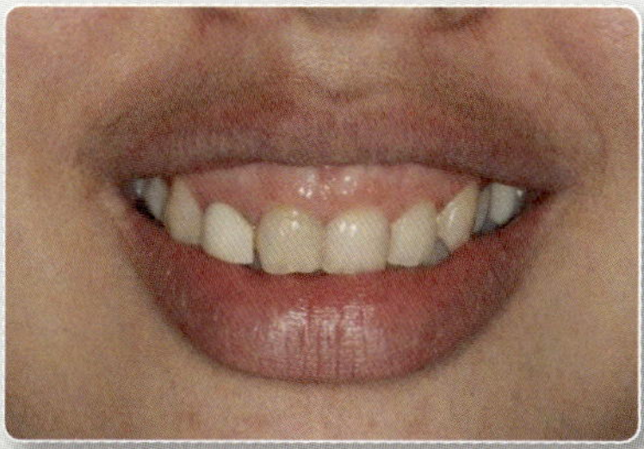

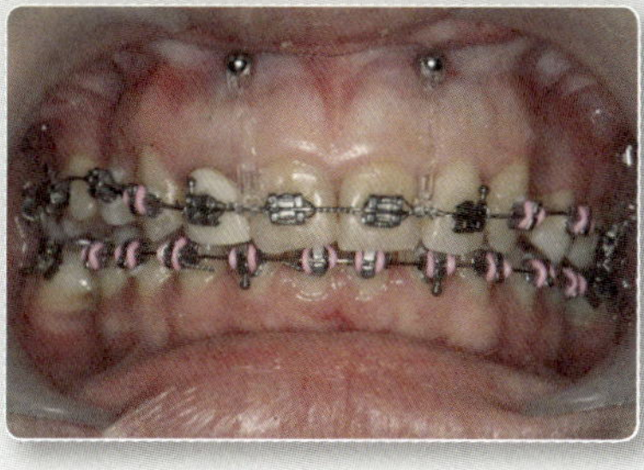

患者有明顯笑齦，為改善美觀，在上顎前牙區置入骨釘，用來將上門牙提高，減少笑齦。

Q. 為什麼我的骨釘一直掉，是醫師使用的骨釘不好嗎？

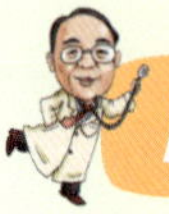

A. 只要是有衛生署合格字號的骨釘，就可以安心使用。骨釘顧名思義就是釘在骨頭裡，骨頭固定住骨釘，用骨釘當作施力點再去拉動牙齒。每個患者的骨質硬度皆不同，所以如果患者骨質較為疏鬆，或是釘的位置骨量不足，骨釘可能使用一陣子就撐不住而鬆脫。

骨釘露出來的部分跟一般矯正裝置一樣也需要清潔，如果卡菜渣，容易造成發炎，一旦發炎持續，骨釘就有機會鬆脫。如果一直掉骨釘的原因是因為骨質疏鬆，那可能要跟醫師商量。

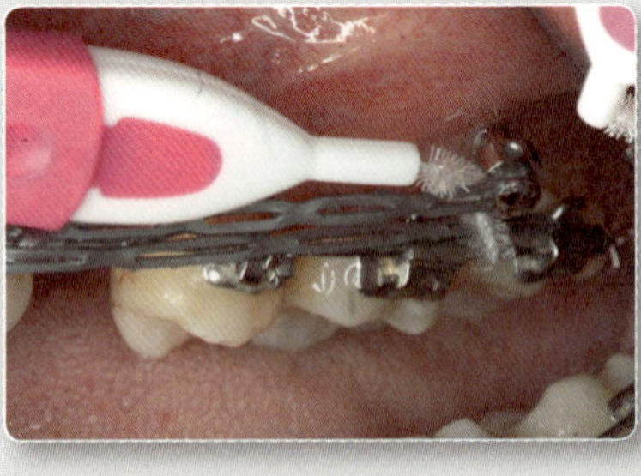

骨釘也需要特別清潔，用細的牙間刷仔細刷骨釘周圍的死角，避免菜渣堆積引起發炎。

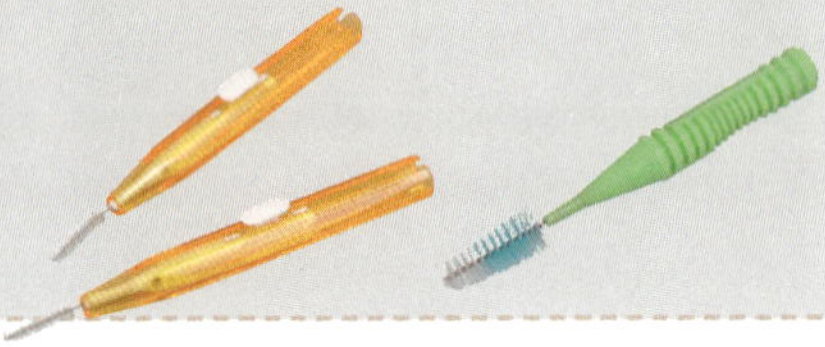

植入矯正專用植體（骨釘）後的注意事項

1. 術後需依照醫師指示，按時服藥及使用漱口水。
2. 術後一、兩天可能會有腫脹、悶痛等不適感，亦可能有感染、發炎的情況。若有持續不適的情況，請告知醫師，以利進一步診治。
3. 在整個植體矯正療程中，務必保持植體本身及周圍組織清潔，避免周圍牙齦組織發炎，以降低植體鬆脫的機會。
4. 矯正植體（骨釘）體積雖小，部分患者仍會有異物感，需要一段時間才能完全適應。
5. 所有矯正植體，均需領有衛生署醫療器材許可證。

PART 5
病人應盡的義務
———醫病合作，成功可期

矯正治療是 2 ～ 3 年的長期抗戰，治療期間需要病人的合作；不管是口腔衛生的維持、飲食控制或是配合配戴顎間橡皮筋等等事項。光靠醫師的努力是不夠的，醫病間的充分合作才是治療成功的關鍵點。

建立良好飲食習慣

1. **集中飲食，避免少量多餐：**矯正期間的刷牙是個苦差事，所以矯正期間應避免少量多餐，盡量飲食集中在正常的三餐（早餐、午餐、晚餐）。

2. **避免深色飲料：**紅茶跟咖啡等顏色較深的飲料，長期飲用會造成牙齒染色，矯正後可能又要多花一筆美白的費用，才能讓牙齒白回來，所以也建議不要多喝。

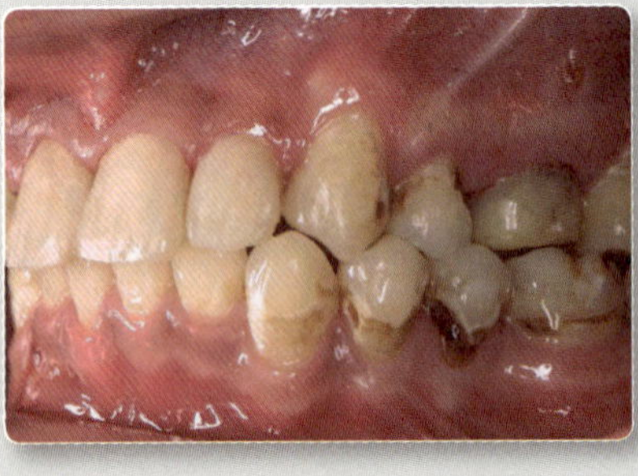

病人把可樂當開水喝，結果造成廣泛性齒頸部脫鈣及蛀牙

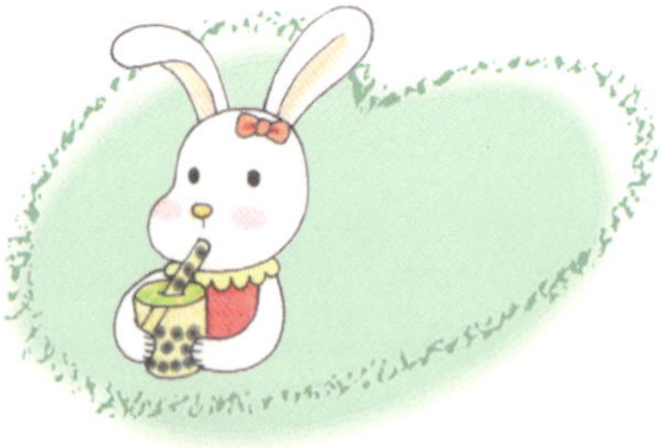

●牙醫診所開設在一堆飲料店中間，小兔子每次看牙都好掙扎！

3. **戒菸：**抽菸會在牙齒上造成染色，菸垢堆積也容易引發牙周病及蛀牙，矯正前最好就戒除抽菸習慣。

4. **避免讓裝置脫落、變形的食物：**勉強吃太大塊、太硬、太黏的食物可能會使裝置變形或是脫落，只要裝置一直脫落或變形，就會延長治療時間。例如：骨頭、冰塊、堅果、牛軋糖、法國麵包、烤玉米等。較硬的食物如蘋果、棗子、芭樂等，果實較堅硬食物，建議要切片吃，不可整顆啃食，或者可隨身使用食物調理的小剪刀，將大塊食物剪碎後再進食。

建立良好口腔清潔習慣

潔牙工具

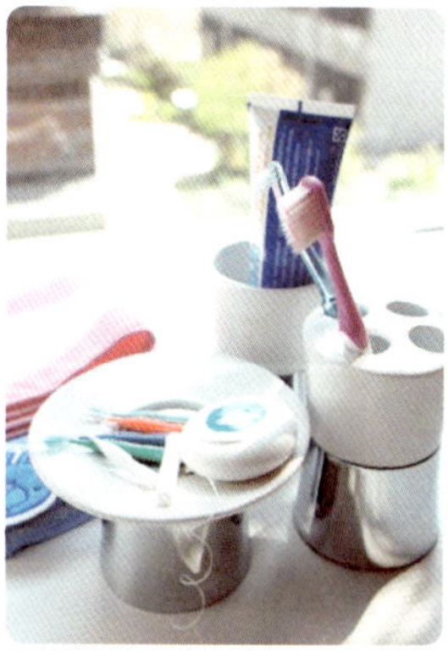

潔牙是預防牙齒疾病最最重要的工作之一，由於黏在牙齒上的固定的矯正裝置會在牙齒表現形成很多死角，若清潔不徹底容易產生牙垢、牙菌斑進而造成脫鈣、齲齒、牙周病等病變。

因此裝上矯正器的病人必須更仔細地執行潔牙工作；如果治療過程中口腔衛生實在太差，為了牙齒健康，可能先中斷治療拆除裝置，等病人確實做好口腔清潔，再繼續治療。以下特別介紹一些有利於矯正患者潔牙的工具。

1. 矯正專用牙刷

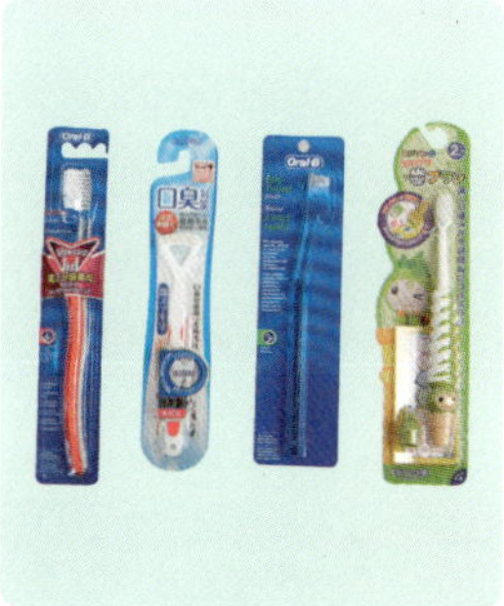

矯正患者所使用的專用牙刷，其中央排的刷毛會較兩邊短，從側面看就像是一個凹槽，而這樣的構造可方便清潔固定式的矯正裝置。由於矯正裝置的邊緣較銳利，對刷毛的損傷很大，且刷毛必須穿入矯正線下清除食物碎屑，所以在選購牙刷時，需注重刷毛的韌性、耐用與彈性。現在也有推出矯正專用的電動牙刷，利用音波震動增進清潔效率。

2. 牙間刷

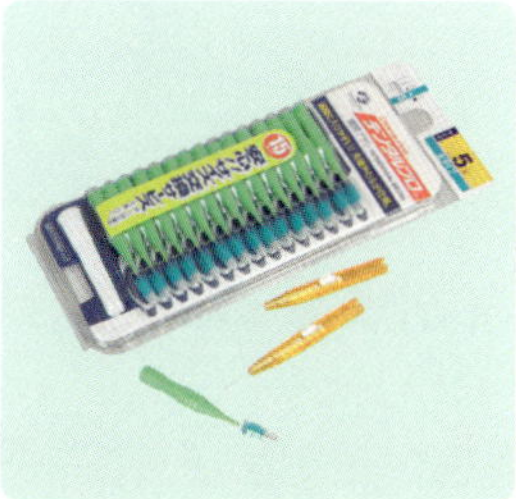

牙間刷有各種大小尺寸，細的可以穿過牙縫清潔牙齒間的空隙，粗的刷矯正線與牙齒表面的死角。

3. 單束毛牙刷

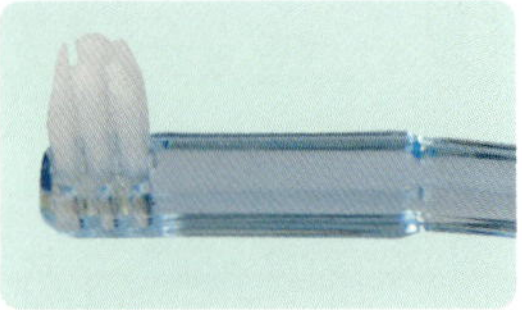

可以刷牙齒表面及牙齒中間的凹隙，還有最後一顆臼齒的遠心面。

4. 牙線（牙線穿引器）

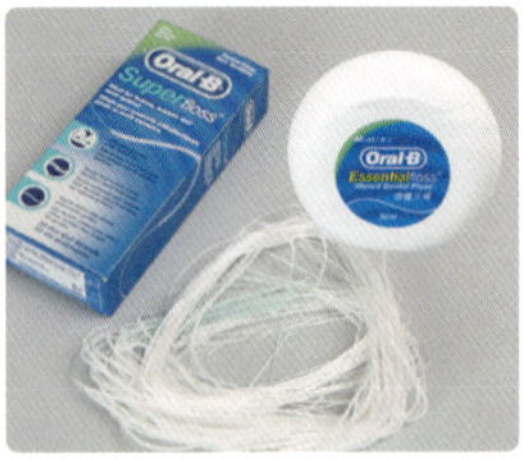

將夾在牙縫的菜渣碎屑清出來。操作較為困難，如果白天上班上課時間緊湊，至少睡覺前要用牙線徹底清潔每一個牙縫。

5. 沖牙機

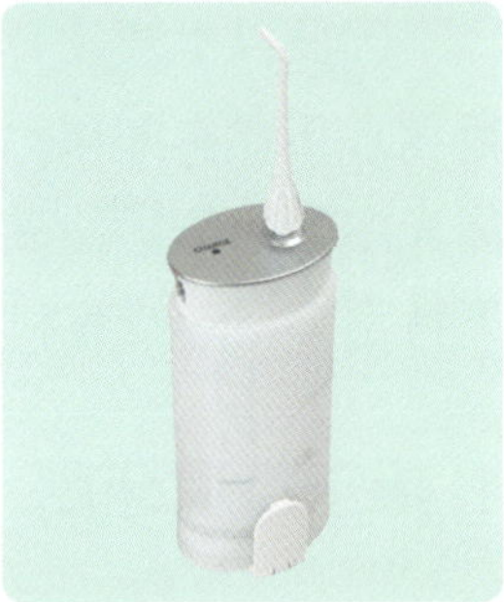

功用是先用水柱將卡在牙齒上的大塊菜渣沖掉，以利後續刷牙的動作。不能取代牙刷、牙間刷的功能！

刷牙方法

矯正牙齒的目的是將牙齒排列整齊達到美觀目的，但是如果矯正期間沒有好好刷牙，矯正後排列整齊的是一口蛀牙、爛牙，那真的是得不償失！雖然矯正時，若發生蛀牙而需補牙或根管治療，都可申請

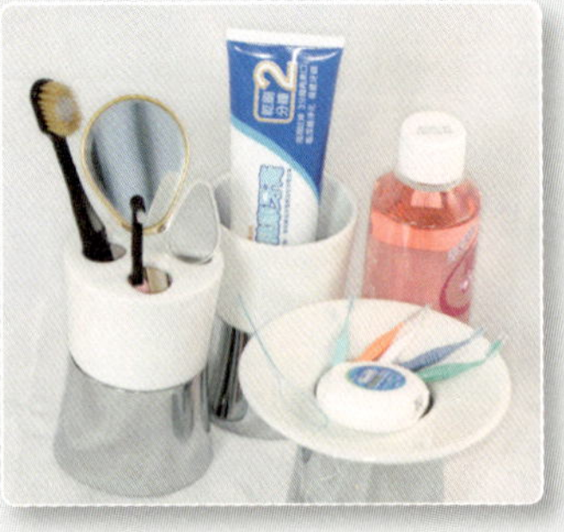

居家潔牙組：包含牙刷、單束毛牙刷、牙間刷、牙線、口內小鏡等等。

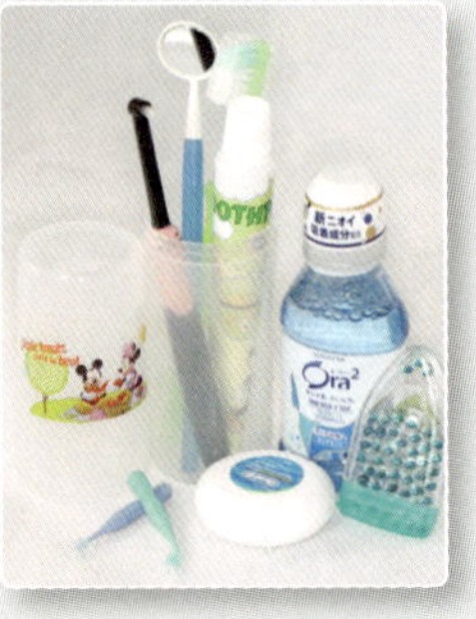

外出潔牙組：隨身攜帶，飯後 10 分鐘內立即潔牙。

健保給付，但齒質破壞過多需做假牙時，就需自付假牙費用，多出一筆額外花費，所以我們要認真、持續地進行潔牙工作，才能保持潔白美齒。

矯正的刷牙方法有很多種，較常使用的是混合水平法、BASS 法（貝氏法）、ROLLING 法等三種基本刷牙方法相互靈活運用，以下並提供潔牙方法供患者參考，只要能達到去除食物殘渣及牙垢的目的，其實並不需要太拘泥在方法論上。

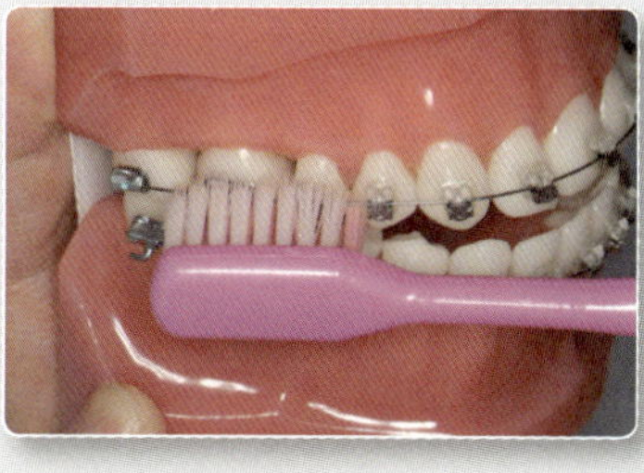

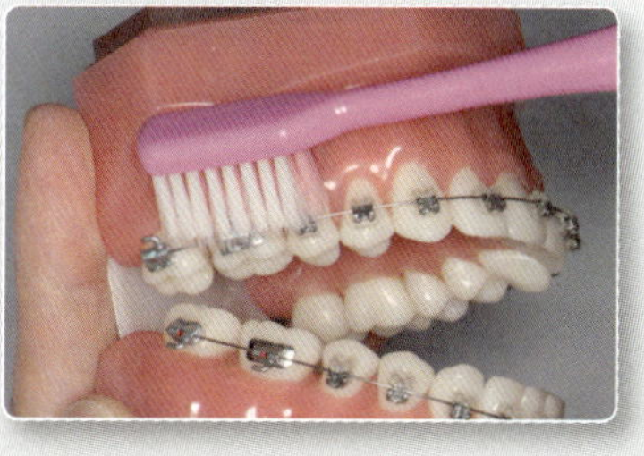

1.頰側及唇側

可使用水平法，即刷毛壓在矯正線上，水平地前、後擺動，然後，將刷毛以 45 度角向下、向上插入矯正線將牙齒所分成的上、下二等分，並輕微擺動。

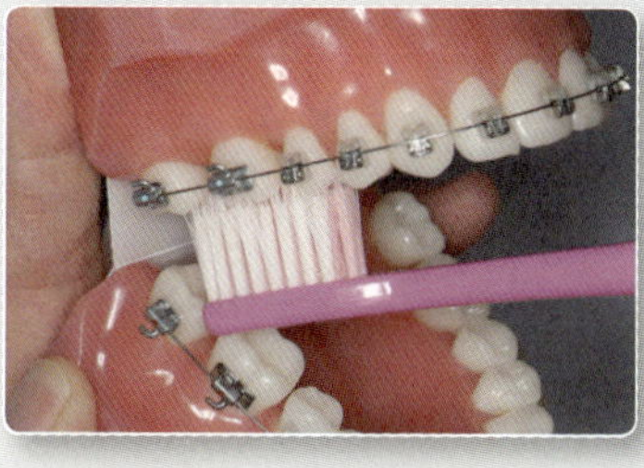

2.咬合面

以平常的刷法，即刷毛垂直與牙齒咬合面直接接觸來回刷洗就可以了。

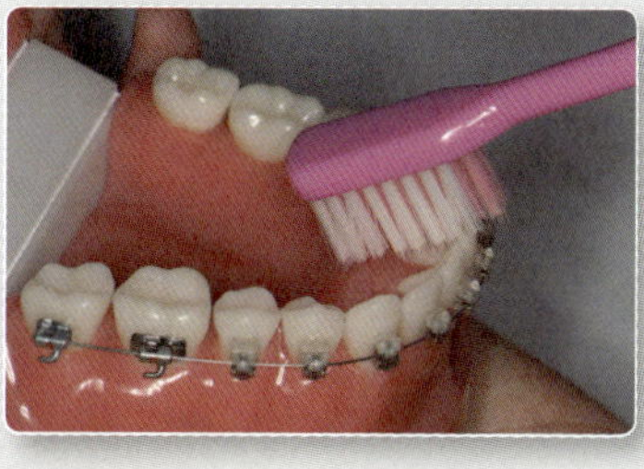

3.舌側

一般舌側的矯正附屬物較少，通常以 ROLLING 併用 BASS 法來刷，即牙刷在上下前齒舌側部打直，再由裡向外旋出刷掃的方式。

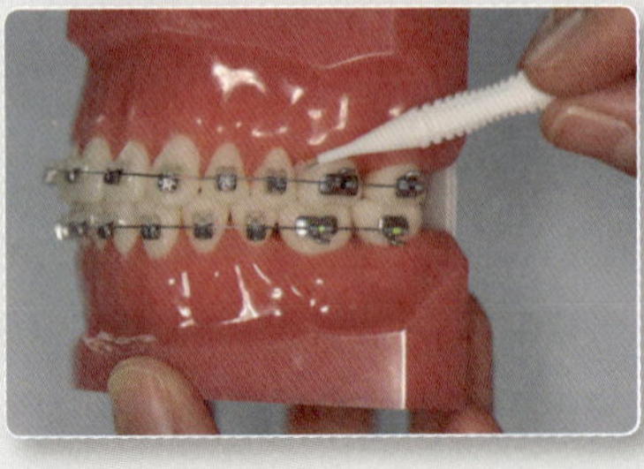
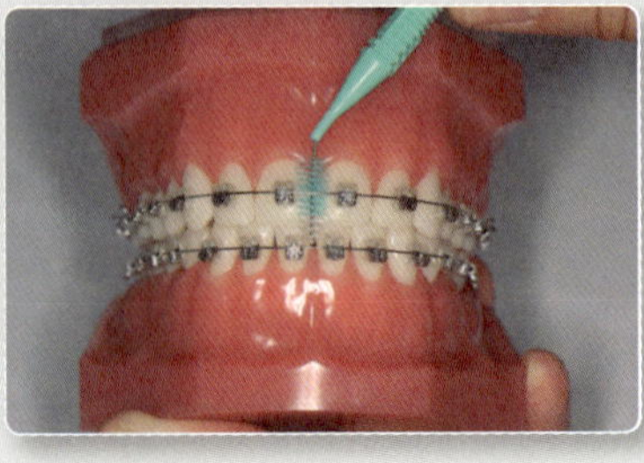

4.牙間刷使用

細的牙間刷可以穿過牙縫，清潔兩顆牙鄰接面下方的死角。粗的牙間刷可以刷矯正器周圍及金屬線下方的死角。

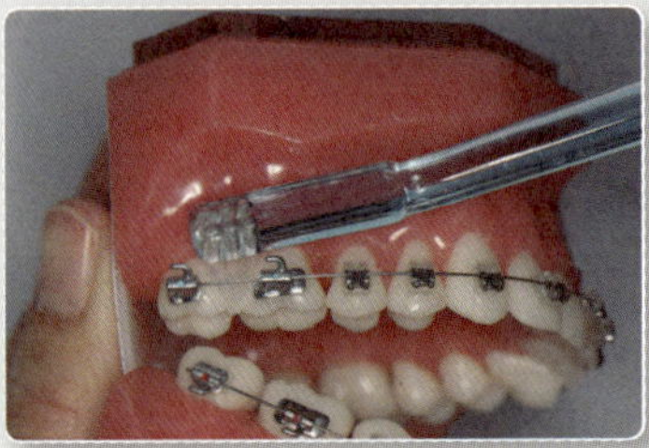
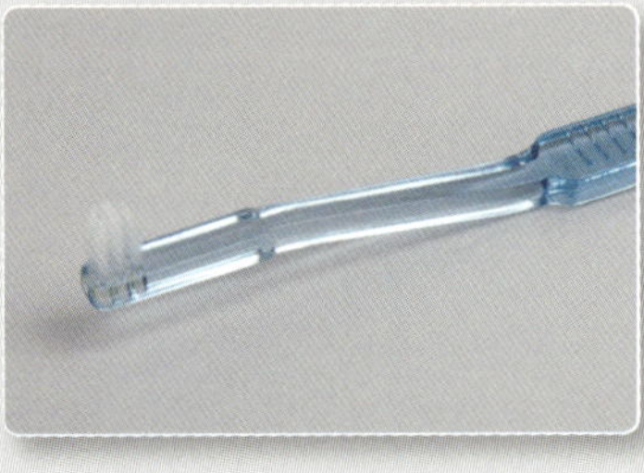

5.單束毛牙刷使用

單束毛牙刷可以用來清潔矯正器間的死角，以及最後一顆臼齒遠心面。

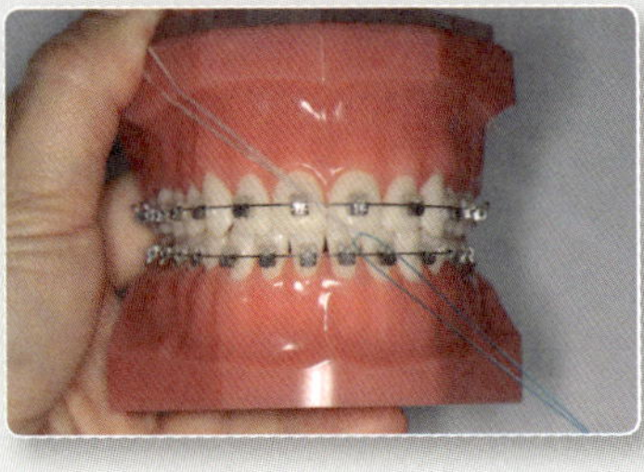
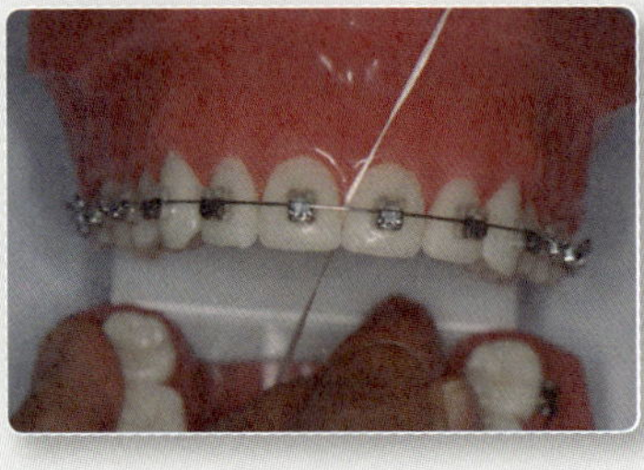

6.牙線使用

牙線的使用比較麻煩，必須由矯正線下穿過牙縫，使用時可以搭配牙線穿引器。

戴矯正器正確刷牙 5 Tips

1

最好隨身**攜帶潔牙工具**，方便每次吃完東西後，立即刷牙。

2

刷牙時最好**面對鏡子**，才能看到刷牙動作是否正確。可用小口鏡輔助、檢查齒列內側是否有刷乾淨。

3

刷牙最好**依照一定的順序**，如：左上→右上→左下→右下，先刷裏面、外面、最後刷咬合面。

4

刷牙後**可用漱口水漱口**，將牙刷無法清潔部位殺菌輔助潔牙，不過漱口水不可以代替刷牙，若只有漱口並無法做好潔牙工作。

5

矯正患者每次就診時，應該先做好潔牙工作，並帶著牙刷就診。若不確定牙齒是否有刷乾淨，**可利用牙菌斑顯示劑來檢查**。這種藥劑會附著在牙菌斑上形成。

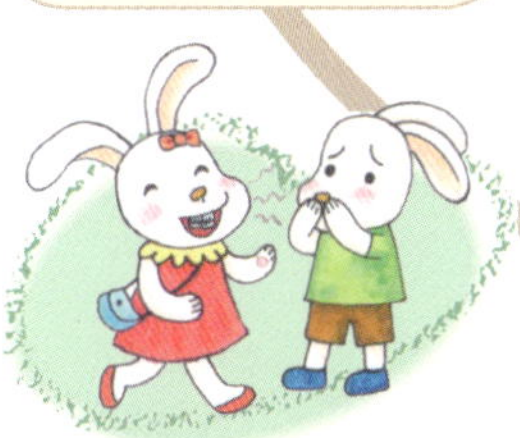

●小兔子沒刷牙，朋友不想跟她玩，因為嘴巴好臭啊～～

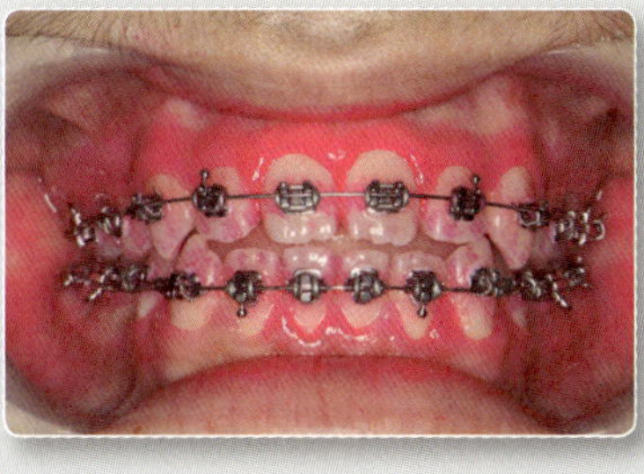

第一次刷牙後，塗上粉紅色的牙菌斑顯試劑，顯示尚未刷乾淨的地方。

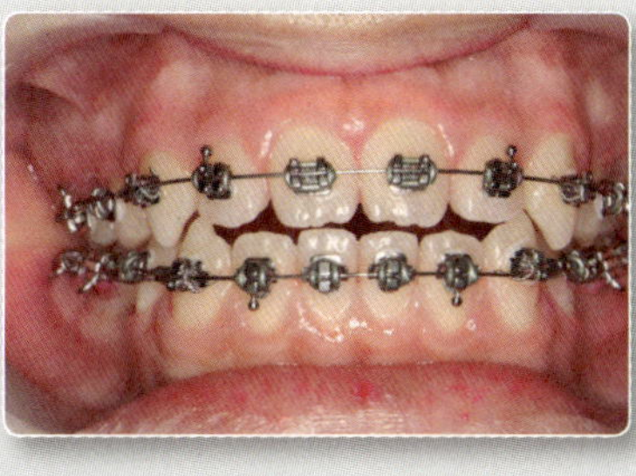

請病人照鏡子，再仔細地將顯示劑刷乾淨。

牙醫師專業清理牙齒

即使帶著矯正裝置，也可以定期請牙醫師清理牙齒（健保六個月給付一次），藉由超音波洗牙機去除附著於齒頸部牙齦下的牙結石；另外利用低速引擎啟動專用器具合併使用膠杯或電動刷毛，利用機械力去除牙垢，就能形成光滑潔淨的牙齒表面。

幼兒在牙齒萌發出來後，可以藉由塗氟的動作，增加牙齒對蛀牙的抵抗力。塗氟的原理是讓牙齒表面和氟膠接觸，如此氟離子會和牙齒的表層結合在一起，因而加強牙齒對蛀牙的抵抗力。目前健保針對6歲以下的幼兒，半年給付一次塗氟，6歲以上則要自費。

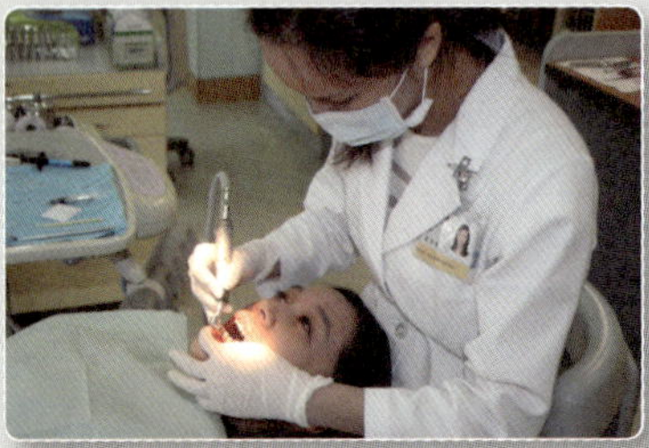

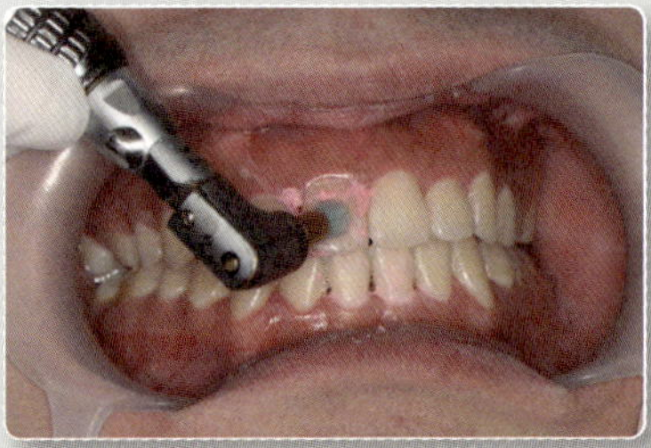

牙齒～滑溜～滑溜的～好舒服～

矯正治療期間注意事項

牙齒痠軟，咬不動

剛裝上矯正器的第一週及每次矯正調整的頭兩、三天，牙齒開始受力移動，會有浮動及痠痛的感覺，可以改吃較軟食物（如稀飯、濃湯、細麵等），三、四天後，牙齒慢慢穩定下來，痠痛自然會消除。

每次調整後，牙齒也可能對冷熱敏感，尤其是喝到含冰塊的飲料，會有瞬間的痛覺。如果真的很不舒服，調整完的第一天吃顆止痛藥，可以減輕疼痛感，調整後的前幾天也應避免吃太硬食物，或太冰冷的飲料。

摩擦、異物感

裝上矯正器後，因口腔中突然多出好多東西，一定會有不舒服的異物感，可以使用保護軟蠟包覆在矯正器外圍，幫忙度過適應期。異物感通常一週後就會習慣；如有口腔潰瘍現象，請保持口腔衛生，避免吃太刺激性的東西，一般一週左右自然會痊癒。

▲軟蠟

戒除不良的習慣

如咬指甲、咬嘴唇、伸舌頭、咬鉛筆或用手去撥弄矯正線等，因為這些習慣動作會妨礙矯正治療的進展。矯正期間，難免遇到矯正器或矯正線脫落，如果沒有什麼不適，並不一定要提前來處理；如果會造成口腔不適，請與您的矯正醫師聯絡，回診時請攜帶脫落的矯正器。

矯正期要戒除不良的習慣動作➡

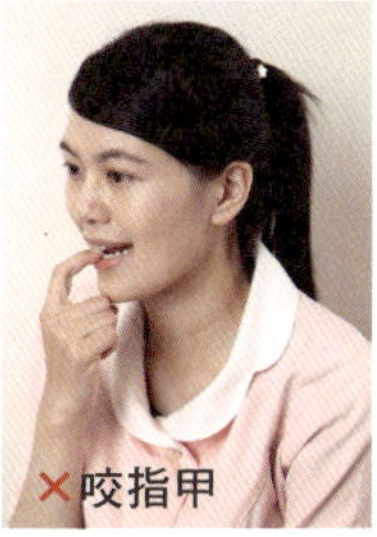
×咬指甲

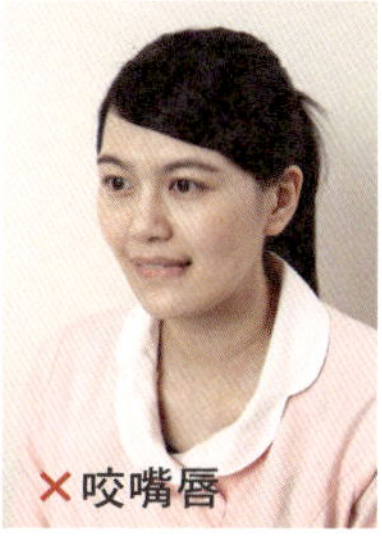
×咬嘴唇

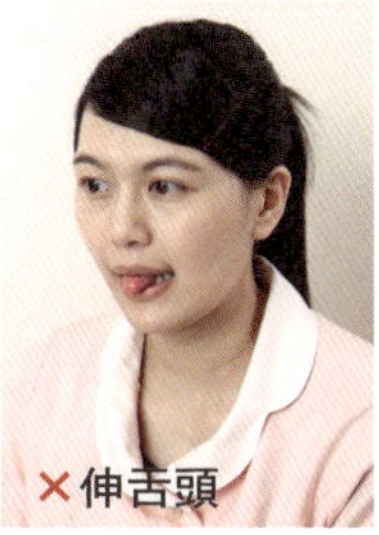
×伸舌頭

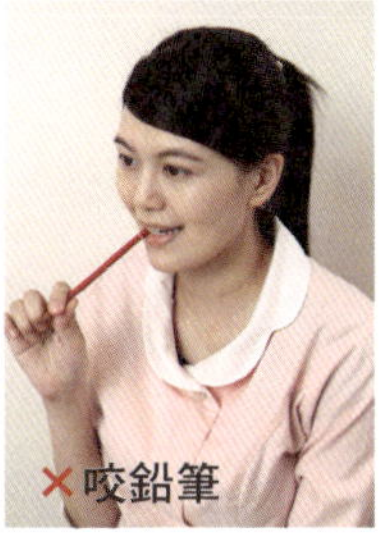
×咬鉛筆

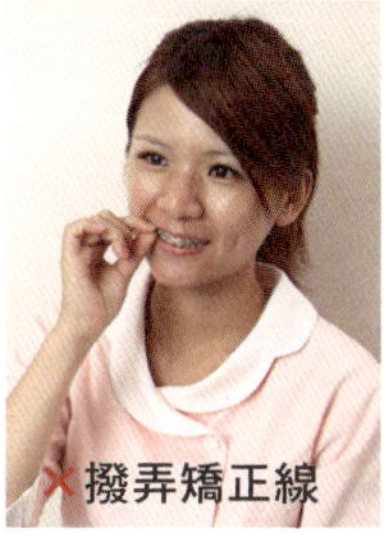
×撥弄矯正線

避免運動傷害

運動時要保護自己的臉部，如果被球打到臉頰，有可能造成大範圍的破皮、撕裂傷，甚至整排矯正裝置脫落。

矯正治療中常見突發狀況

狀況一

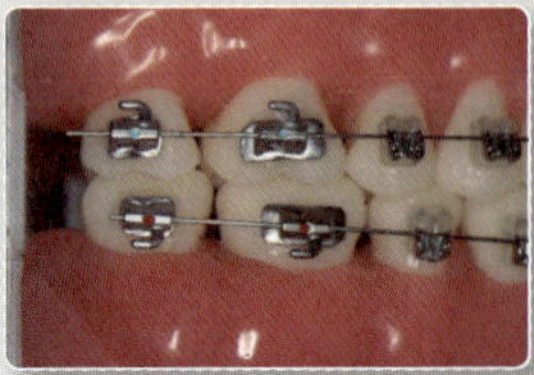
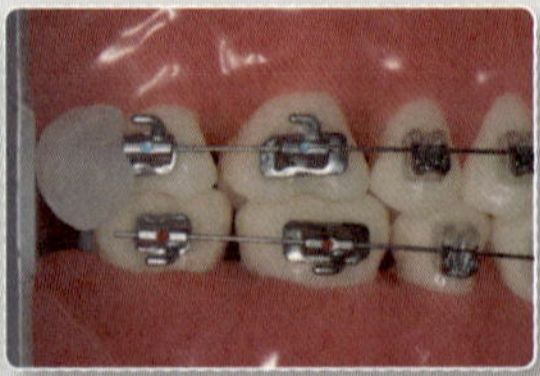

線頭刺出來

回診指數：★★★★★

可用白色軟蠟包覆住突出的部分，然後儘速約時間回診（儘快）。

狀況二

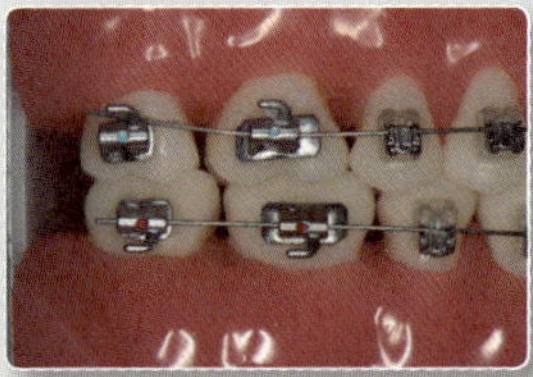

主線跑出矯正器外

回診指數：★★☆☆☆

將主線卡在矯正器下，然後約時間回診（不急）。

狀況三

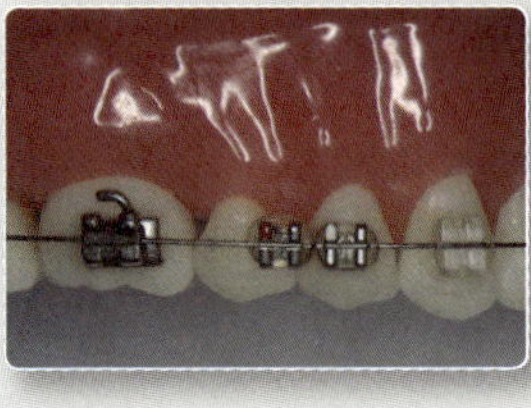

矯正器脫落

回診指數：★★★★☆

若矯正器已經掉出線外，用小袋子將矯正器裝好，約時間回診重黏（儘快）。

回診指數：★☆☆☆☆

若矯正器還掛在主線上面，約時間回診重黏（不急）。

狀況四

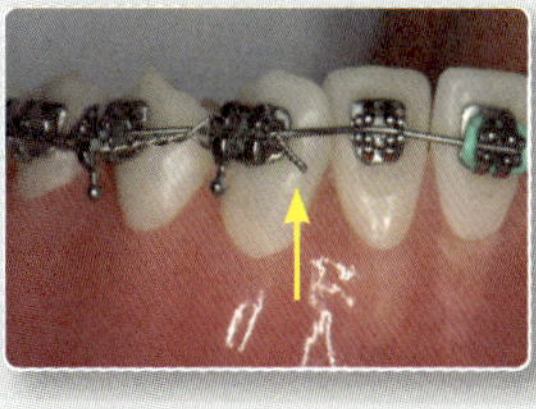

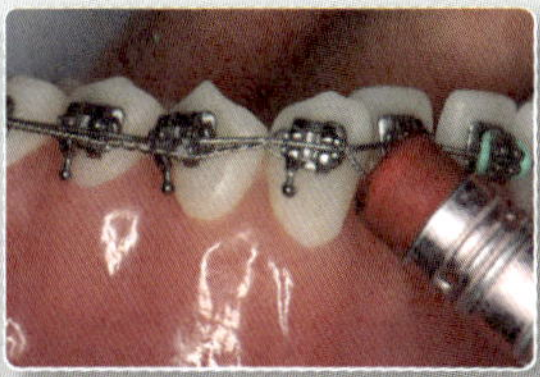

細結紮鋼線跑出來

回診指數：

★☆☆☆☆

用牙刷柄尾端或是鉛筆軟橡皮擦，向內壓即可（不急）。

懷孕時期的矯正治療

孕婦在孕吐最嚴重的那幾週跟生產前後無法看診，除此之外幾乎沒有問題，依然可以繼續矯正治療。不過懷孕時期因為賀爾蒙產生變化，造成口腔中細菌叢改變，可能會使牙肉腫脹，所以還是選擇懷孕以外的時間做矯正比較好。如果矯正期間懷孕了，應注意下列四個注意事項：

懷孕初期

不要因為孕吐或身體不適而忽略了口腔清潔，若有孕吐，吐完後需用牙刷沾清水清潔口腔，以免胃酸腐蝕牙齒。應避免 X 光拍攝，尤其是前三個月胚胎發育的重要時期。

懷孕中期

因為荷爾蒙的變化，牙齦容易發炎，加上進食頻繁，須注意口腔清潔，以免容易發生齲齒及牙周病。若有牙齦紅腫、刷牙流血的情況，要立即回診請醫師做專業口腔清潔，以免發炎的情形每況愈下。

懷孕末期

因預產期即將到來，加上坐月子期，看診間隔會拉長，請小心飲食以避免矯正器脱落或黏膜刺傷的緊急狀況，並請備妥軟蠟以應不時之需。坐月子時間大多少量多餐，用完餐後也要立即刷牙，不可忽略口腔衛生清潔。

麻醉藥劑注意事項

可以接受上麻藥的治療，例如：打骨釘及根管治療。牙科局部麻醉藥的劑量很低，若是需要上麻藥的治療還是可以進行，但最好是三個月以後（第二妊娠期），生產前幾週也最好避免打麻藥。

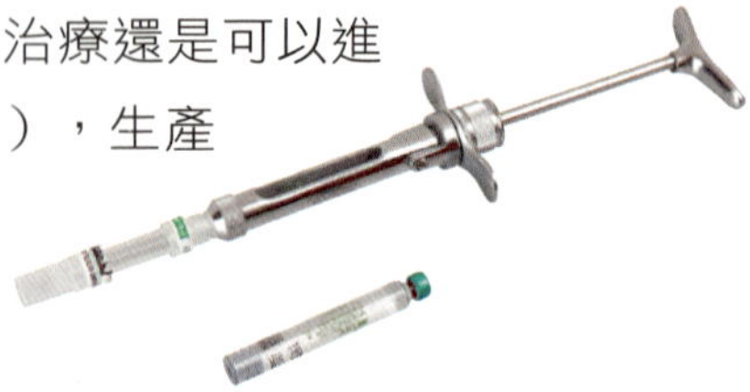

轉職、轉學、搬家

矯正時期因為搬家，轉學，兵役問題，有回診困難之可能情況，應該儘早與矯正醫師溝通，以妥善安排治療進度。如果需要轉診，也建議由原矯正醫師尋找合適且使用系統相似之接手醫師，以利於治療前與術中狀況的討論交接，更能順利完成整體矯正治療！

帽套及顎間橡皮筋的配戴

治療中有可能需要患者配合自行配戴帽套或是顎間橡皮筋來幫助牙齒移動，如果無法配合，治療就無法順利的進行下去。

帽套

主要是提供拉動牙齒力量的來源，帽套的使用及配戴方式一定要遵照醫師指示，一天至少要戴 12 ～ 14 小時，才能有效的發揮作用。目前因為方便性（沒有配戴時間限制）及美觀的問題，使用骨釘的比例日漸升高，帽套的使用逐漸減少。但是如果帽套戴的好，還是可以達到預期的效果。

顎間橡皮筋

矯正過程中最常需要病人配合的事項就是顎間橡皮筋。橡皮筋有各種不同大小尺寸（不同大小力量），依治療需要選擇不同配戴的位置。

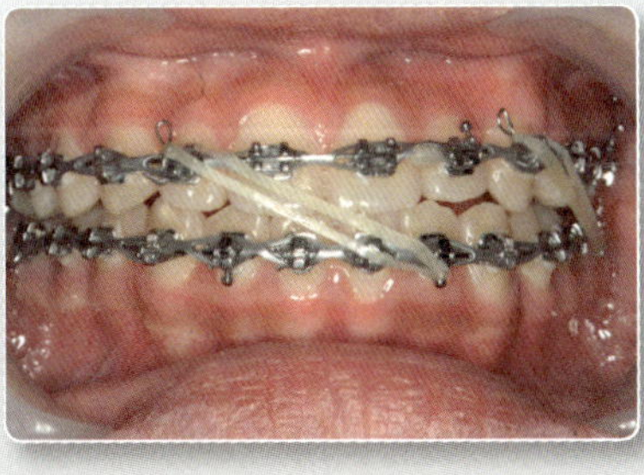

中線橡皮筋

改善上下齒列中線不吻合。

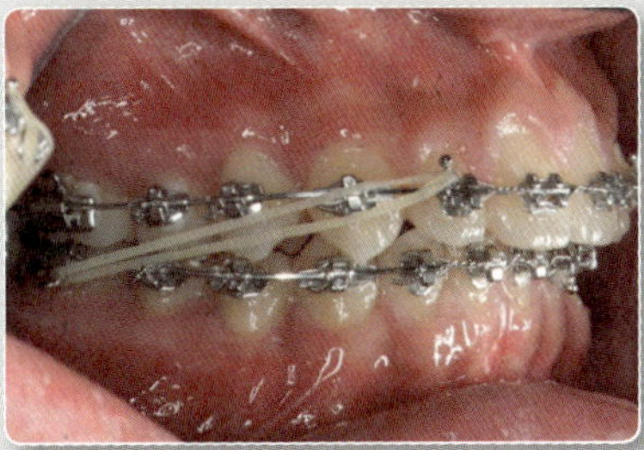

二類咬合顎間橡皮筋

改善上顎前牙暴牙及下齒列後縮。

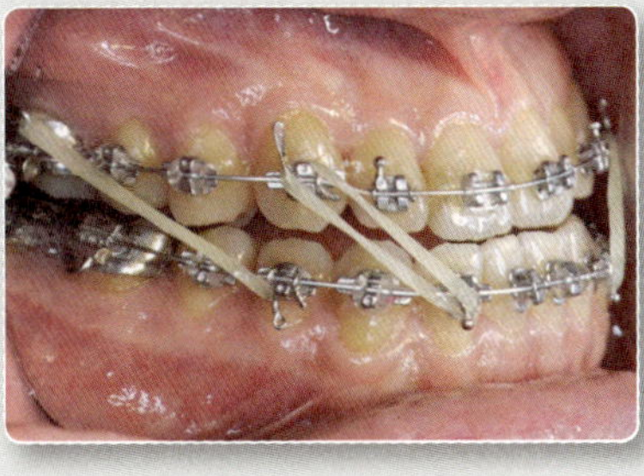

三類咬合顎間橡皮筋

改善前牙錯咬及戽斗咬合。

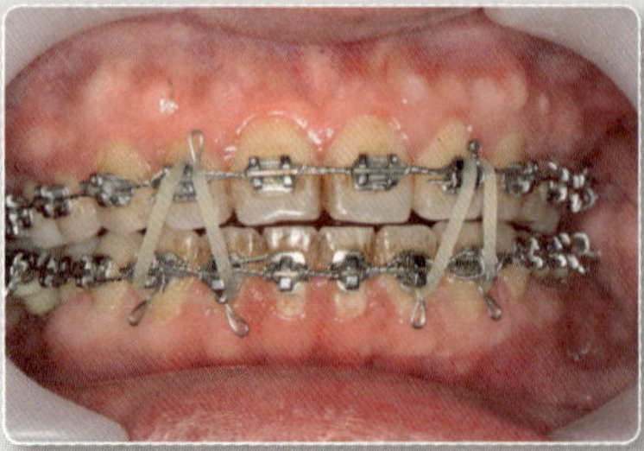

前牙垂直顎間橡皮筋

改善前牙開咬，讓上下顎門牙接觸有咬合。

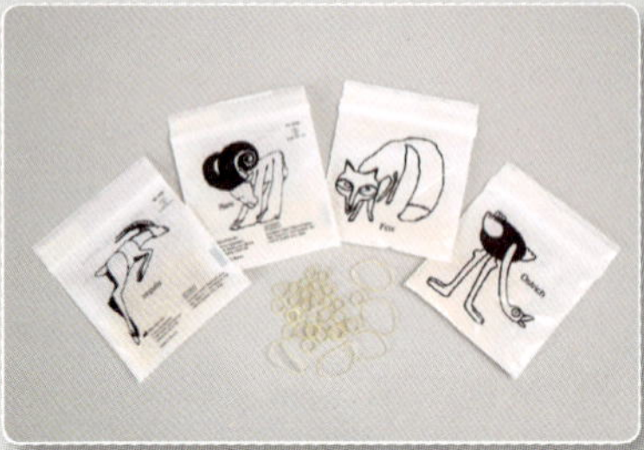

各種大小、力量不同的口內橡皮筋。

肌肉功能訓練

齒列的外側有嘴唇及臉頰等顏面肌肉群，內側則有舌頭。這些肌肉的張力、舌頭的位置對於齒列的穩定扮演重要的角色。隨著齒列改正的同時，也必須同時進行肌肉訓練，這樣有助於增加治療後的穩定度。

1. 舌頭位置訓練

吞嚥時正確的舌頭位置是向上抬起平貼在上顎。戽斗、開咬或是暴牙的病人，常常會有大舌頭的情況，舌頭的位置太低、長期頂在門牙內側，會造成矯正過程中牙齒移動困難，或是矯正後結果不穩定。

一般人的舌頭具有 500 ～ 2800 克的力量，但要將一顆門牙向外頂出去只需要 25 ～ 50 克的力量就夠了！如果舌頭位置異常，時間久了就可能把整排門牙向外推出去。

另外有一種情況是病人的舌下繫帶連接處異常，以至於舌頭被繫帶綁住無法上舉，發捲舌音也有困難。此時要先做繫帶切除，之後再做舌頭位置訓練。

因此有些醫師會裝上「舌柵」，企圖擋住舌頭。但是最好的方式還是讓病人自己做肌肉訓練，讓舌頭自動回到正確的位置。舌頭訓練在拆掉矯正器後，必須繼續進行，尤其是前牙開咬的病人。

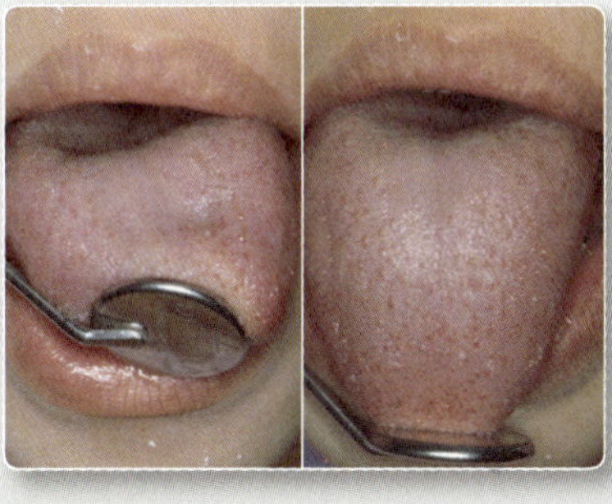

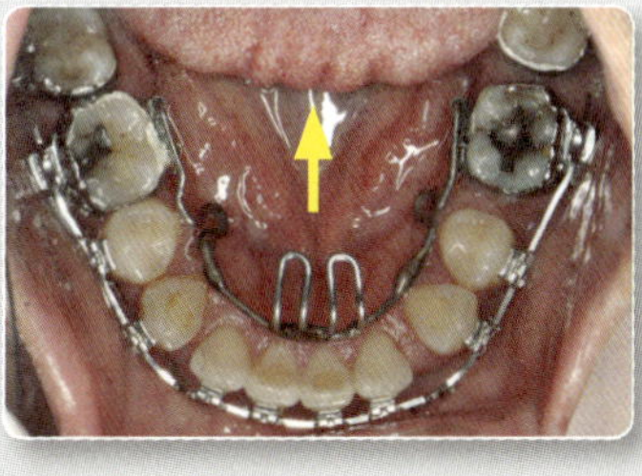

病人舌頭向前頂的力量很強，裝上舌柵後可見舌頭上有明顯的壓痕。

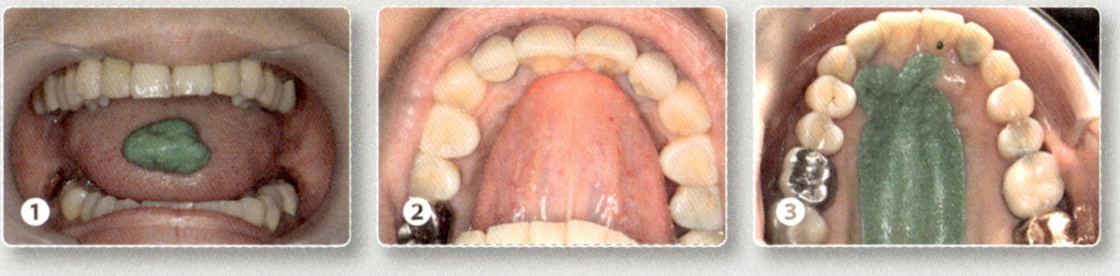

口香糖舌上舉訓練

動作❶ 咀嚼口香糖至口香糖變軟、唾液變多，用舌尖將口香糖塑型成一小球狀。

動作❷ 用舌尖將口香糖往上送至門牙後方，但不要接觸門牙，將口香糖平壓在舌頭與上顎之間的空隙。

動作❸ 維持舌頭接觸上顎，閉口做吞嚥動作，當口香糖平鋪在上顎，且往軟腭方向延伸，表示吞嚥動作正確。

練習舌上舉訓練➡舌頭正確及不正確位置

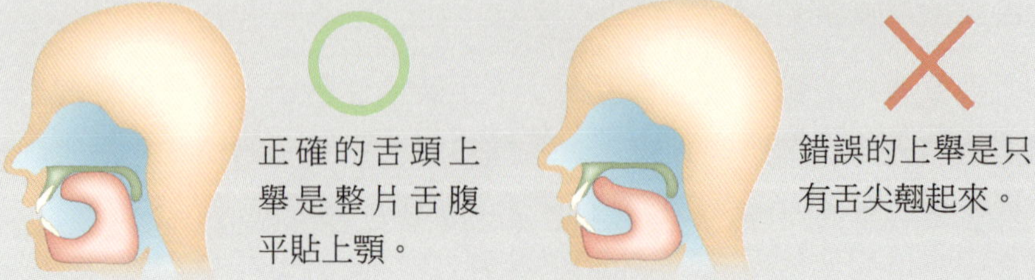
正確的舌頭上舉是整片舌腹平貼上顎。
錯誤的上舉是只有舌尖翹起來。

2. 嘴唇肌肉訓練

嘴唇的運動主要由口輪匝肌、上唇提肌、下唇降肌等肌肉控制其運動。通常有暴牙、齒列不整、笑齦、前牙錯咬的病人，或多或少都會調整自己嘴唇的位置，讓自己看起來比較美觀。

隨著矯正治療進行，病人也需要重新訓練自己的嘴唇周圍的肌肉，讓自己的唇部肌肉習慣新的齒列位置，改正以前為了遮掩不整齒列而養成的壞習慣！

A. 抿嘴唇訓練

暴牙、口呼吸、戽斗及開咬的病人嘴唇張力較低，常常不自覺嘴巴開開的。當然隨著治療進行牙齒向後拉，嘴唇也會越來越容易閉緊，

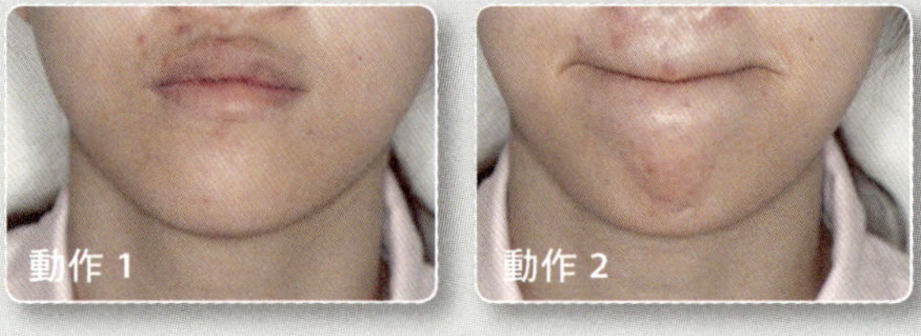
動作 1
動作 2

抿嘴唇訓練法

動作 1：用力抿嘴唇（發ㄅ的音），停住約 10 秒鐘。
動作 2：等嘴唇痠了，再放鬆休息，重複約 10 ～ 20 次。
※ 可以在每天洗澡時練習，直到嘴唇習慣自然閉緊為止。

但是很多病人習慣成自然，即使牙齒後退了許多，嘴巴還是開開的，這時候就要做肌肉訓練加強嘴唇周圍肌肉張力。

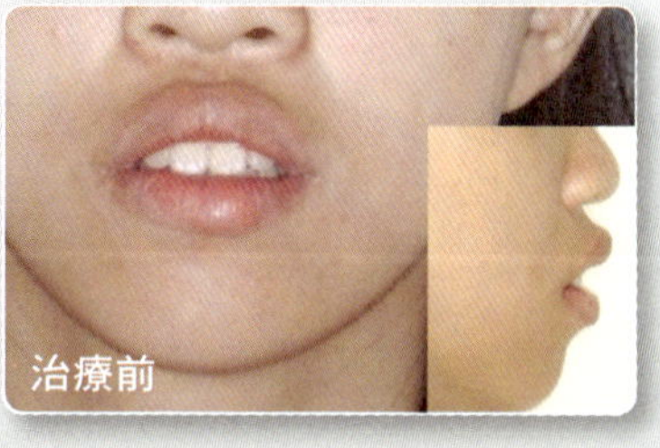

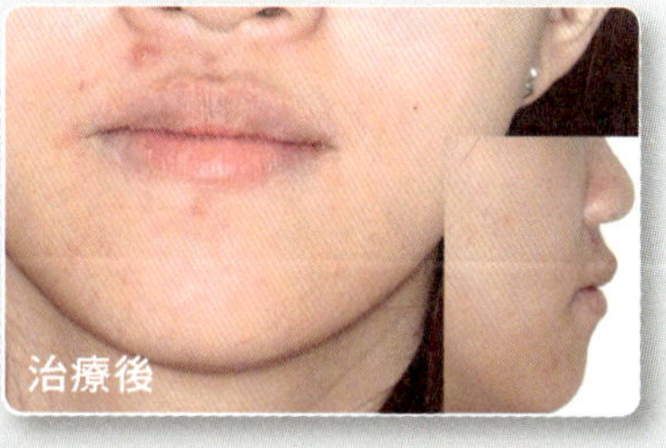

上下唇閉不緊訓練法

病人治療前嘴唇肌力不足，時常呈現嘴巴開開閉不緊的樣子。經過一年的矯正治療將門牙向後拉，且配合抿嘴唇運動，嘴唇已經可以自然閉緊，唇形也比較好看。

B. 微笑訓練

微笑是人跟人溝通最直接的工具，真誠美麗的笑容勝過千言萬語。而微笑是需要訓練的，尤其是牙齒排列凌亂、暴牙的人，通常不太敢開懷大笑，常常摀著嘴。而矯正治療後，牙齒排列整齊了，卻還是不知道如何微笑的人也有很多，這時候可以利用以下三種微笑訓練法，持之以恆就可以笑得很迷人，練習的動作示範如下：

步驟一

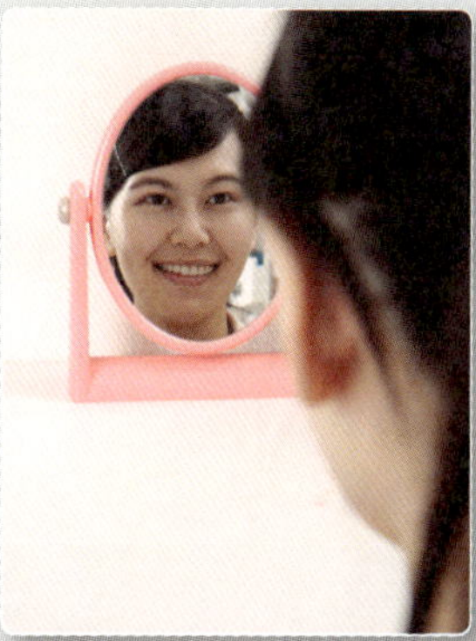

鏡子訓練法

坐在鏡子前，前面擺一張你最喜歡的笑容的照片（模仿用）。

步驟二

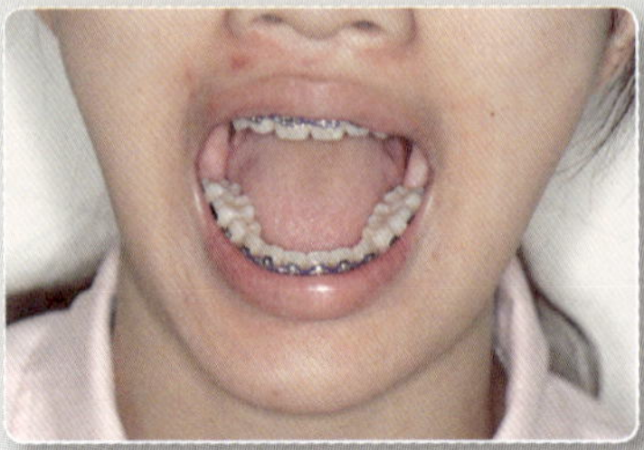

放鬆唇部周圍肌肉，張大嘴 10 秒—**講「ㄚ」**。

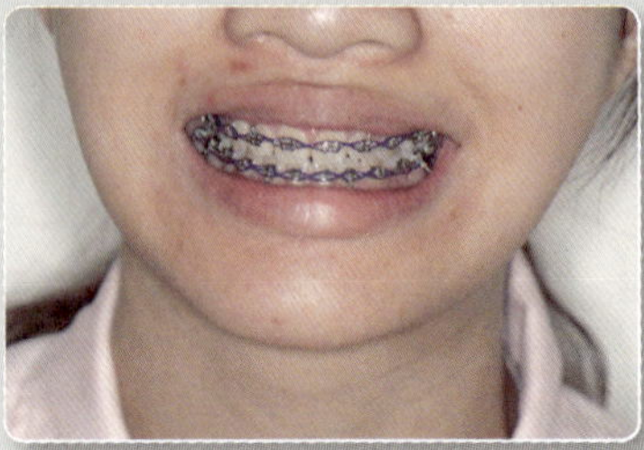

使嘴角緊張 10 秒—**講「一」**。

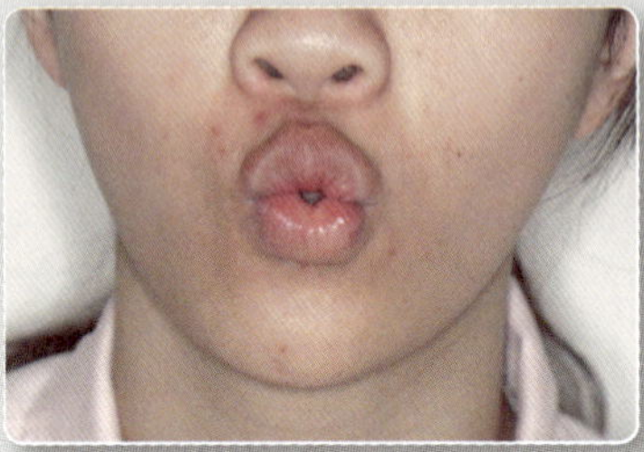

放噘嘴 10 秒—**講「ㄩ」**。

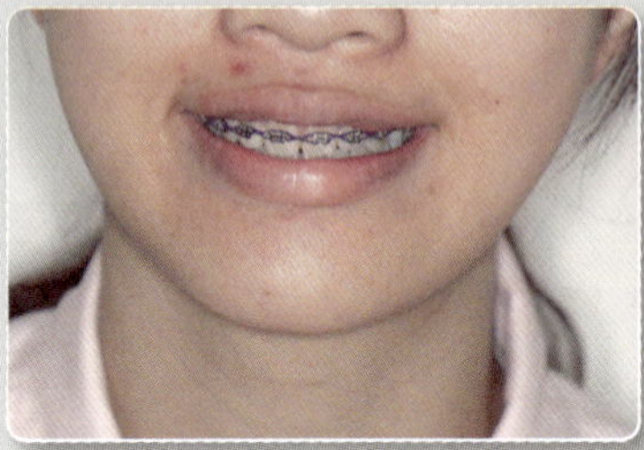

保持微笑 30 秒，然後重複練習幾次。每天晚上做，直到能自然形成漂亮的微笑為止。

步驟三

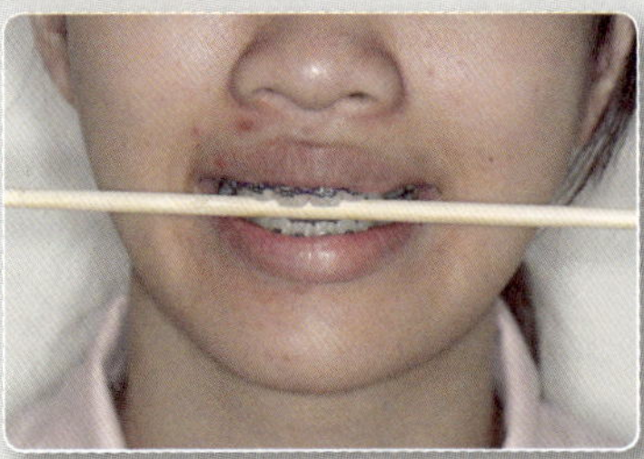

對稱性訓練法

門牙輕輕地咬住一根筷子。微笑時兩邊嘴角均勻翹起，並觀察連接嘴唇兩端的線是否與木筷子在同一水平線上。

※ 練習的關鍵是使嘴角上升的程度要一致，微笑主要是運用到兩邊嘴角的肌肉，如果兩邊肌肉收縮量不一致，可能會造成嘴角歪斜，甚至有的病人會覺得醫師把牙齒排「歪」了，其實是嘴角歪了。針對這一點可以利用筷子對稱訓練法來改善平衡點。

3. 舌骨上肌群、枕骨肌伸張及放鬆訓練

舌骨上肌群及枕骨肌的過度緊張常見於下顎後縮、二類咬合及開咬的患者，這些肌群過度緊張可能會影響青春期下顎的生長，而導致下顎較後縮，若再合併咀嚼肌張力低下，將可能導致前牙開咬。因此舌骨上肌群及枕骨肌伸張及放鬆訓練的目的，主要是要讓舌骨回復正確位置，並讓治療後的臉型更協調，對下巴相當短小的患者來說，可能還附加消除雙下巴的效果哦！

適應症 ：下顎後縮 / 二類咬合 / 前牙開咬患者

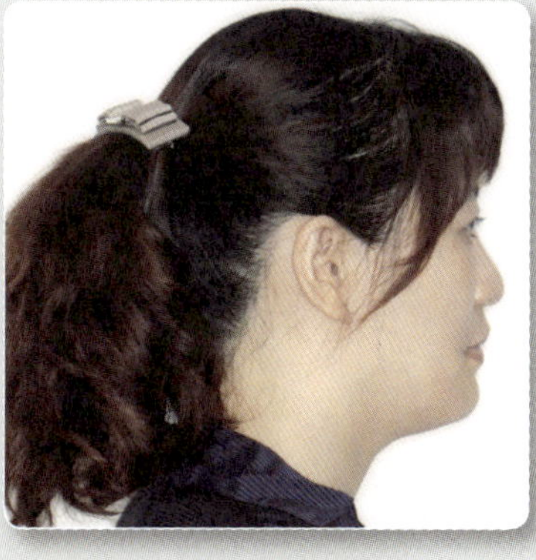

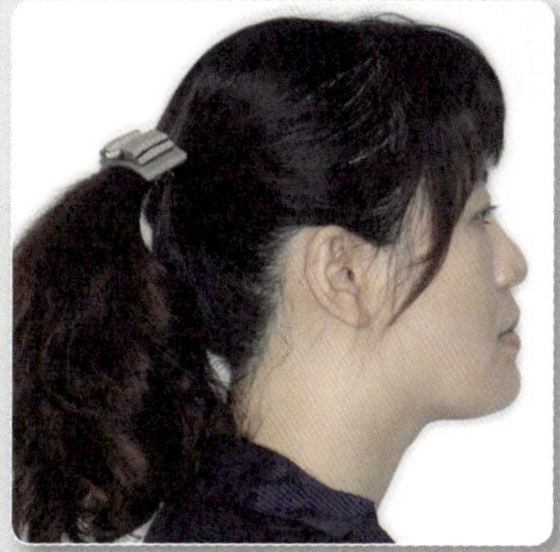

動作一：中心咬合位

雙手掌心搓熱，輕輕按壓下顎下方以及頸部肌肉幫助血液循環（或可沖澡時以溫水沖洗）開閉口訓練以放鬆內翼肌、外翼肌。

動作二：舌背上舉訓練

下顎前突位，保持上下顎前牙接觸，並確實由鼻孔呼吸。

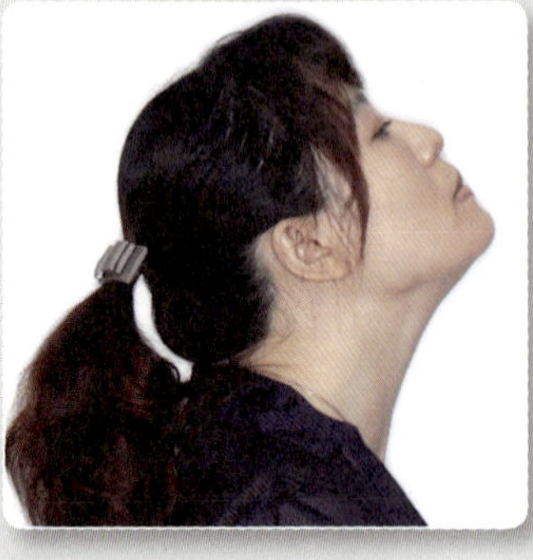

動作三：
維持舌背上舉，下顎往前

下顎維持往前、並往上抬起，維持 10 ～ 15 秒，並左右轉動頸部，以放鬆頸部後方的枕骨肌。

● 示範演出：
台南市大蘋果牙醫黃瓊嬅醫師

進階版

維持上述動作的同時，舌背整個往上舉起接觸上顎，並維持舌頭接觸上顎之位置，同時伸張舌骨肌，並轉動後頸部。

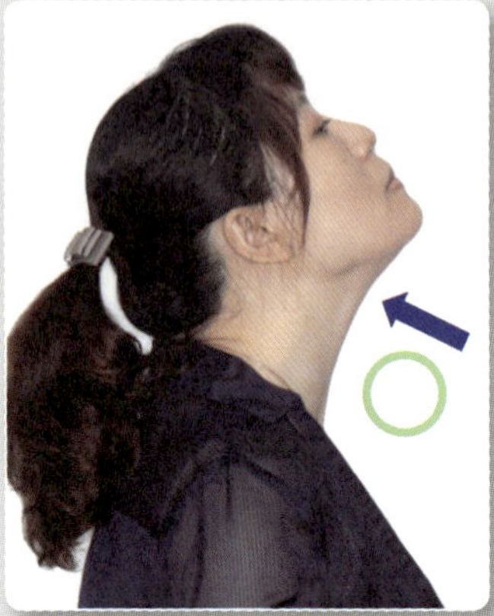

正確伸展：若有確實伸張到舌骨上肌群，整個脖子的弧度會是平滑曲線，以手觸摸喉結上方的位置可以感覺到舌骨肌群的張力。

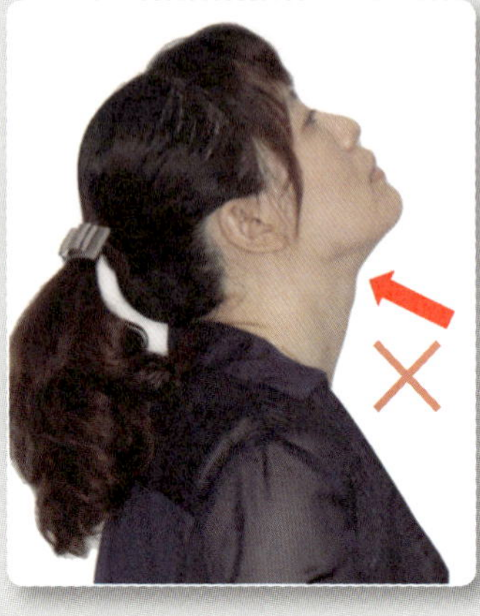

錯誤伸展：若舌骨肌群沒有伸張，可見大約喉結上方有一凹陷，曲線不平滑！這時運動到的只有闊頸肌以及頭部下方的枕骨肌。

4. 胸鎖乳突肌伸張及放鬆訓練

嬰兒出生時經過產道，胸鎖乳突肌難免會受到拉扯或擠壓，如果左右兩側胸鎖乳突肌的張力不均，有可能會導致下顎骨發育時左右不對稱。通常張力過大的那一側，發育會受限，所以下顎比較容易往該側偏斜，患者也比較傾向用該側咀嚼。因此，這個訓練將有助於顏面肌肉的對稱，但對於下顎骨已經發育完成的成人患者來說，可能只能部分改善肌肉的對稱性，骨骼的偏斜，若要獲得矯治，還是需要配合正顎手術，才能獲得改善。

適應症 ：顏面不對稱 / 習慣單側咀嚼患者

左側胸鎖乳突肌伸張訓練

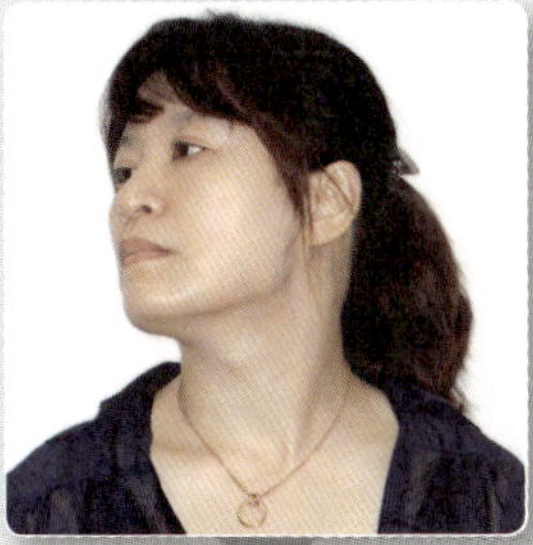

動作一：
肩膀不動，脖子往右側轉動約 45 度。

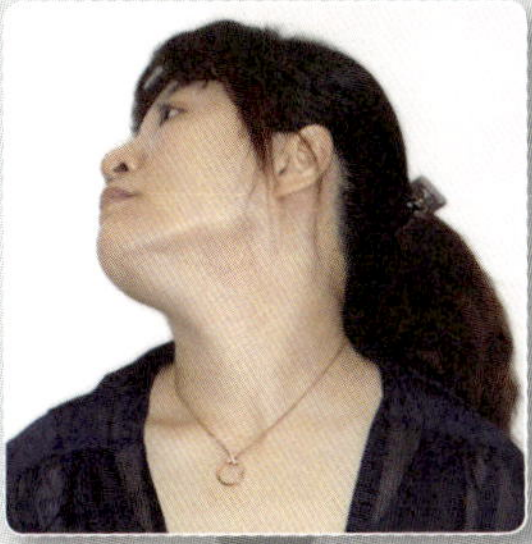

動作二：
盡量往右側轉到明顯感覺左側肌肉有緊張感。

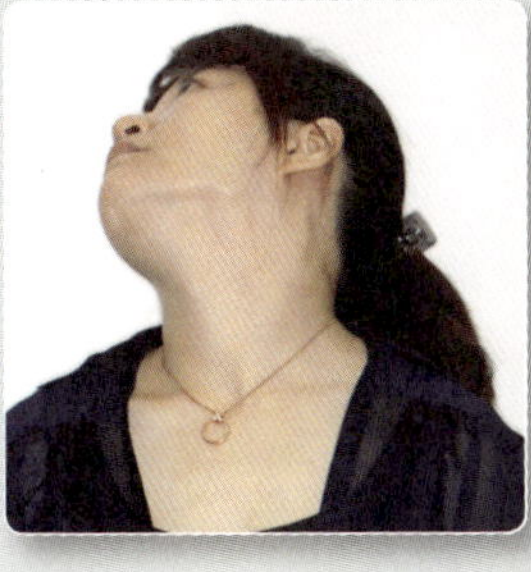

動作三：
最後往右後方盡量伸張，維持 10 ～ 15 秒後回復原位。

5. 咀嚼肌伸張及放鬆訓練

深咬的患者咀嚼肌的張力通常過強，因此患者常常會有國字臉、不自覺牙關緊咬的情形。如果沒有給予適當的咀嚼肌訓練，矯正完成之後深咬可能會比較容易復發，因此建議進行咀嚼肌張力訓練。

可放鬆舌骨肌群，並同時配合矯正力量擴張上顎牙弓以及鼻呼吸訓練：

適應症：深咬患者（尤其是國字臉）。
（此訓練請務必先接受顳顎關節檢查後方可練習）

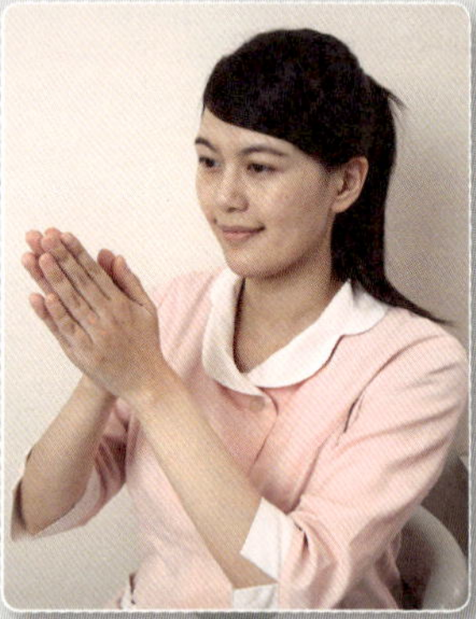

動作一：
先搓熱雙手。

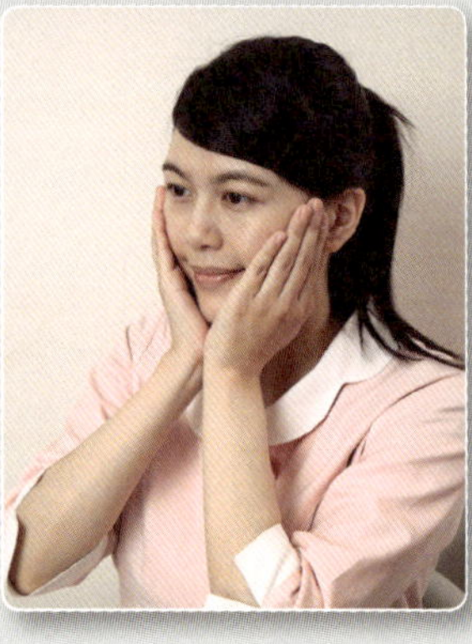

動作二：
溫熱咀嚼肌（耳朵下方的臉頰肌肉）。

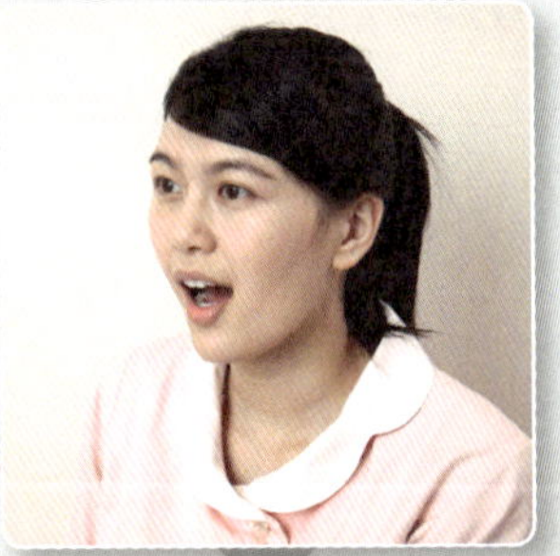

動作三：

閉口訓練。

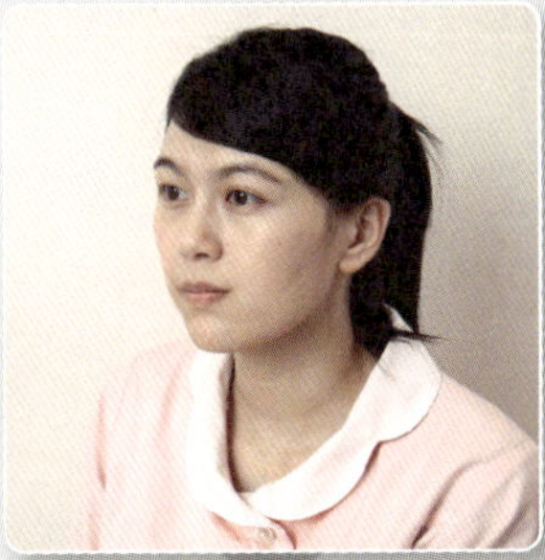

動作四：

閉口訓練。

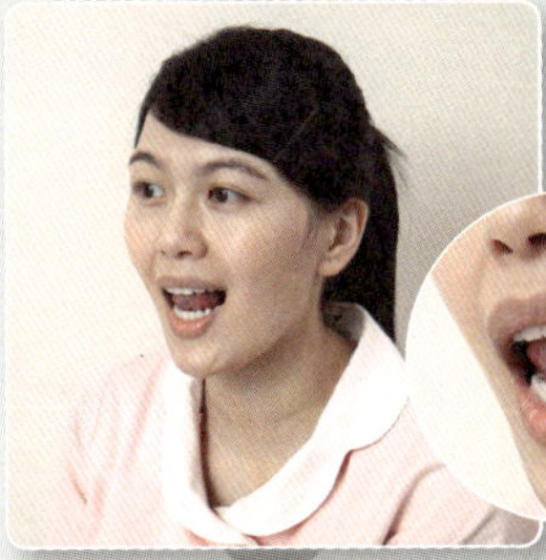

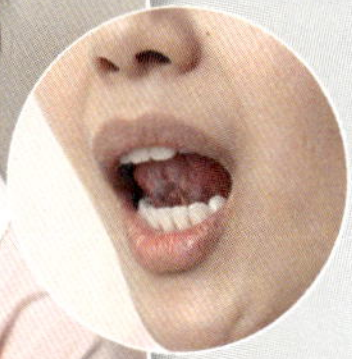

動作五：

舌頭上舉訓練 。

（口香糖吞嚥動作訓練）

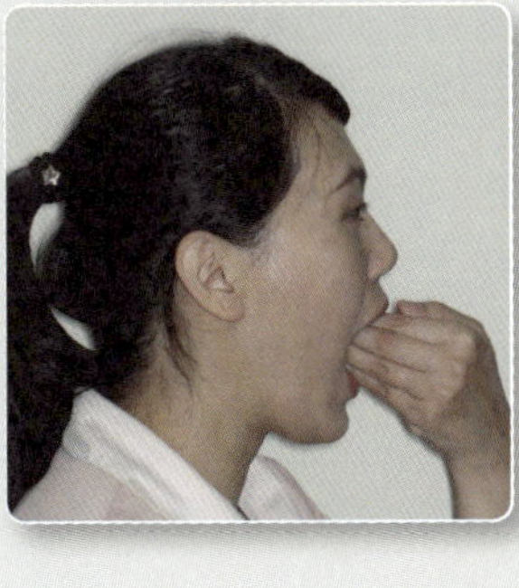

動作六：

張開四指幅度維持 10 ～ 15 秒後再閉口（可放鬆咀嚼肌、顳肌、及內、外翼肌，也就是開閉口肌群）。

Q. 我的孩子嘴巴經常開開的，看起來很不好看，請問有什麼方法可以改善呢？

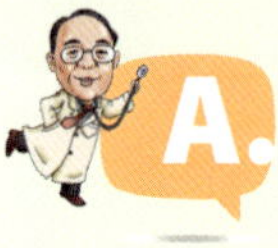

這是媽媽在孩子看電視、寫作業時觀察到的狀況，相信孩子在學校上課時，應該也是張著嘴的，嘴巴閉不緊可能是由很多的原因造成的，有時候光靠一種治療是無法完全解決的。如果是因為牙齒前突，可以利用牙齒矯正治療，加上肌肉功能訓練去改善。若是過敏性鼻炎、鼻竇炎引起，就需要先到耳鼻喉科治療，而如果是咽頭扁桃腺肥大阻塞呼吸道，有可能進行手術切除，所以做一次精密的檢查，找出所有的原因再去治療是比較好的做法。

Q. 我是前牙開咬的患者，初診諮詢時，醫師說我的狀況即使做了矯正，之後也很容易復發，建議做合併手術治療，是不是手術後結果就會比較穩定了呢？

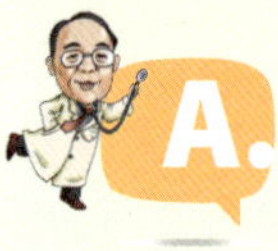

前牙開咬的患者，可能長期都有吞嚥時舌頭位置不正確的問題，也因為前牙開咬，舌頭會不自主地向前頂，使得上下門牙一直受到向外的力量，而持續產生開咬的狀態。如果是嚴重的前牙開咬，的確可能需要合併正顎手術治療，但是為了維持治療後的穩定，不管有沒有合併手術治療，治療後需要遵照醫囑，確實認真地配戴維持器。除此之外，治療當中一直到治療完成後的半年至一年（依照患者改善情形而定），患者要持續進行「舌上舉」肌肉訓練（詳見 P.113 頁），練習正確的吞嚥動作，平常放鬆時舌頭也不可以頂在門牙內側，而是輕輕抬起貼著上顎。

PART 6

成人矯正治療

——牙科的跨科整合

以往一般人的觀念都認為牙齒矯正是屬於青少年的治療，事實上成年人的牙齒一樣可以被移動，所以齒顎矯正並沒有年齡上的限制。只要是有需求，人人都可以做矯正！近幾年，隨著社會發展，大家越來越注意自己的顏面美觀及口腔健康，台灣的矯正門診中，成人患者大幅上升，比例甚至已經超越兒童／青少年。

即使成人的牙齒還是可以移動可以矯正，但是跟成長中的兒童青少年相較，成人矯正通常較為困難，治療時間較長、花費較高。而矯正治療的結果也可能無法像青少年矯正一樣好；有可能在上下牙中線、齒列咬合密度、牙弓弧度等方面做出妥協。

成人治療較為困難的原因

生長發育停止

成人顎骨發育已經停止，治療通常只能移動牙齒，無法利用顎骨生長幫助治療。若上下顎骨差異太大，只能用顎骨手術配合牙齒矯正的方法來改善顎骨與齒列的關係。

蛀牙、缺牙、牙周病

相對於恆牙才剛萌發出來的青少年，成人的口腔狀況往往比較多，治療的複雜度及困難度也相對的提高許多。例如：嘴巴裡很多假牙、牙橋甚至是植牙；長期缺牙造成鄰牙傾斜、牙齒移位、產生縫隙；長期缺牙造成對咬牙過度萌出，形成咬合干擾。牙齒擁擠造成嚴重蛀牙、牙齒嚴重磨耗、甚至因清潔不易而產生牙齦萎縮、牙周破壞等等狀況。這些問題使得成人矯正治療相對於青少年的矯正治療，更加困難。

心理及生理的適應

成年人的新陳代謝速率相較於成長中的青少年而言低了許多，不只牙齒在齒槽骨中移動的速度比較慢，對於初期牙齒開始移動而產生的疼痛感，成人的耐受度也比較差，需要較長的時間去適應。成人因為工作形態、社交生活多元多變，對於不同矯正裝置在美觀上的接受度都有不同，治療時回診時間可能也不如就學中的學生固定，容易受出差、轉職、結婚生子、搬家等因素影響。因此要決定接受矯正治療前，需要考慮的因素較多，也需要較多心理上的的調適。

跨科整合治療

成人的牙齒矯正治療通常不是矯正醫師一人可以獨力完成，常常需要與其他科別的專科醫師（牙周病科、假牙贋復科、根管治療科、口腔外科）相互配合才可完成。因此病人在矯正諮詢及尋找醫師時，考慮的可能不光是矯正醫師一人，而是一個配合良好的醫療團隊！

各種牙科治療的順序

在比較複雜的成人病例，矯正治療非常需要其他牙科治療密切配合，加上矯正醫師要移動排列患者全口齒列，經過詳細的矯正檢查後對整個治療計畫也最清楚，所以對於整合跨科治療的流程及治療時機，矯正醫師應當可以幫患者做最適當的安排。

矯正治療前

- 蛀牙填補。
- 嚴重蛀牙需先做根管治療，或是已經根管治療的牙齒症狀持續存在需要重新治療。
- 齒質較差，或是蛀牙太大做過根管治療的牙齒要套上臨時樹脂假牙。
- 洗牙、牙周病治療；牙周萎縮嚴重的牙齒，可能在牙齒移動前先進行牙齦增厚手術。
- 因應矯正需求而將假牙或是牙橋拆除，換上臨時樹脂假牙。
- 拔除矯正治療計畫中預定要拔除的牙齒（小臼齒），或是已經造成發炎症狀、殘根等不得不拔除的牙齒，包含智齒。

- 顳顎關節症狀嚴重，下巴脱臼、嘴張不開、關節持續吸收等需先轉至顳顎關節特別門診治療，待關節狀況穩定，方可開始矯正治療。

矯正治療中

- **延遲性拔牙：**介於拔牙、不拔牙中間地帶的病例，也都以不拔牙為優先處理，等治療一陣子後，若真的需要再行拔牙。有些醫師因為治療計畫的關係，會先將牙齒排列一陣子後，再進行拔牙動作。
- 定期由家庭牙醫專業清潔牙齒，包括洗牙、牙菌斑去除、蛀牙檢查與治療等。
- 治療前牙齒交疊時，處理不到的蛀牙，在齒列排整後才能進行填補。
- 空間分配差不多後，可以先進行植牙第一階段手術，一段時間後再進行植牙第二階段，將臨時牙冠接出來，除了使齒列更完整之外，也可以用它來當做施力來源排列其他牙齒。

矯正完成後

- 牙齒專業清潔
- 牙齒美白
- 做上正式瓷牙套、牙橋

Q. 我前陣子才剛做好一排假牙，花了不少錢，請問是不是矯正治療前要把這一排假牙拆掉呢？

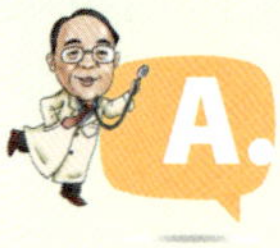

這要視假牙的狀態及治療計畫而定。如果是一整排連在一起的假牙，通常需要拆除，因為牙齒連接在一起會無法單獨移動；如果是大小、角度、厚度不適當的假牙也需要拆除，換成大小角度厚度正確的臨時樹脂牙套，才能把牙齒前後、高低位置正確的排列好。

矯正與假牙贗復

蛀牙、牙齒脫鈣與不良的口腔衛生習慣

病人如果牙齒排列不整，加上口腔衛生習慣不良，就有可能滿嘴蛀牙。這樣的病人在矯正治療前，除了要把蛀牙脫鈣的牙齒治療填補之外，也需要一段時間觀察病人口腔衛生改善的情況。

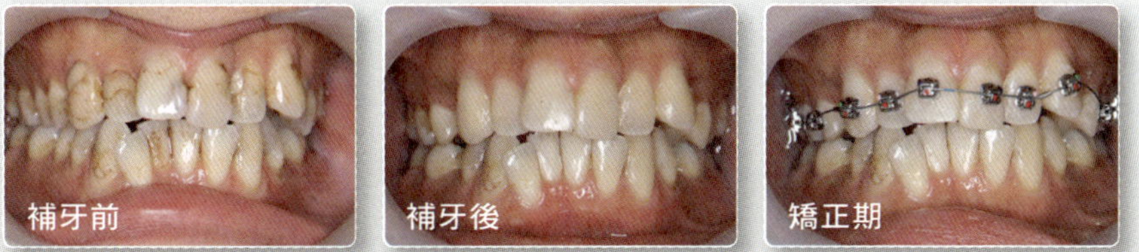

病人口腔衛生不良，造成廣泛性蛀牙及脫鈣。要先將牙齒蛀牙治療好，才能裝上矯正器。

缺牙症候群

許多人因為嚴重的蛀牙或其他牙齒問題需要將整顆牙齒拔除，拔牙後要馬上以假牙重建，若長期缺牙不管將會導致嚴重的缺牙症候群。

缺牙症候群常見的三種症狀：

症狀 1

缺牙區前後的牙齒向缺牙的空間傾倒移動，造成牙縫變大。

症狀 2

缺牙區的對咬牙向缺牙的空位長出，造成咬合平面的不平整，產生咬合干擾，進一步導致蛀牙及牙周病等病變。

症狀 3

缺牙區的空間，因為牙齒傾倒而變小，使得假牙製作或是植牙重建無法進行。

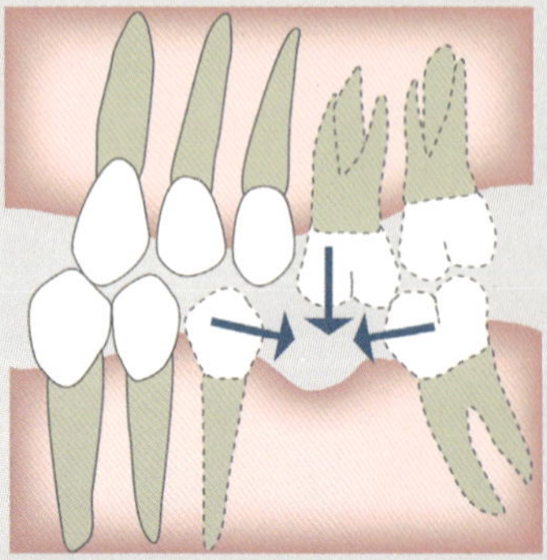

牙齒移位、傾倒，容易產生蛀牙及牙周病。

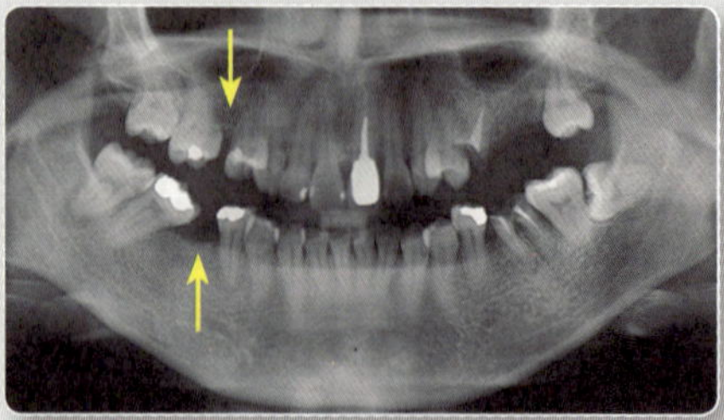

長期缺牙處，鄰牙傾倒，造成假牙贗復的困難。

要解決這樣的問題需要矯正與假牙贗復科的醫師相互合作，先以矯正治療將前後傾倒的牙齒扶正，將對咬長出的牙齒壓回，再以假牙或植牙重建缺牙。

右下第一大臼齒長期缺牙

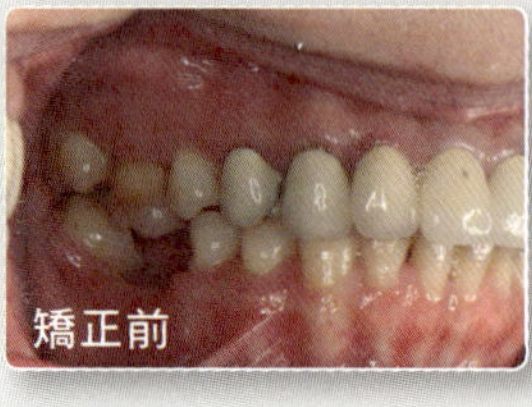

進行局部矯正將傾倒的牙齒扶正。

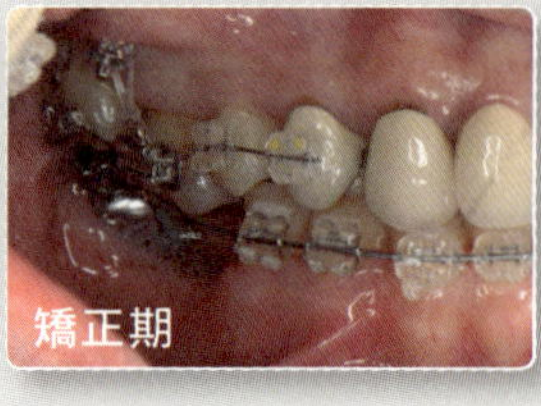

利用骨釘把往下長的對咬牙拉回去。

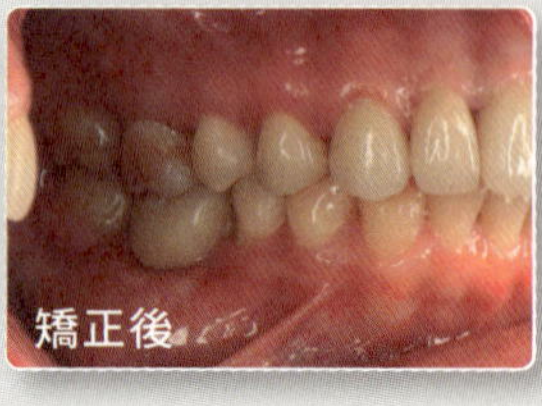

最後才能順利的在缺牙區域完成植牙贗復。

不適當的假牙設計

許多人為了美觀會刻意將凌亂的牙齒作成一排整齊的假牙，然而此種作法會衍生出許多問題，例如：假牙牙冠與牙根的排列不一致，使得牙齒周圍容易藏污納垢，長期下來會導致嚴重的蛀牙及牙周疾病。

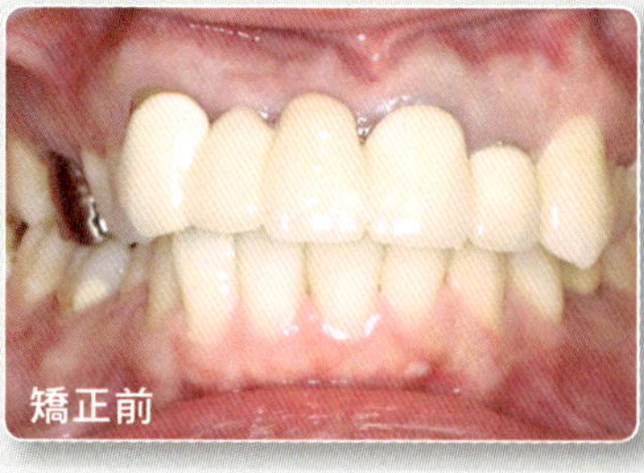

病人用一排假牙掩飾上顎前牙不整齊及錯咬。

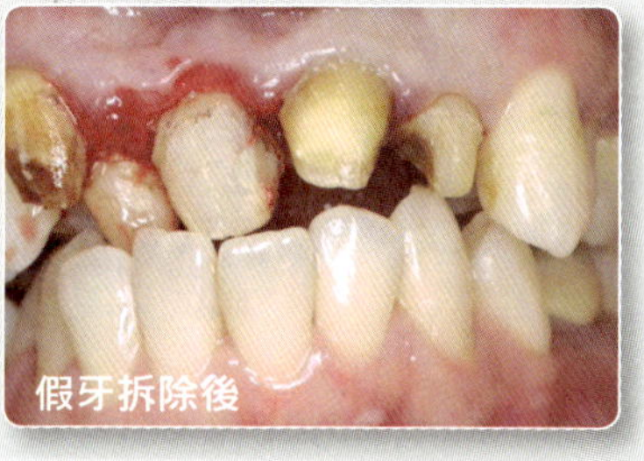

拆掉假牙後，發現藏在假牙下交錯的牙根，因長期清潔不易造成牙周發炎及牙根蛀牙。

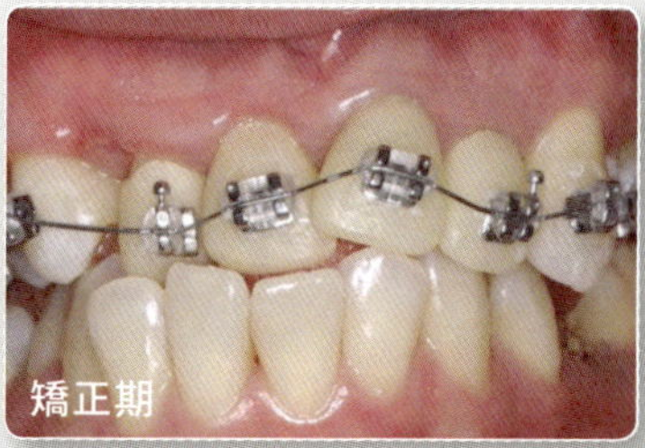

重新治療做上位置跟方向正確的臨時牙套，進行全口矯正。

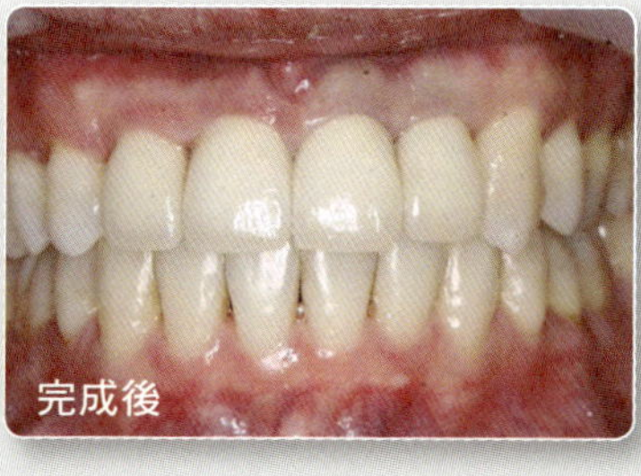

待矯正完成，再做上新的陶瓷假牙。

雖然牙齒的部分看起來是整齊的，但是牙齦還是高高低低，不夠美觀。

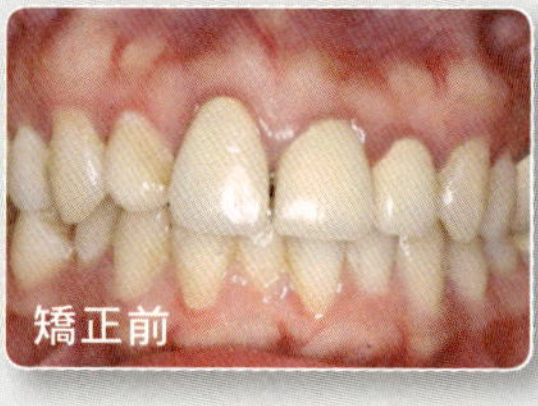

矯正前兩顆門牙假牙一長一短，牙齦一高一低。

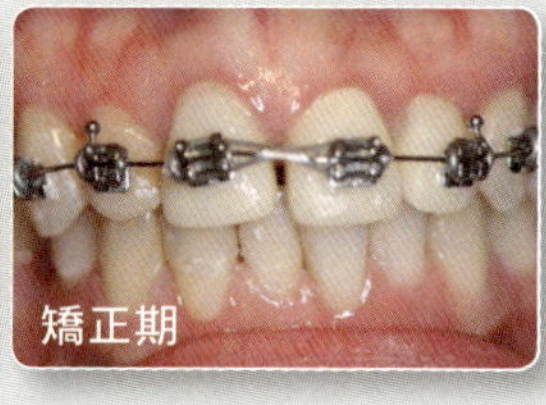

矯正治療將牙齒及牙齦位置都排列整齊。

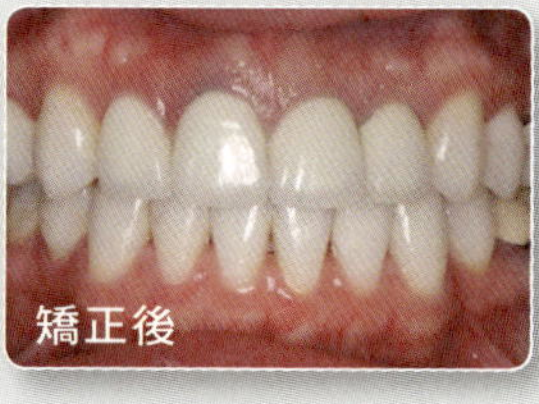

此時做上正式假牙，才能得到最好的美觀。

要解決這類的問題，首先須請假牙贋復科的醫師將舊的假牙拆除，根據牙齦高低位置及牙根的軸向製作合適的臨時假牙，再利用矯正的方式，將牙冠牙根及牙齦高度一併排齊，才能達成健康又美觀的齒列。

牙齒形態異常與空間分布不均

許多人有天生牙齒形態異常的問題，牙齒過於小顆或是形狀畸形會造成嚴重的美觀問題，需要製作形狀適合的假牙才能解決。然而這些形態異常的牙齒常常伴隨著空間分布不均的問題，有時是空間不夠無法將過小的做大，有時則是牙縫太大無法用假牙來填滿，這時就需要矯正的幫助來排列出合適的空間，將來才能做出漂亮的假牙。

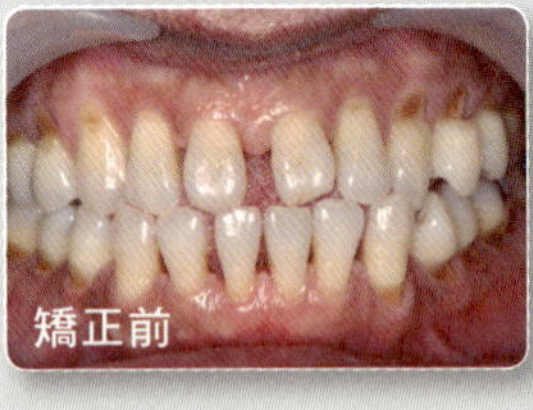

患者牙齒較小顆，所以在齒列中形成很多大小不一的縫隙。

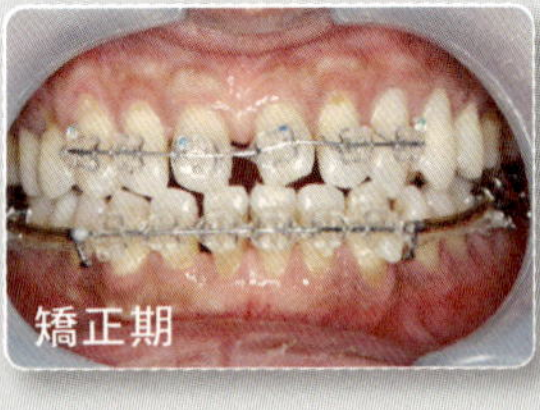

先進行矯正治療重新分配空間。

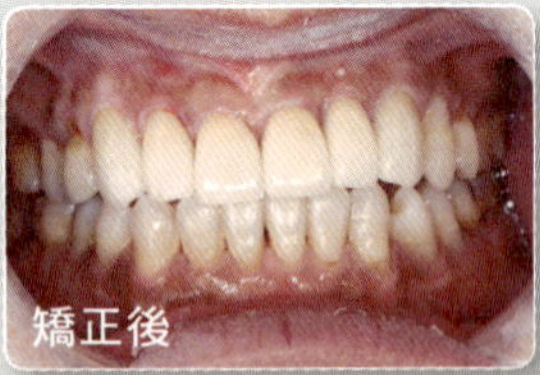

然後再做上大小比例較為美觀的假牙。

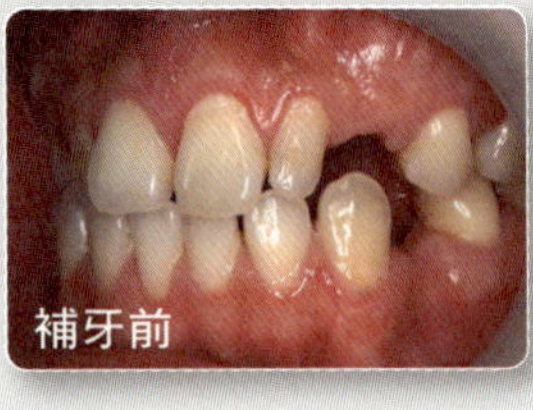

患者上顎側門牙瘦瘦尖尖，為東方人常見的牙齒變異稱為『釘狀齒』。

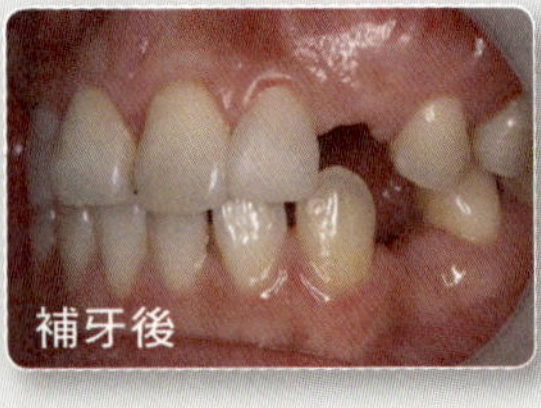

矯正前先用樹脂將牙齒形狀加大成正常形態。

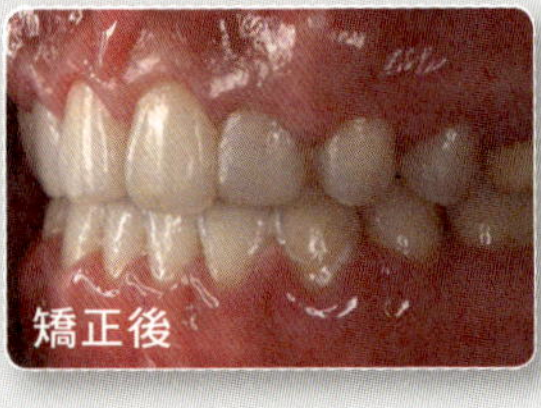

治療結束後可以得到較佳的排列、咬合及美觀。

前牙深咬

前牙咬合覆蓋過深會使得前牙所承受的咬合干擾過重，長期下來容易造成牙齒磨損斷裂，若是在這種深咬的情形下在前牙做上假牙，更會使假牙的損壞率大大升高。因此，深咬的患者在做假牙之前，需要先經過矯正治療將深咬打開，如此才能順利的進行假牙製作，並延長日後假牙的壽命。

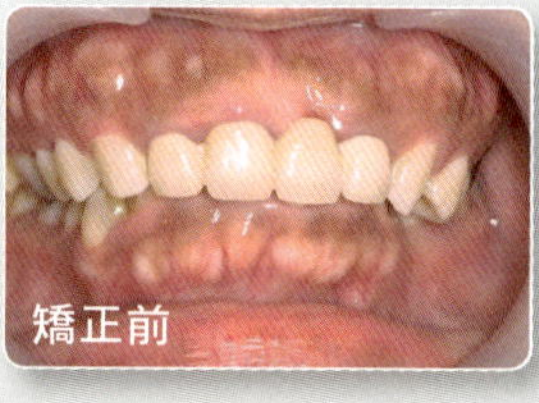

患者為極度深咬，上顎四顆門牙為相連的假牙。

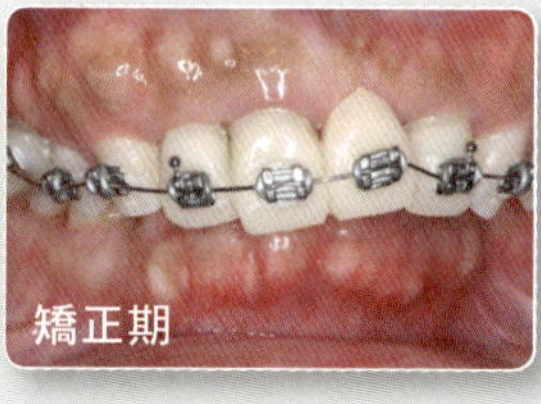

矯正前拆除門牙假牙、模擬原始角度排列做上臨時樹脂假牙。

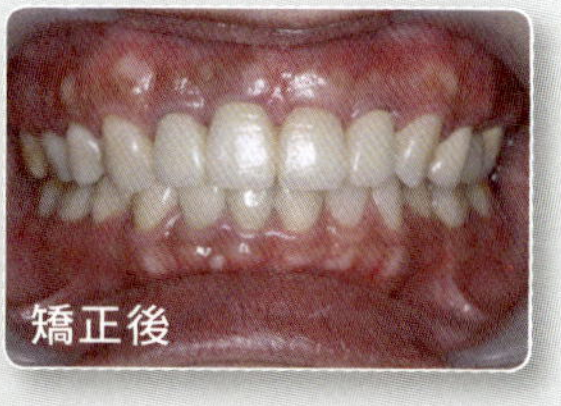

經矯正改善深咬及排列後，重新做上四顆門牙全瓷冠。

矯正治療與牙周疾病

所謂牙周病指的是牙齒周圍的組織因為長期發炎而造成牙齦及齒槽骨吸收萎縮。牙齦及齒槽骨就像牙齒的基座一樣，一旦吸收之後會使得牙齒開始搖搖晃晃，無法承受咬合力量。

造成牙周組織發炎的原因最主要就是沒刷乾淨的細菌齒垢。許多人因為牙齒排列擁擠，清潔不易，最後導致嚴重的牙周病。也有一些人在得到牙周病之後，牙齒的位置開始移動，牙縫變得很大，這些患者在牙周病得到控制之後都需要借助矯正的治療，才能維持日後牙齒良好的排列。

齒列擁擠易罹患牙周病

牙齒不整齊會產生許多清潔上的死角 ，多數潔牙的工具沒有辦法伸進擁擠的齒縫中清潔，長期下來堆積了許多牙菌斑與牙結石，這些就是牙周病的元兇。因此牙周病的患者，若能進行矯正治療來將擁擠的牙齒排整齊，便能得到較容易清潔的齒列，可以防止牙周病再復發。

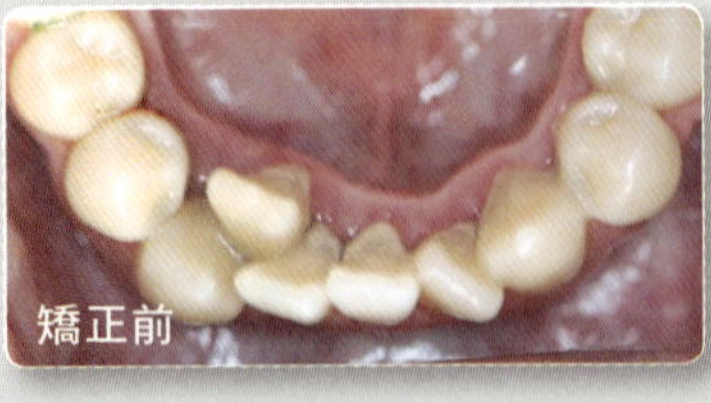

下顎門牙擁擠交錯，易堆積牙結石。

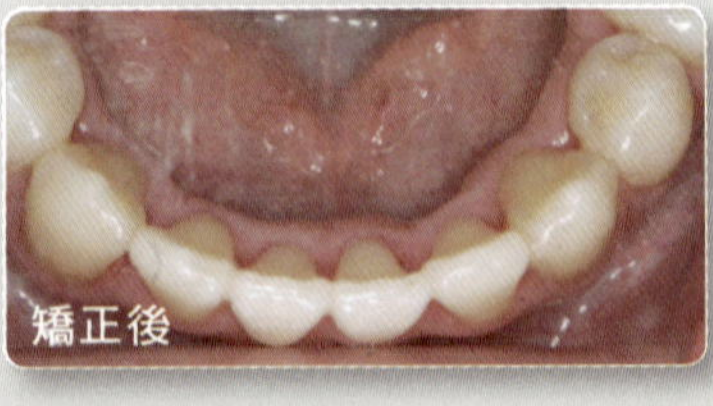

齒列排列整齊後，加上口腔衛生加強，有助於維持口腔清潔。

牙周病造成牙齒移位

長期罹患牙周病的患者，口內常常可以見到牙齒位置改變，使得牙縫變大，牙齒變暴，對外觀易造成極大的影響。因此在牙周治療穩定之後，便需要透過矯正將牙齒挪回原來的位置。

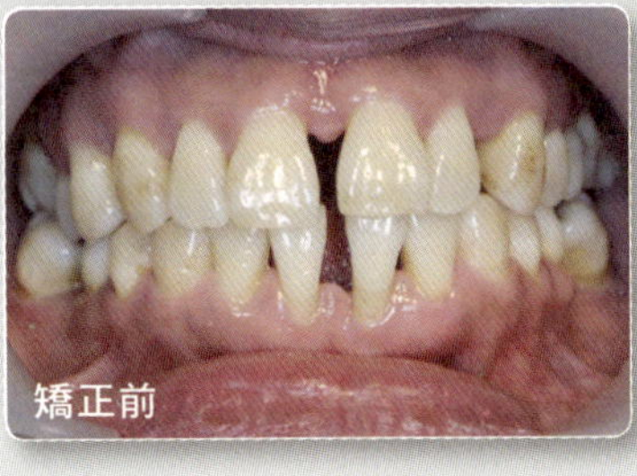

牙周病造成牙齒漸漸外暴、齒縫變大。

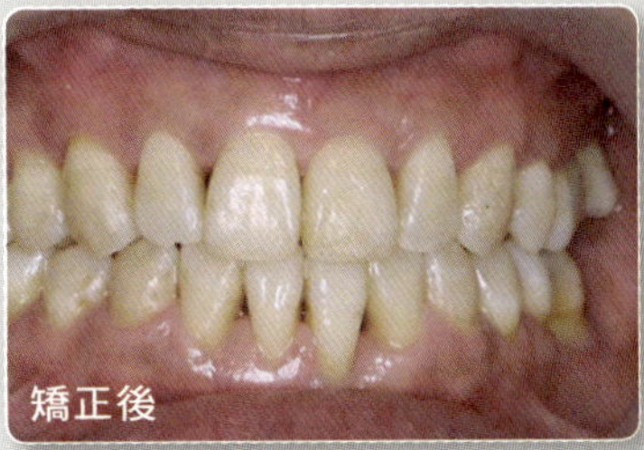

全口牙周治療後，進行矯正將空隙關閉。

矯正治療與牙周手術

有一些矯正的病患在牙齒大範圍移動之後，牙齦及齒槽骨並沒有跟著一起移動，造成牙齒周圍牙肉及骨頭隆起，相當不好看，此時便需要牙周醫師經由手術的方式將隆起的牙齦及齒槽骨修形，還給病患美觀健康的牙周組織。

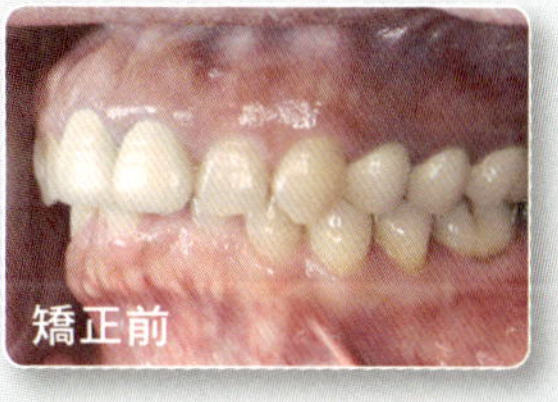

患者為暴牙嘴型，進行拔牙矯正將前牙向後拉。

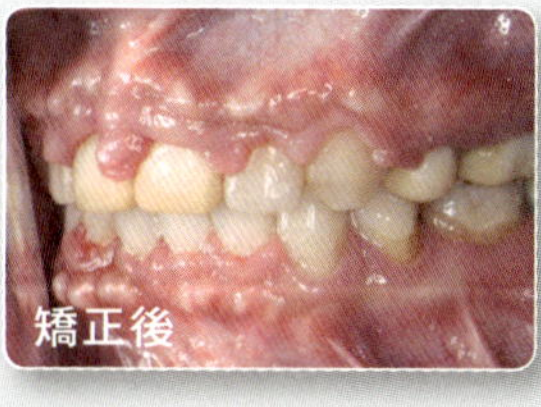

矯正結束後，牙齦腫大（口腔衛生不佳）加上齒槽骨沒有跟著退縮而顯得隆起，矯正器拆除後，進行牙周修整手術。

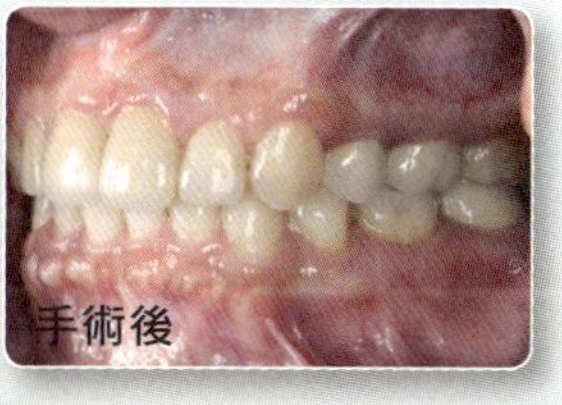

牙周手術後，牙冠恢復正常長度，增進美觀及牙周健康。

矯正治療與顳顎關節障礙症

「顳顎關節」是下顎骨的開關，主要功能是張閉口、咀嚼、講話。

每天我們嘴巴開開闔闔上千次，但大家卻鮮少注意到這個關節。顳顎關節的位置在我們耳朵的正前方，伸出你的左右食指摸摸看，當你下巴在開口閉口的時候，就會感覺到這個關節在運動。顳顎關節和我們身體其他的關節一樣，幫助我們做各種動作，唯一最大的不同點是，左右兩側的顳顎關節需要同時運動，一起做張口或是閉口的動作。

顳顎關節的構造也跟我們身體其他的關節相似，由顳骨的「關節窩」與下顎骨的「關節突」所組成，兩塊骨頭中間有一個纖維軟骨形成的「關節盤」，這三個部分表面都覆蓋有一層纖維軟骨，可以抵抗磨損，或是開閉口運動過程中的受力。

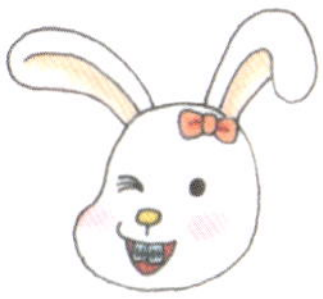

顳顎關節障礙症的症狀

「顳顎關節障礙症」是泛指顳顎關節及咀嚼肌發生疼痛和功能異常的症狀總稱。可能會出現下列症狀：

＊症狀 1
張口、閉口時，關節有喀喀聲。

＊症狀 2
張口時，下巴歪向一邊。

＊症狀 3
下巴脫臼鬆動。

＊症狀 4
關節痛、耳鳴、耳朵痛、眩暈。

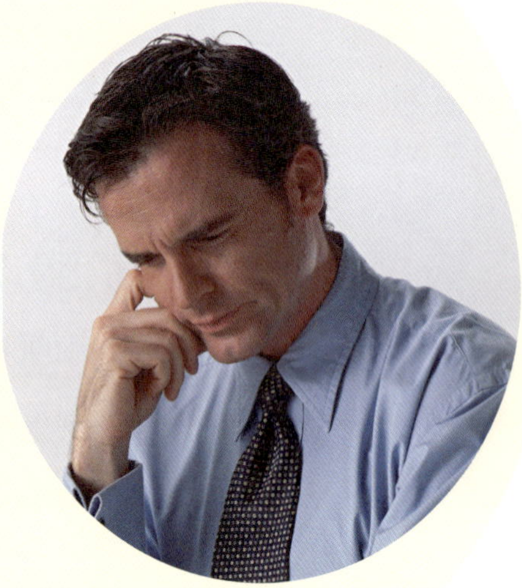

＊症狀 5
找不到一個穩定的咬合。

＊症狀 6
肩頸痠痛、僵硬、上臂痛，甚至傳導到手指。

＊症狀 7
臉頰肌肉痠痛，吃東西咬久會痠、咬不動。

＊症狀 8
頭痛（前額、太陽穴痛）、偏頭痛（尤其是剛起床時）、頭皮痛。

＊症狀 9
牙關緊咬、夜間磨牙、上下牙齒都磨得平平的、牙齒會痠。

＊症狀 10
張口限制、嘴巴張不開，或是張口時，關節緊緊的。

顳顎關節障礙症發生原因

- 臉部外傷或下巴遭遇撞擊。
- 咀嚼過硬的食物關節受傷（慢性傷害）。
- 工作緊張壓力過大，導致顏面肌肉無法放鬆，牙關緊咬。
- 作息不正常、睡眠品質欠佳、夜間磨牙。
- 顳顎關節韌帶鬆弛、關節盤位移、關節吸收（不明原因）。
- 退化性關節炎、風溼性關節炎或中耳炎。
- 看牙醫時張口過久過大，可能加重原本的症狀。
- 咬合干擾。

顳顎關節障礙症與矯正治療

1. 咬合不正≠顳顎關節障礙症

「咬合不正是造成顳顎關節障礙症的原因嗎？」、「是不是牙齒矯正好，症狀就會消失？」這是很多有顳顎關節障礙症的人都有的問題。造成顳顎關節障礙，通常是很多因素組合而成，咬合不正可能只是造成顳顎關節障礙症的眾多因素之一。很多人牙齒凌亂、咬合不正，終其一生也沒出現過症狀；而很多人天生牙齒整齊，或是已經做過齒列矯正，後來都出現了症狀。

2. 矯正治療不會引發顳顎關節障礙症

「我在矯正治療中出現了顳顎關節症狀，是矯正治療引發的嗎？」很多人也會有這樣的疑問。根據臨床上觀察，大部分的人開始出現顳顎關節症狀的時候是青春期，女性發生的比例又高於男性。而青春期的女性也是矯正治療患者中最大的族群，因此有人就認為是不是矯正治療引發了顳顎關節障礙症，其實是矯正治療與顳顎關節障礙症發病時間重疊。

3. 矯正治療將齒列咬合調整好≠治癒顳顎關節障礙症

如同前述，顳顎關節障礙症是多因性的，去除一個原因可能和緩病情，或是對於病情完全沒有幫助，還是需要長期於顳顎關節門診追蹤治療。

4. 有顳顎關節障礙症可以做牙齒矯正嗎？

顳顎關節有症狀的人，需先至特別門診治療，等到症狀穩定後，才可以開始牙齒矯正。因為牙齒矯正的基礎是穩定的下顎骨，如果下顎骨（關節）一直處於變動狀態中，治療時無法得到穩定的咬合。

5. 矯正治療中，關節症狀又出現了怎麼辦？

如果在矯正治療中出現顳顎關節症狀，可能會先給予熱敷、按摩、肌肉鬆弛劑等物理性治療，並停止矯正施力。通常 2 ～ 3 周會改善。若是症狀持續惡化，則不排除先拆除矯正裝置，必要時轉診給顳顎關節醫師處理，待關節症狀穩定後，再評估是否繼續矯正治療。

顳顎關節障礙症的治療方法

- **物理治療：**熱敷、按摩。
- **藥物：**止痛藥、肌肉鬆弛劑。
- **咬合板治療：**利用咬合板降低肌肉緊張，需要受過訓練的醫師操作。
- **肉毒桿菌：**降低咬肌顳肌張力，減少牙關緊咬及夜間磨牙。
- **手術：**只有極少數的人嚴重到需要做關節手術。
- **居家照護：**軟質飲食，不要咬硬、韌的食物及嚼口香糖。減少說話、咀嚼次數，打呵欠時，用手托著下巴，放鬆心情，降低壓力。

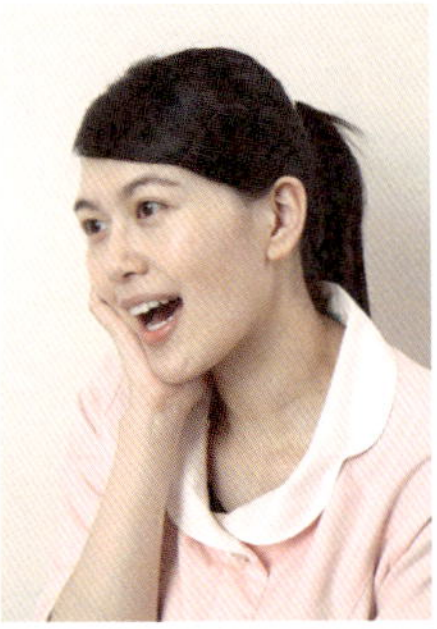

● 打呵欠時用手托著下巴，避免張口過大。

成人矯正與牙齒美白

亮麗的牙齒除了要有整齊的排列之外，顏色的白皙與否也常是許多人在意的部分，所以牙齒美白也是許多人在詢問矯正治療時，另外一個也想要瞭解的問題。

為何牙齒會變黃呢？

牙齒的顏色會變深變黃，一部分跟本身先天的體質有關.，受到遺傳因素的影響之外，若是在胎兒或是幼童期接觸到某些會影響到牙齒鈣化生成的藥物時（例如：四環黴素），也會影響到牙齒的顏色。

前牙區若是做過根管治療，則常會因為牙齒缺乏血液供應而使其顏色變灰或變得黯沉，或是有很大的填補物時，填補的聚合樹脂可能會吸收外界的色素而造成顏色的改變。

此外，後天的飲食習慣也佔了重要的因素，若是常飲用咖啡或茶類，有抽菸習慣，或常吃醬色濃重的食物，例如：咖哩或是麻辣鍋，食物中的色素可能會堆積滲透到牙齒的結構之中，也是造成牙齒變黃的原因。

通常，隨著年齡的增加，也會造成牙齒的顏色變深變黃，進而影響到美觀。不同原因造成的牙齒變色可能對美白的反應不同，需要經由醫師的專業做出適當的診斷與建議。

美白的原理是什麼呢？又有哪幾種呢？

用於牙齒美白的藥劑成分多半是過氧化氫類的藥物，利用其氧化的能力來分解牙齒琺瑯質中的黑色素，達到牙齒美白的效果。通常美白效果的好壞跟美白產品中過氧化氫藥物的濃度有關，美白產品中的過氧化氫濃度越高，通常美白的效果會較快較顯著。但另一方面，高濃度的美白藥劑，對於牙齒周遭的軟組織、牙齦或是頰黏膜，則有造成灼傷的風險，所以需要在醫師的協助下使用。

一般而言，現在市面上的牙齒美白療程，大概分成三種類別：

1. **冷光美白或是雷射美白：**這兩種都需要在牙醫診所內進行，將美白藥劑塗覆在牙齒的表面上，利用冷光（波長 400-500NM 的藍色 LED 光源）或是二極體雷射來提供能量，用來加強或催化美白藥劑的功效。這類的美白，因為所使用的藥劑濃度最高，所以需要經過醫師的專業診察，在執行療程的同時，也需要使用額外的牙齦保護劑或是其他的防護裝置，來保護牙齒周遭的組織，以免受到傷害。這種方式進行的美白一次診療的時間大約 30 ～ 60 分鐘左右。此方式美白速度最快，往往在一次療程，便能見到顯著的效果。

2. **居家美白：**常需要請醫師印模型製作專屬的個人牙托，將美白藥劑放置在牙托內，依照藥劑不同每日配戴幾個小時，連續使用一段時間，漸進式地達到牙齒美白的目的。這類的美白藥劑濃度次之，累積下來也能有不錯的美白效果，但需要在醫師的協助下使用。

3. **噴砂美白：**是利用高壓高速將碳酸鈉的粒子噴出，加上水柱來沖刷牙齒表面，通常是用在清除牙齒表面所附著的菸垢或是色素粒子。主要是針對牙齒外因性的色素沉澱，並不能改變牙齒本身的顏色。對於希望得到牙齒亮白效果的人，會覺得不如預期，但對於有嚴重菸垢或是檳榔色素沉積者，則可以有效的改善。

4. **其他坊間的美白產品：**現在在網路上或是藥妝店中，也有各式的牙齒美白相關產品販售，但因為在法規的限制下，這類商品的有效成分濃度遠低於醫療院所使用的藥劑，雖然在長期的使用下也會有一些美白的效果出現，但是會遠不如醫療級的商品。在選購之時，同時也需要考量到品牌的安全性。

美白的效果可以維持多久呢？又該如何保養？

美白的效期是許多患者最為在意的部分，但是色素的累積和每個人的飲食習慣有很大的關連性，每天飲用大量的咖啡和茶類，常吃顏色濃重的食物，都會影響到美白效果的維持，所以在做完美白療程之後，醫師會建議避免食用這類的食物，才能夠維持良好的成果。一般而言，在做完美白一段時間之後，都會有部分回色的狀況，此時可以考慮再進行一次美白牙齒的療程。

美白應該要在矯正之前做？還是在矯正之後做？

一般我們會建議在矯正完成之後再進行美白，一來是因為在矯正前，若是前牙原本有不整齊的情況，則牙齒重疊的部分會無法上到美白藥劑；二來，在上了矯正器之後，大家對牙齒的顏色就沒那麼在意了，不如等到矯正完成之後再一起進行。若是真的希望在矯正治療前進行美白，則會建議在美白完成之後兩週，再進行矯正器的裝置的黏著，因為美白藥劑會影響矯正器黏劑，與牙齒的附著力。

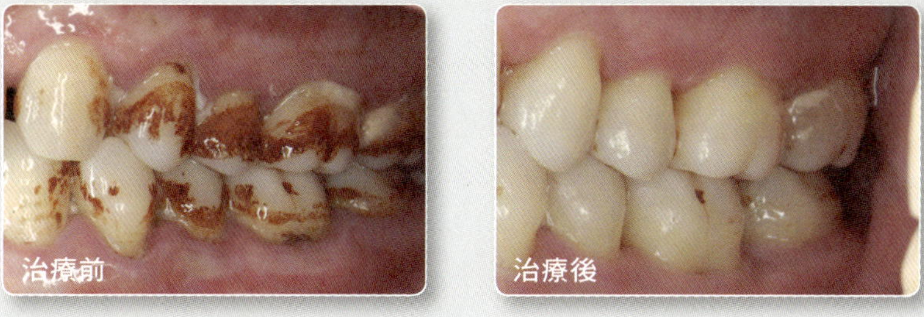

菸垢去除：超音波洗牙＋噴砂美白

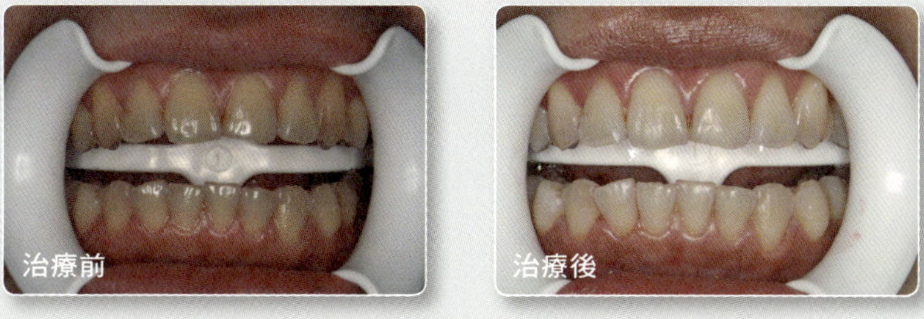

冷光美白的治療前後比較

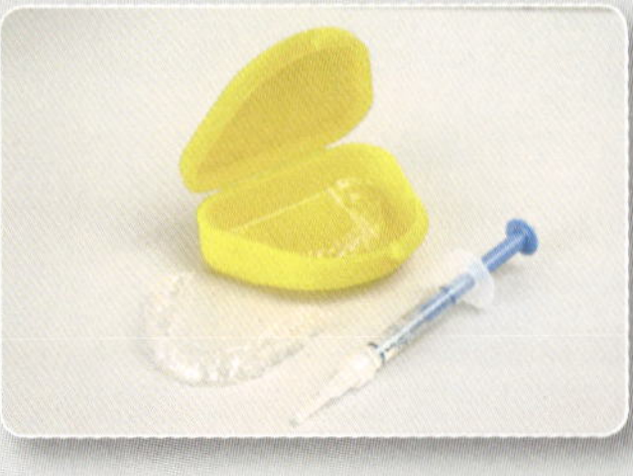

居家美白是利用較低濃度的美白藥劑，置入量身訂做的美白牙托中，讓病人居家配戴，依照病人牙齒染色程度，配戴 1 ～ 4 週之後即可看出效果。

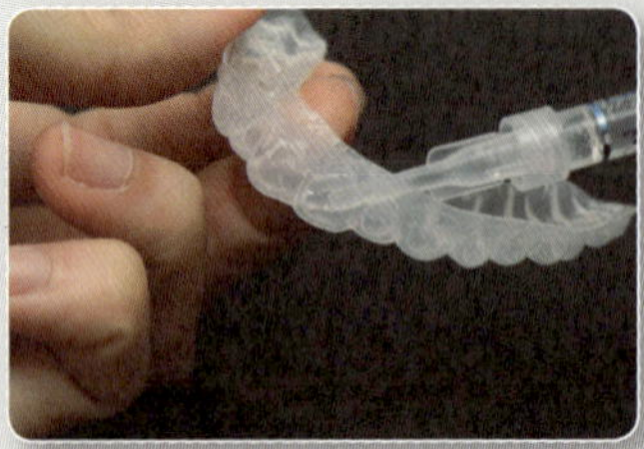

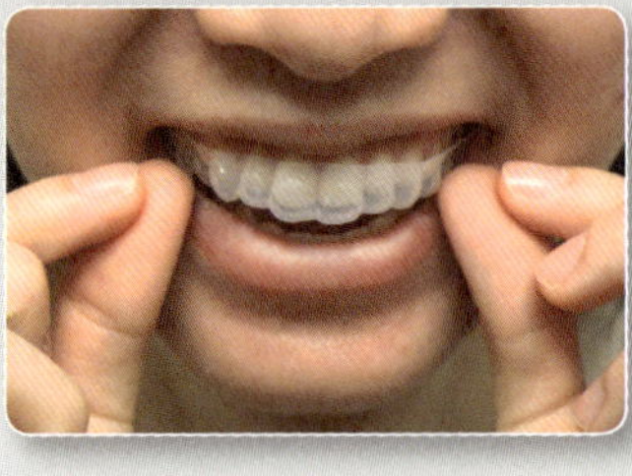

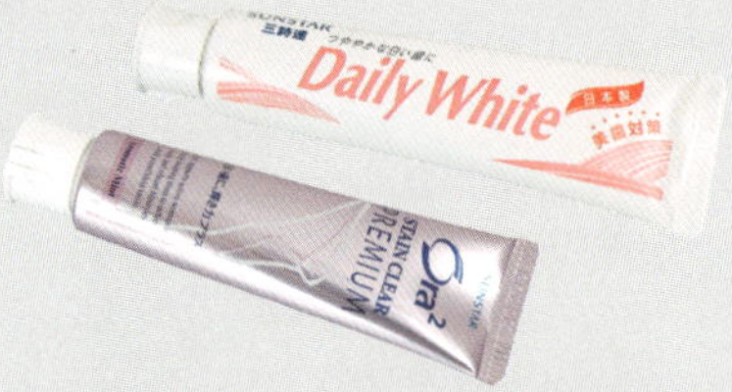

牙齒美白療程結束後，可用美白牙膏做日常保養。

PART 7
正顎手術
——牙齒矯正的極限

最近牙齒矯正門診越來越多人的主訴是要「改變臉型」。有人一進入診間看見醫師第一句對白就是：「我朋友做了矯正治療，做完臉變得好小、下巴好尖，我也想要有那種效果！」

因為資訊的發達，認為透過矯正能夠改變臉型的人越來越多！但有些人可能會在諮詢過矯正醫師後發覺，為什麼醫師講的跟我想的好像不太一樣？

——或者是，醫師怎麼會跟我說，我的情況沒辦法單純用矯正來處理，還說要合併做正顎手術，我的臉有這麼糟嗎？

——或者還有一些人是在做完矯正之後，牙齒排整齊、咬合對好了，但是臉型的變化就是不如預期，因而產生失落感。

牙齒矯正後臉型的改變

在這裡要先重申一下，牙齒矯正治療的本質是：排整齒列，改善上下齒列咬合。當然在某些治療計畫之下，例如：拔牙矯正、搭配骨釘矯正、撐寬牙弓等，可以改變口唇的形態與位置，進而影響鼻尖、上下唇及下巴的相對關係。因此牙齒矯正治療之後，對於病人的臉型，會有不等程度的改善，尤其是下顏面部及口唇周圍。但是在同樣的治療計畫下，這些附加效果顯現出來的程度因人而異，畢竟每個人的臉型比例、骨架寬窄、嘴唇厚度等等先天條件都有所不同。

矯正附加效果：鼻子變高

「聽說矯正治療後鼻子會變高，這是真的嗎？」鼻子變高其實是視覺上的效果，病人如果牙齒外暴、嘴型較突，上唇與鼻子的距離較接近。矯正治療利用拔牙後的空間將外暴的門牙向後拉，嘴唇自然跟著後縮，而與鼻子間的距離拉長，鼻子自然看起來就比較高了。

但是如果是鼻樑塌陷（山根較低）、鼻孔朝天、鼻翼較寬扁的鼻子，則需要配合整型手術，才可以得到美觀上的改善。

矯正附加效果：下巴變明顯

跟鼻子變高的原理是一樣的，牙齒較暴的人，可能會不自覺閉緊嘴巴，給人家一種含著東西、嘟嘴的印象。如果利用矯正將牙齒後拉，可以讓下巴的形狀變明顯。當然如果是下巴太短、太後縮的患者，可能要考慮整型手術將下巴墊出來，才可以得到外觀上較明顯的改善。

矯正附加效果：臉變小、變秀氣

矯正後臉變小變尖，通常也是一種視覺上的效果。如果原本咀嚼肌就比較發達，臉比較寬的人，矯正過程中因為軟質飲食造成咀嚼肌有不等程度的萎縮，加上暴牙向後拉之後，嘴唇相對後退，視覺上下顏面部變得比較小，看起來比較秀氣。

美觀線

將鼻尖和下巴連成一線，上下唇要在該條連線上或是稍微進來一點比較美觀。若是上下唇凸出於美觀線太多，則可能是暴牙鼻子太扁或是下巴太後縮而造成顏面部不美觀，可藉由矯正或整型手術改善。

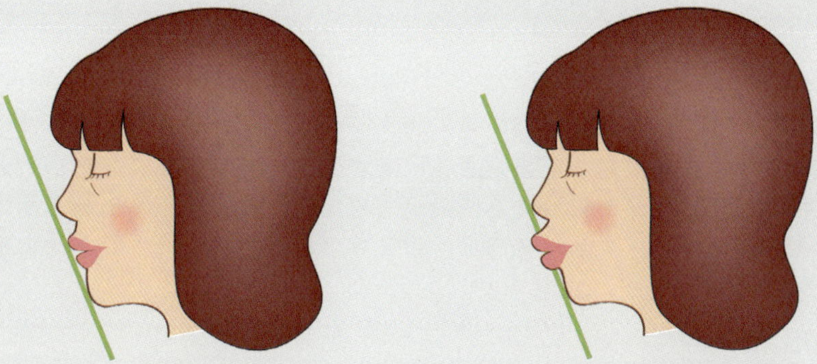

○ 協調的狀態　　✕ 不協調的狀態

拔牙矯正改善美觀線

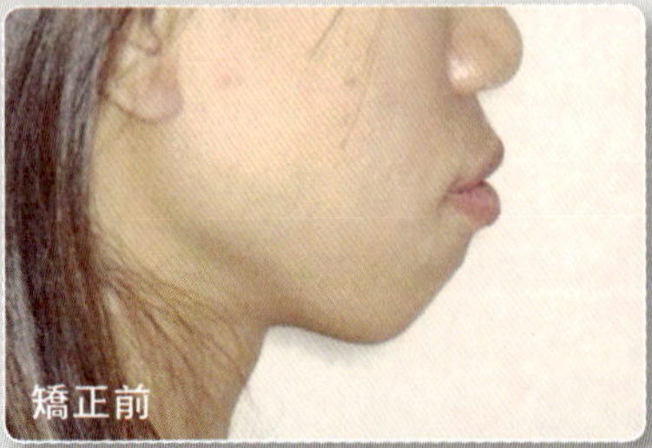

患者為二類咬合不正，上下唇前突下顎後縮，看起來好像沒有下巴。

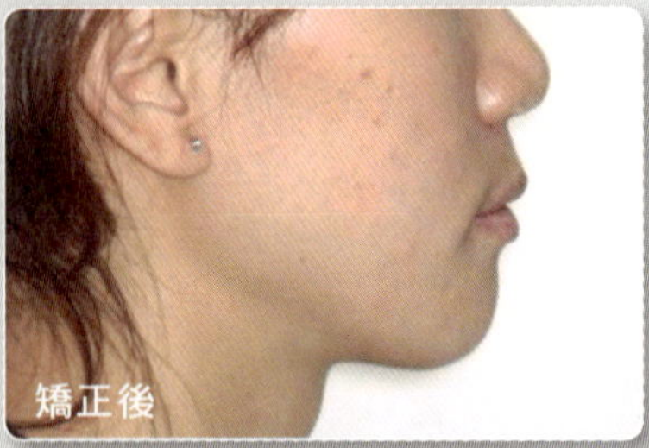

經拔牙矯正後，嘴型內縮，鼻子下巴相對明顯，五官顯得較立體。

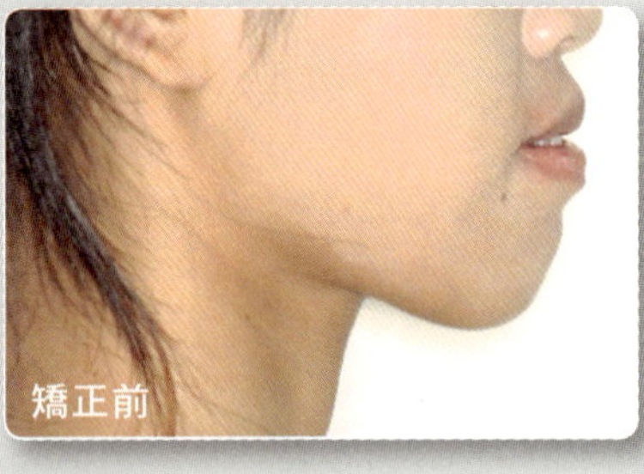

患者臉部側面曲線，亦為上下齒列前突、暴牙的病人，嘴唇無法自然閉緊。

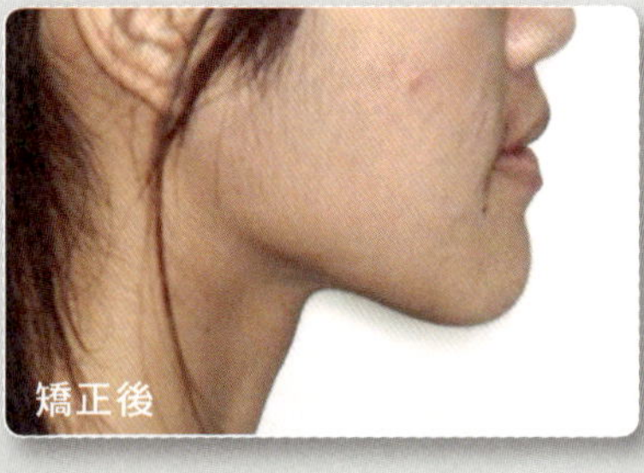

經拔牙矯正後，從臉部側面曲線檢視，上下唇內縮，鼻子下巴相對明顯。

貼心叮嚀：因為此患者下頦較長，有人會誤以為這是矯正造成的戽斗臉型。事實上，這是因為經過矯正後，患者上下唇後縮，使得下巴的形狀變得比較明顯罷了。對於較為明顯的下巴形狀，每個人對美觀的喜惡不同，有的人喜歡、有的人不喜歡，因此建議在訂定治療計畫時，應與醫師仔細商量。

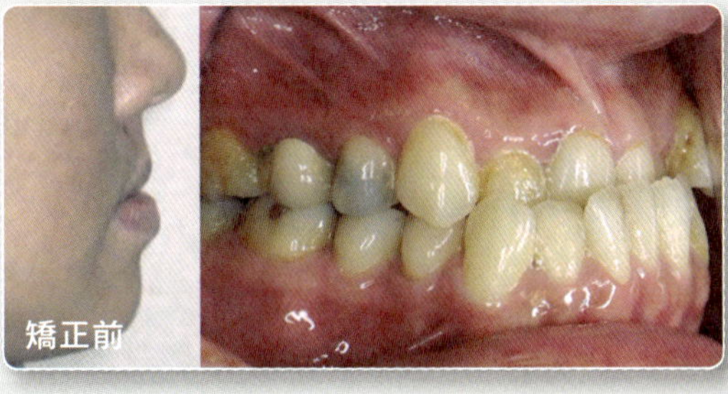

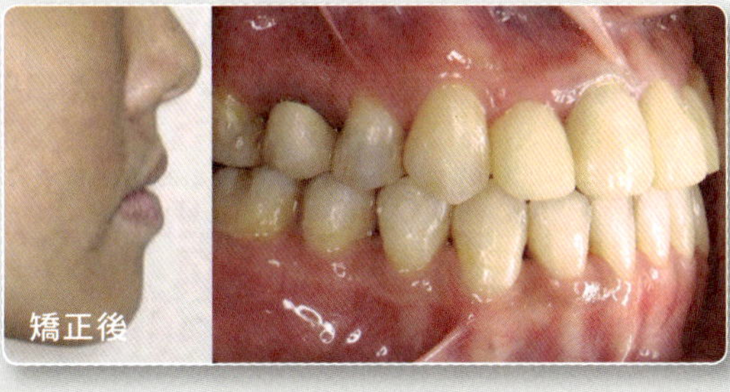

前牙錯咬的病人，藉著不拔牙的方式，將上齒列向外排整。利用下顎骨釘，將下齒列後移，達到鼻子、上唇、下唇與下巴間和諧的關係。

矯正治療短暫瘦臉效應

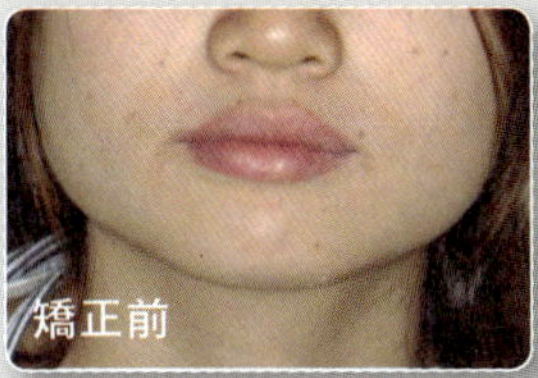

患者原本是腮幫子較大的方形臉。

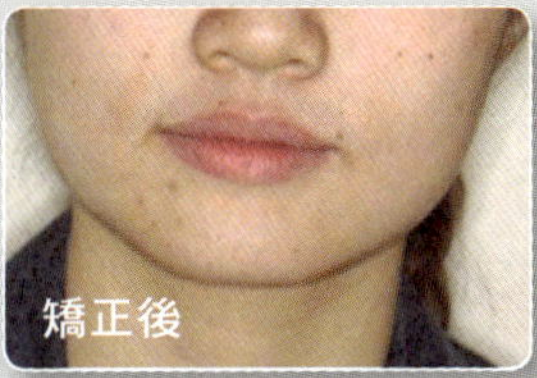

矯正期間因為咀嚼肌萎縮，所以臉型變小變尖。

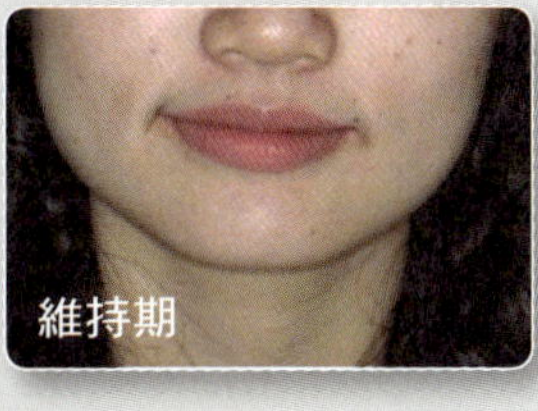

但是矯正器拆掉後，才半年的時間，因為正常咀嚼的關係，腮幫子又逐漸變大。

貼心叮嚀：如果要維持小臉，可能要注意飲食，不可以吃太硬的食物，或是諮詢整型外科醫師是否適合施打肉毒桿菌。

牙齒矯正的極限

牙齒排列在齒槽骨上，就如同房子跟地基的關係一樣，矯正可以在有地基的範圍內有限度的移動牙齒的位置。對於大部分上下顎骨關係正常的人而言，單純的牙齒矯正治療，都足以符合需求。

但若是**上下顎骨發育異常**，或是有**上下顎骨落差過大**的情況，就需要考慮合併手術的治療方式。若是**下顎發育不足**或是**上顎較為前凸**的患者，是在還有**成長潛力的兒童期**或是**青少年期**之時，仍有機會使用一些功能性矯正裝置，促進下顎骨的生長發育或是改變上顎生長的方向，大部分可以得到不錯的成效。

而若是**已屆成人期**，則顎骨的生長已經結束了，若是希望能改變顎骨的位置進而得到和諧的顏面外型，就需要藉由正顎手術，才能得到理想的結果。

在**戽斗的患者**身上也有類似的狀況，當然戽斗的程度也會因人而異，如果是輕微程度的戽斗，則可能可以單純藉由矯正解決，但若是嚴重程度的戽斗，則需要透過正顎手術的方式來處理，以解決下顎過長和顏面外觀的問題。

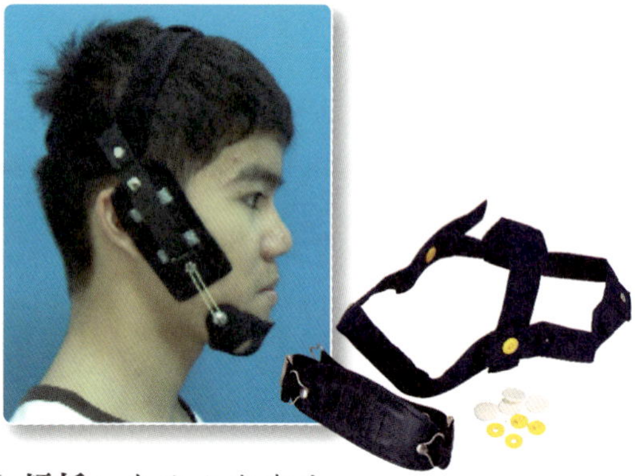

▲**頦托：**在病人尚有生長發育的時候，用來輔助控判下顎生長方向。

正顎手術的醫療

何謂正顎手術？

當上下顎骨發育異常、上下顎發育落差太大、顏面發育左右不對稱的情況下，無法單純藉由牙齒矯正去改善患者的齒列咬合及顏面部的外觀，這時候就要考量合併正顎手術的治療方式。所謂的正顎手術，就是利用手術的方式來修正顎骨及顏面部構造發育的問題，通常適用以下各種情況：

1. 下顎過長或過短。
2. 上顎過凸或內凹。
3. 嚴重笑齦或是笑的時候看不到上門牙。
4. 左右臉不對稱。
5. 雙顎骨性暴牙。
6. 其他適應症：包含顳顎關節功能障礙、先天性唇顎裂、睡眠呼吸中止症等。

手術前的計畫

通常患者需要先做完一般牙科、口腔及全身性的檢查之後，同時經由矯正科及口腔顎面外科或整型外科醫師的專業評估，根據X光檢查、牙齒模型、外觀考量去規劃正顎手術採行的方式。除了骨骼移動的方向跟移動量之外，也要考慮到術前術後牙齒的移動方式。這是非常精密的手術，需要患者與醫師雙方仔細的溝通來制定合適的治療計畫。

大部分在手術之前需要做一段時間的牙齒矯正，先將牙齒移動到需要的位置，以增加術後的穩定度。在手術之後，需要繼續進行一段時間的矯正，將上下顎的咬合作最後的調整，才能達到美觀與功能都協調的結果。

手術步驟

正顎手術的方式有很多種，基本上就是將上下顎骨骼切開，重新排到規劃的位置上，然後利用鋼線、骨釘或骨板進行固定，或配合使用顎間固定。

目前因為材料、手術技術，以及麻醉方法的進步，手術的安全性及手術能達成的效果越來越理想，手術治療本身帶給患者的不舒適與不方便都大幅的降低，在在提高了大家對正顎手術的接受度。

術後照護

- **住院資訊：**術後需要住院三到五天，術後臉頰的腫脹約兩週左右逐漸消退，在三個月左右會達到穩定的外觀，視個人狀況而定，醫生也會開止痛劑及預防性抗生素給患者。
- **飲食問題：**在正顎手術施作完畢後，患者通常被要求只能吃全流質的食物，一段時間後，才能吃軟質的食物，接下來才是一般的飲食。術後的飲食在痊癒的過程中十分重要，因為食慾的減低以及流質飲食的關係，患者體重劇降是很常見的狀況，所以體重過輕的患者必須在術前增加營養與體重，達到標準值後，才能進行手術。

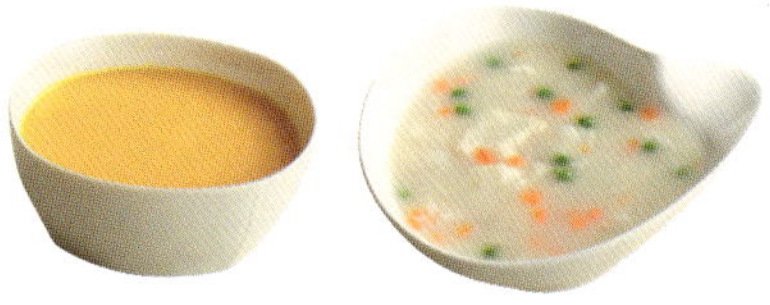

先吃流質的食物
（南瓜湯或魚片粥）

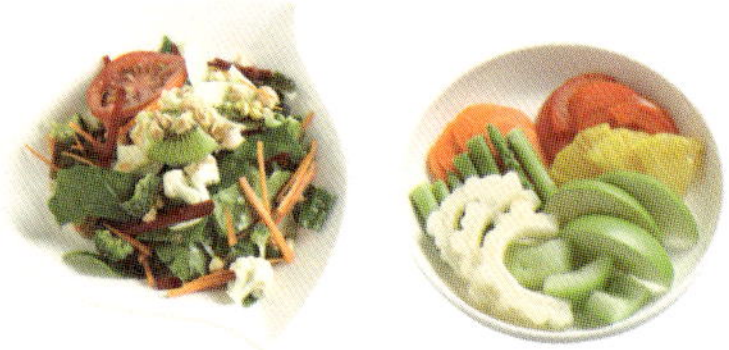

後吃一般的食物
（生菜沙拉或其他蔬果）

- **術後觀察：**外科醫生在術後為了檢查癒合及感染情況，並確定骨頭沒有位移，術後會密集地觀察一段時間，其後回診頻率才會逐漸降低。假如外科醫生並不滿意骨頭的癒合情形，可能會建議追加手術來改善可能讓骨頭位移的狀況，所以在外科醫生對骨頭癒合的狀況感到放心之前，避免任何的咀嚼及外傷是非常重要的事。
- **預防併發症：**就像其他外科手術一樣，正顎手術也可能出現併發症。可能發生的併發症包括：血腫、流血、傷口感染、神經受損等，這些問題發生的機會很低，而且大部分可以透過治療而改善。但術前仍應仔細考慮，一旦發生永久性傷害的時候，相較於治療結果，自己是否願意承擔這些後遺症所帶來的不便。

大約術後一個月就可以回牙科門診，繼續進行一般矯正治療。直到咬合排列都達到理想，再拆除矯正器，並量身訂做維持器，進入治療後的維持期。

正顎手術的疑慮

真的能改變臉型嗎？

正顎手術跟一般認知的整型手術有些不同，對正顎手術而言，多半是因為患者的不良咬合關係無法透過非手術的手段來解決，手術設計的出發點是基於重建良好的咬合，獲得正確的上下顎骨關係，手術的結果影響牽動的範圍是集中在上下顎骨附近，也就是說手術後會改善病人下顏面部的外觀。

若是在意鼻梁外型、顴骨高低、國字臉與否等等，則會建議在手術之前與醫師充分的溝通，評估除了正顎手術之外，是否需要合併其他的整型手術，以免對於手術的結果抱持著過大的期待，在術後反倒有期待落空的感覺。

有沒有年齡限制？

通常會建議在生長發育停止之後，再進行正顎手術，否則如果在手術之後，顎骨因為繼續生長而改變手術的結果，可能會增加術後矯正的困難。一般而言，男生大約是在 20 歲，女生在 18 歲之後，生長發育趨於穩定，此時安排進行正顎手術，可以減少因為生長發育再影響治療結果的風險。

至於年齡的上限，通常要考慮到患者的心理狀態。成年之後，人的交際範圍變廣，自我認知的發展已臻成熟，若是經過手術之後外型上有了顯著的差異，則可能會造成部分生活上的不便，可以與心理醫師進行討論，再行決定是否要接受治療。

可能出現的併發症

如同所有的手術一樣，正顎手術也有一定的風險，只是在當今技術的進步之下，手術風險與不適已經大大地降低，而以下所列的手術併發症是已經被認定可能會發生在正顎手術之中：

1. 傷口出血。
2. 傷口疼痛。
3. 傷口腫脹。
4. 傷口感染或癒合不良。
5. 局部或全身麻醉風險。
6. 因併發症或手術效果不如預期，必要時需再度手術。
7. 必要時輸血導致之不適感或感染風險（如愛滋病、肝炎等）。

正顎手術改善患者顏面外觀

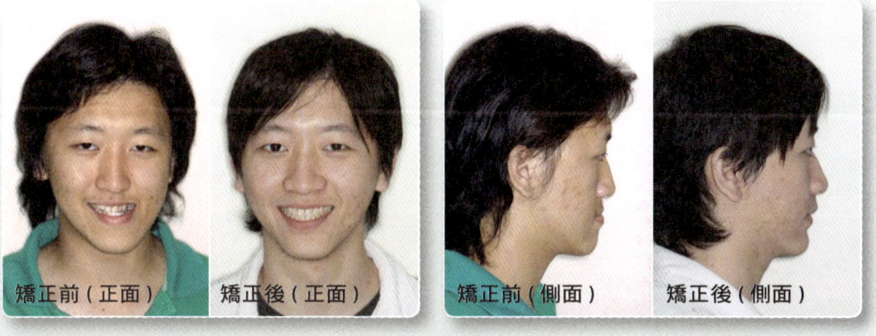

患者有嚴重的三級骨性咬合不正（戽斗）加上顏面部不對稱。經歷一年多的矯正治療後，進行了上顎及下顎的正顎手術。

貼心叮嚀：手術時將後縮的上顎向前推出、前突的下顎向後縮，一併改正了顏面部的不對稱，讓患者在術後得到最大的外觀改善。

正顎手術患者術前及術後X光片

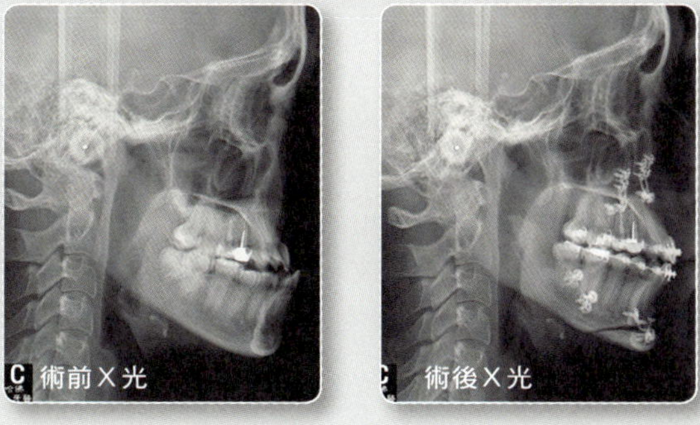

正顎手術與齒列代償

簡單來説，正顎手術是利用手術的方式修正上下顎骨的發育落差，而齒列代償就是不手術、單純利用齒列矯正移動牙齒的位置與角度，去掩飾上下顎骨發育的落差。

當上下顎骨發育落差不是那麼大，患者的顏面外觀還不錯，這時候有許多患者就會只選擇齒列矯正去改善咬合而沒有意願進行正顎手術這項大工程。以下用圖形來説明齒列代償與正顎手術的不同：

「第二類咬合」－上顎前突，下顎後縮的治療方法

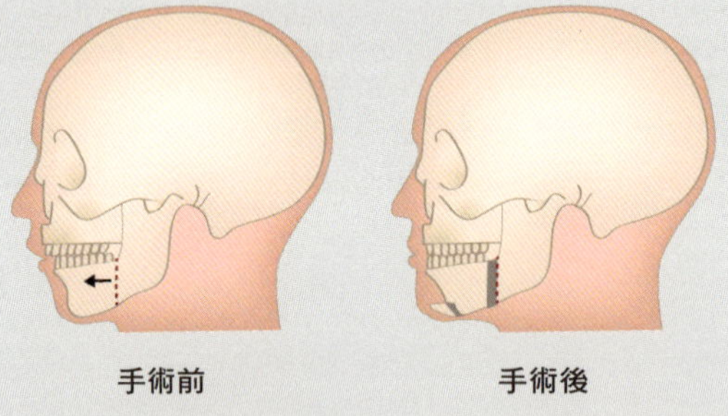

A.正顎手術

利用手術將下顎骨前移，合併下頦成形術，將下巴向前推出。矯正後上下顎骨關係正常、上下齒列牙齒角度正常、咬合良好。

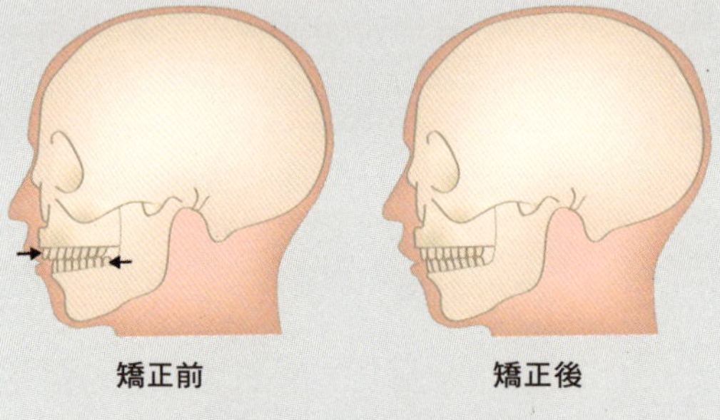

B.齒列代償

利用上顎拔牙或是骨釘輔助，將上齒列後移，下齒列則是向前推出，用以減低上下齒列間的差距。矯正後顎骨關係不變，牙齒角度改變、咬合改善。

「第三類咬合」－上顎後縮，下顎前突的治療方法

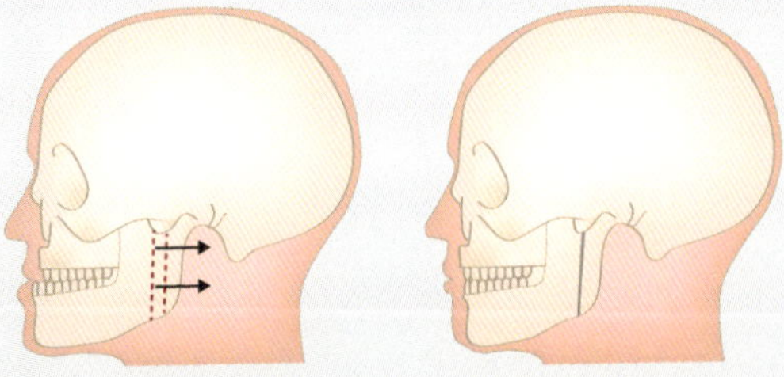

手術前　　手術後

A.正顎手術

下顎骨後移（可能合併上顎骨前移），矯正後上下顎關係正常、上下齒列牙齒角度正常、咬合良好。

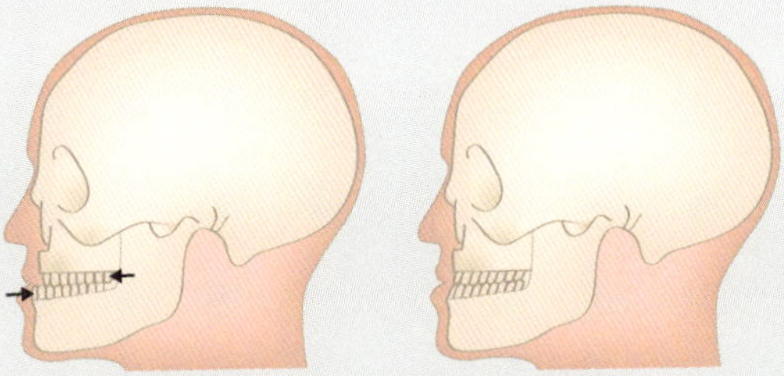

矯正前　　矯正後

B.齒列代償

利用拔牙或以骨釘輔助將下齒列後移，上齒列前牙往外斜，矯正後顎骨關係不變，牙齒角度改變、咬合改善。

利用牙齒矯正改變牙齒角度來改善戽斗

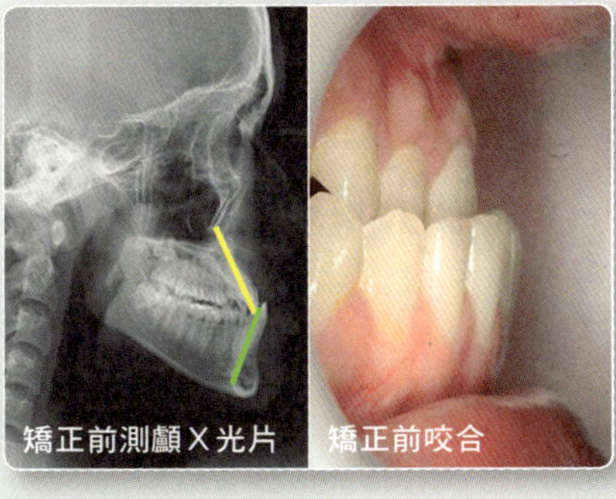

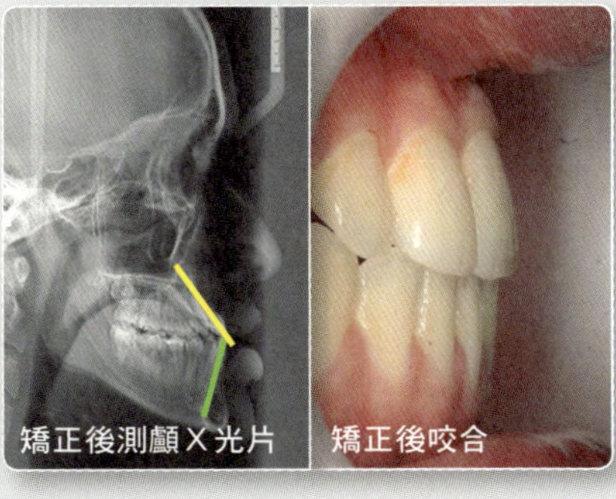

貼心叮嚀：有些戽斗的病人，在訂定治療計畫時，會說「沒關係，只要可以幫我把錯咬改好，咬合改善即可」，但是嚴重的骨骼性戽斗，如果不手術，可能造成的結果是明顯的齒列代償；意即矯正完成後上下齒列排的很整齊，但是上顎門牙角度向外斜（黃色線條）而下顎門牙角度向內傾（綠色線條）。在初期訂定治療計畫時，醫病雙方一定要先溝通清楚「手術」與「不手術」產生治療結果的差別。

其他整型手術、醫美、皮膚科雷射等美容醫療

因為受到社會氛圍影響，現代人致力追求顏面美觀。常常很多病人在矯正結束後（或是在矯正之前），就已經做過許多顏面整型或是微整型的治療。前面文章已經介紹過了，顏面美觀是相對性的，暴牙會影響鼻子看起來的高低及下巴明顯與否，所以如果有顏面美觀的需求，應該先找專業的醫師諮詢，做好整體的考量，再決定治療的內容及先後順序，以避免無整體計畫時，可能造成後續牙齒矯正治療的困難度。

整型手術 墊鼻子、墊下巴、割雙眼皮等等。

皮膚雷射 改善皮膚凹凸、斑點、及顏色不均等問題。

肉毒桿菌 改善大餅臉、解除肌肉緊張、夜間磨牙等。

玻尿酸 充填蘋果肌。

拔牙矯正合併整型手術

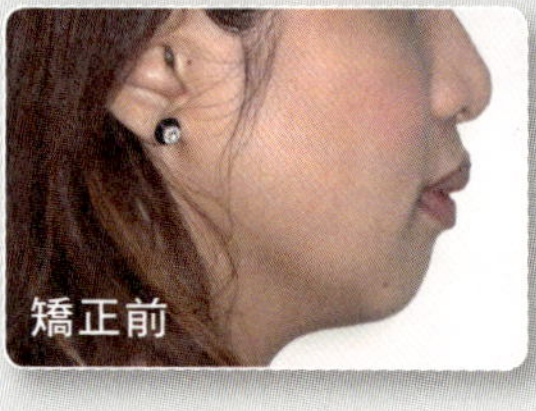

患者一直不滿意自己凸嘴沒下巴的外型。

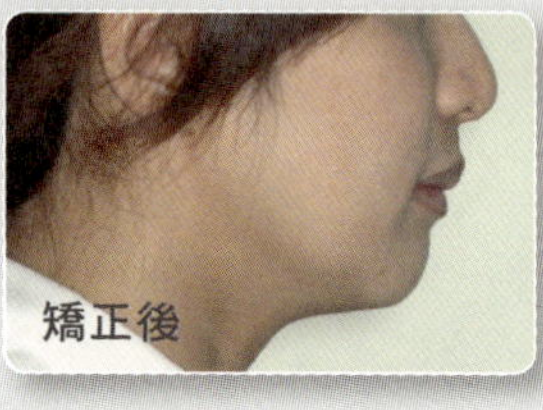

利用拔牙矯正後，將嘴唇後縮。

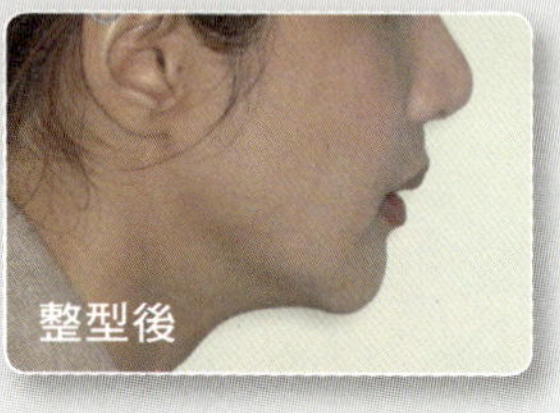

接下來患者又到整型外科進行了鼻子增高及墊下巴的手術，讓五官顯得更立體。

貼心叮嚀：若是有暴牙合併下巴後縮、鼻子低等問題，在採取任何治療之前，應先諮詢牙齒矯正醫師及整型外科醫師，以便決定各種治療的優先順序。

PART 8
矯正器拆掉後的維持期
——許我一輩子的美麗

經過漫長的矯正治療，拆掉矯正器是每個患者與矯正醫師的共同心願，但矯正器拆掉之後，就可以和矯正醫師分道揚鑣了嗎？當然不是囉！

矯正治療最重要的一個時期之一，就是矯正器拆掉後的維持期，很多人都忽略了維持器的重要性。拆掉矯正器後，應該遵照醫囑好好配戴維持器，維持辛苦治療後好不容易得到的結果；並定期回診，讓醫師檢查維持器的密合度及齒列維持的狀況。

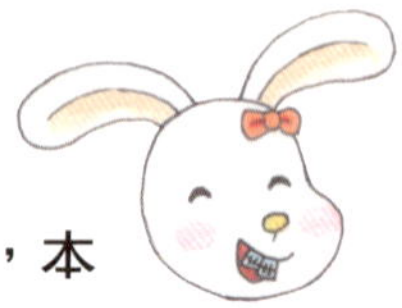

牙齒排列及上下牙齒的咬合與人體的所有器官一樣，經過經年累月的使用，器官會逐漸衰竭，功能會逐漸退化。**所以牙齒排列及牙齒咬合在正常的情況下，本來就不可能永遠不變。**

長期使用下牙齒的形態會磨耗（跟菜刀鈍掉一樣）；牙齒的位置因為各種力量的影響，例如：咀嚼力、臉頰的力量、舌頭的力量、嘴唇的力量、牙齒間的磨耗等因素，終其一生都在改變他們的位置。因此，當矯正力消失後，我們又怎能期望牙齒乖乖待在新的位置而不變動呢？這個時候，就需要依靠維持器和足夠的裝戴時間來維持治療結果。

影響齒列再變動的因素

牙齦內彈力纖維的拉扯

牙齦內有許多具彈性的纖維組織，矯正治療進行當中，因為有矯正力存在，牙齒位置因受矯正力而改變。當治療結束，矯正器拆除後，牙齦中的彈力纖維的力量相對強大，可移動牙齒位置而改變治療結果。

蛀牙、牙周病、缺牙

牙周病會造成牙齒根基不穩固，牙齒更容易受到外力而移位。蛀牙及缺牙會造成鄰牙傾斜、位移、對咬牙位置改變，正所謂牽一髮而動全身。

唇繫帶拉力及舌頭不正常吞嚥運動

唇繫帶連結處，若是太靠近牙齒會造成牙齒位移，最常見的現象就是上唇繫帶拉扯，造成正中門牙之間的縫隙（俗稱漏財縫）。

生長發育

生長發育的問題在於其未知的屬性，發育期的孩子進行牙齒矯正治療有其優點與優勢，但相對的有其無法預期的風險。若生長發育朝向對治療有利的方向發展，對治療有相對的幫助；反之，當生長發育朝向對治療不利的方向發展，治療結果就不如預期。

例如：十歲戽斗的小男孩，在進行了兩年的矯正治療後，將牙齒排整齊，並且改正了門牙的錯咬關係。不料這位小男孩到了十六歲後，突然間長高許多，同時發現下齒列又漸漸向前移，下巴也越來越長，最後需再次牙齒矯正，甚至需合併正顎手術，才有辦法改善咬合與臉型。

顳顎關節病變

顳顎關節若有病變或是關節吸收，常會造成下顎後縮，上下齒列差距越來越大，造成前牙開咬。顳顎關節吸收不一定會有明顯不舒服的症狀，病人都是在咬麵咬不斷的狀況下察覺就診。

若發生在矯正治療中

常會讓治療無法順利結束，可能需要中斷治療。

若發生在矯正結束後

則可能需要等關節吸收穩定後再次治療，將因顳顎關節病變而變差的咬合再調整回來，改善病人的咬合功能。

智齒異常

智齒異常最常見的現象是智齒異常萌發、智齒萌發空間不足、萌發角度不對，進而推擠到前方牙齒。有可能造成前方牙齒移位，更多時候會造成智齒與前方第二大臼齒間的蛀牙及牙周病變。

口呼吸及不良口腔習慣

若是有嚴重過敏性鼻炎的人長期會有口呼吸的習慣，容易造成前牙開咬。其他不良的口腔習慣，例如：咬筆桿、咬指甲等，就像矯正器施予的力量，牙齒只要長期受力就會移動。

吹奏樂器

吹奏一些管樂器，例如：薩克斯風、喇叭、法國號、各種笛類等，因為長時間咬著，造成牙齒受力位移。

其他

例如多生牙及顎骨內腫瘤等等。常見的多生牙位置之一就是位於上門牙牙根中間，造成門牙中間有個明顯的正中齒縫，若要將牙縫關閉，則需先將多生牙移除。

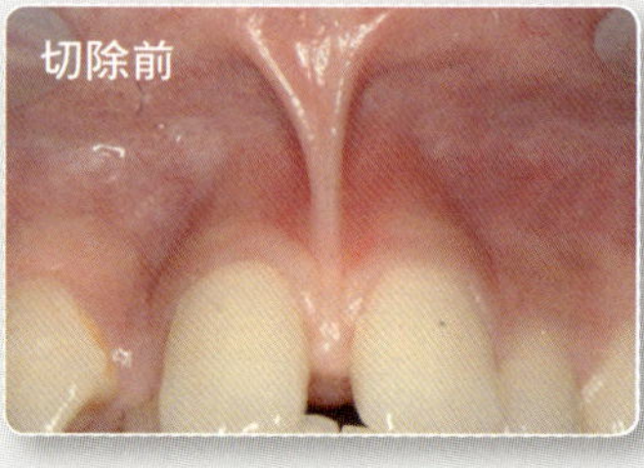

患者上唇唇繫帶向下延伸到門牙中央，造成正中牙縫過大。

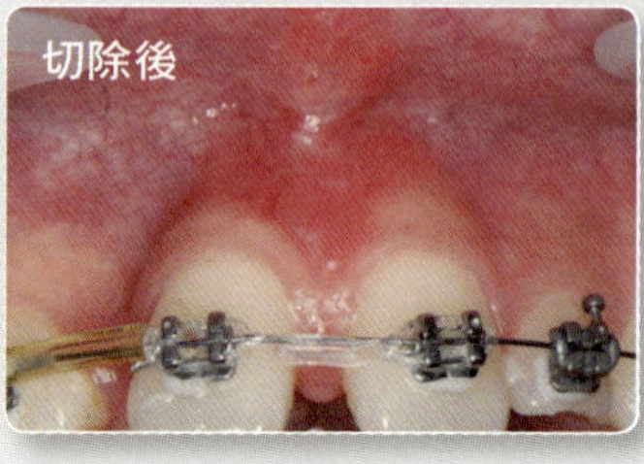

治療中將繫帶切除，避免繫帶繼續拉扯，使得牙縫關閉後又打開。

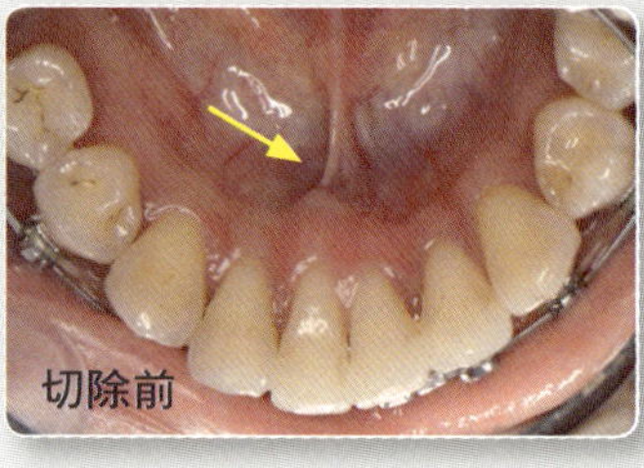

患者舌下繫帶拉著下門牙牙根，導致門牙無法排齊。

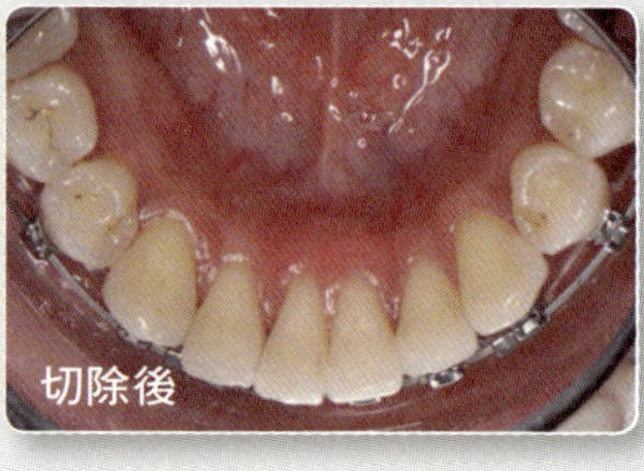

繫帶切除後，牙齒順利排齊了。

第一次矯正

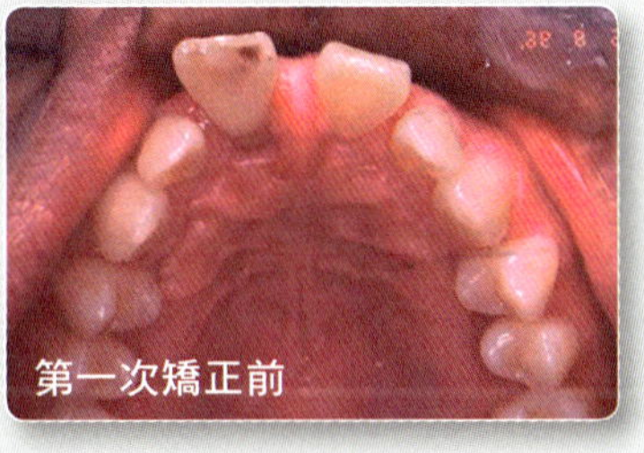

1996 年患者因為牙周病門牙移位、牙縫變大尋求矯正治療。

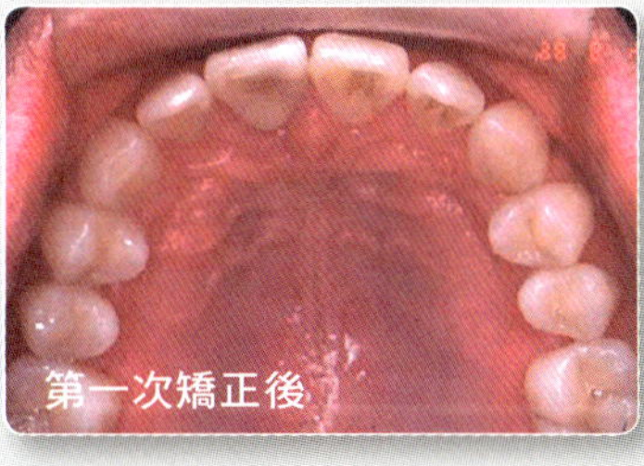

經過兩年矯正，將齒列排齊。

12年後...

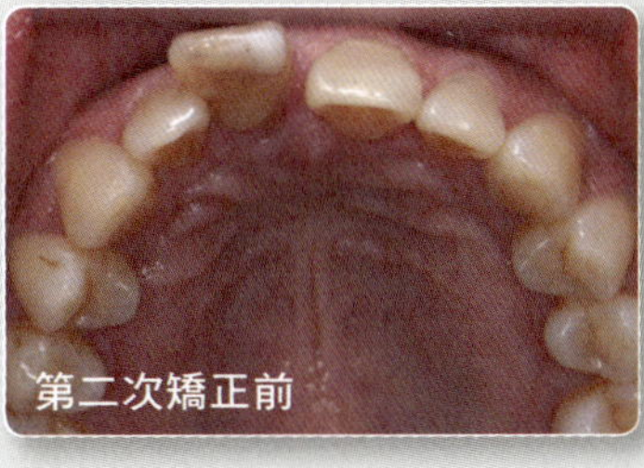

2010 年因為患者沒有按照醫囑繼續配戴維持器，牙周病較嚴重的門牙又跑位了。

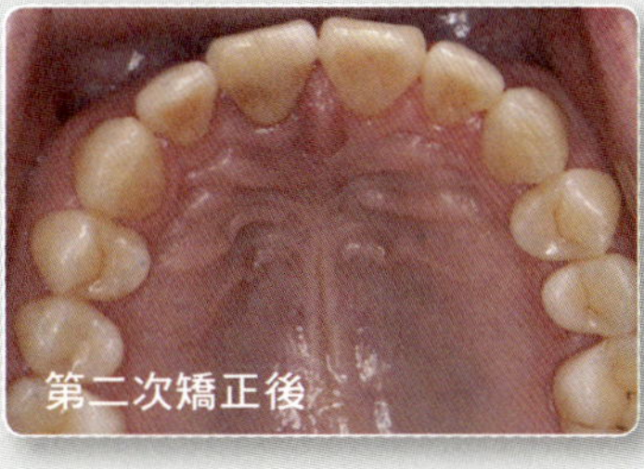

只好又花了兩年的時間再治療一次。

貼心叮嚀：矯正器拆除後，遵照醫囑好好配戴維持器及定期回診是非常重要的！

Q. 我天生牙齒就很整齊，是個美齒寶寶！請問我沒做過矯正也可以戴維持器嗎？

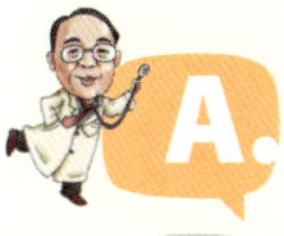

牙齒是活的，其位置終其一生都會改變。尤其是下顎門牙，是老化過程中位置最容易變動（變亂）的區域。所以如果是為了維持牙齒一直是整齊的排列，即使沒做過矯正治療，也可以請醫師製作維持器來配戴，保持牙齒的位置。

維持器的種類

固定式維持器

通常是局部使用，一條金屬線段黏在上下前牙內側。優點是不怕忘記裝戴；缺點則是潔牙不易，易堆積牙結石和色斑沈積；若鬆脫沒有察覺會有造成牙齒位移的風險。

因此許多醫師除了會使用固定維持器，加強局部牙齒固位，還會請患者戴上全口活動式維持器來保持全齒列不位移。

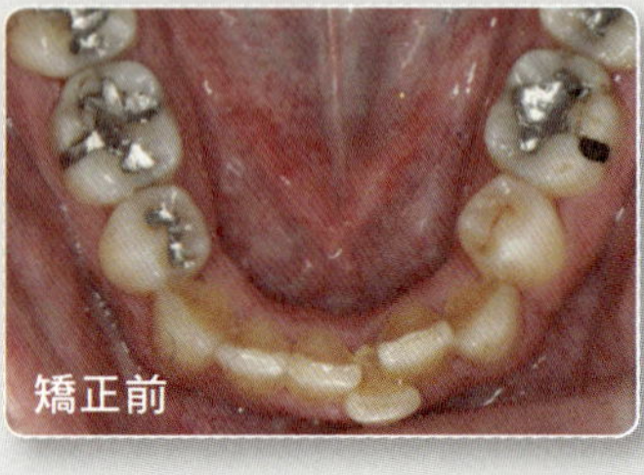

患者小學時，已經拔掉四顆小臼齒做過矯正，因為沒有好好配戴維持器、定期回診，加上智齒生長推擠，成年後又做了第二次矯正治療。

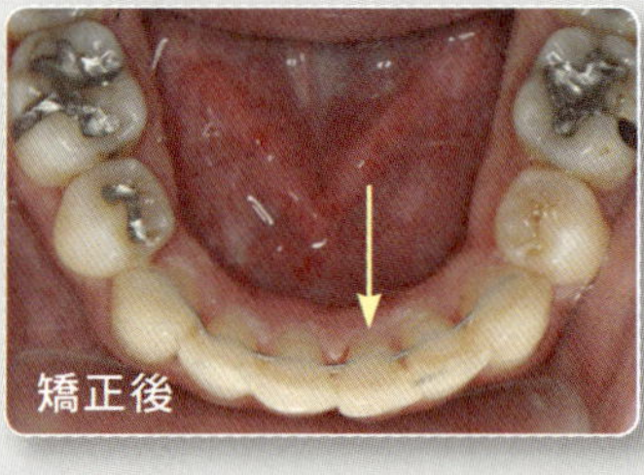

矯正後除了活動式維持器之外，另外用一段固定式維持器加強。

Q. 我有夜間磨牙，請問維持器需要特別設計嗎？

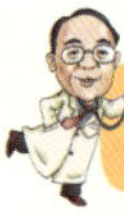

A. 磨牙的病人如果戴透明全包式維持器，很容易被磨壞，可以戴金屬壓克力樹脂板維持器或是結合咬合板的維持器。

活動式維持器

- **活動式維持器的優點：**清潔容易，牙齒有自由的生理性位移。
- **活動式維持器的缺點：**若沒有裝戴足夠的時間則效果不彰。
- **活動式維持器的材質有兩種：**透明塑膠及壓克力樹脂結合金屬線。

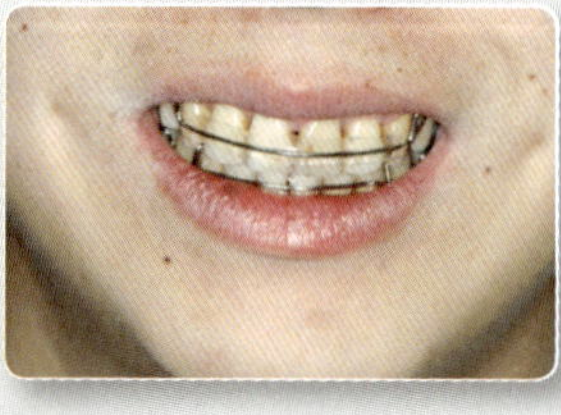

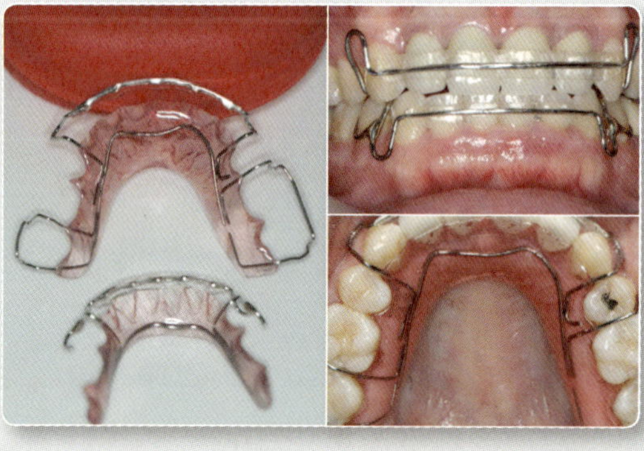

壓克力＋金屬維持器

可提供牙齒生理性位移的自由，長時間裝戴可使咬合越磨合越穩定，但牙齒排列可能會有些許改變。

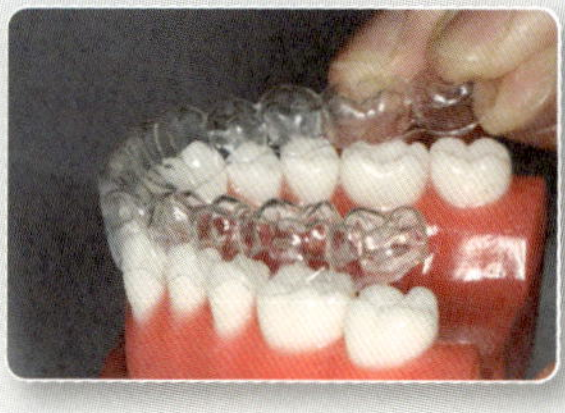

透明塑膠維持器

可將牙齒排列維持良好，但無法提供牙齒足夠的生理性位移。

Q. 哪一種維持器比較好？

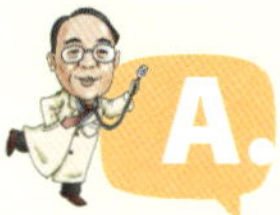

A. 價格再貴的維持器，只要是放在盒子裡沒拿出來戴都是沒有用！只要按照醫囑好好配戴，不管哪一種維持器維持的效果都一樣。維持器是消耗品，使用一段時間後會磨損、髒汙需要更新。

維持器配戴方式

初期

剛拆掉矯正器時，牙齒是最容易變動的。一般而言拆掉矯正器之後的 4 到 6 個月需要全天配戴，只有在飲食及刷牙時，才可以取下。但詳細裝戴需求仍應依照醫師指示，配合醫囑裝戴維持器。

後期

半年之後，牙齒位置通常比較穩定了，則可逐漸減少每天配戴的時間，最後改成每晚睡覺時配戴即可。通常至少要配戴 2 ～ 3 年的時間，但依照每個病例狀況不同，醫師會斟酌調整配戴時間。雖然二到三年感覺時間很長，但前文中曾經提到咬合是終其一生不停改變，因此保有終生維持的概念與身體力行，才能得到長久的治療效果。

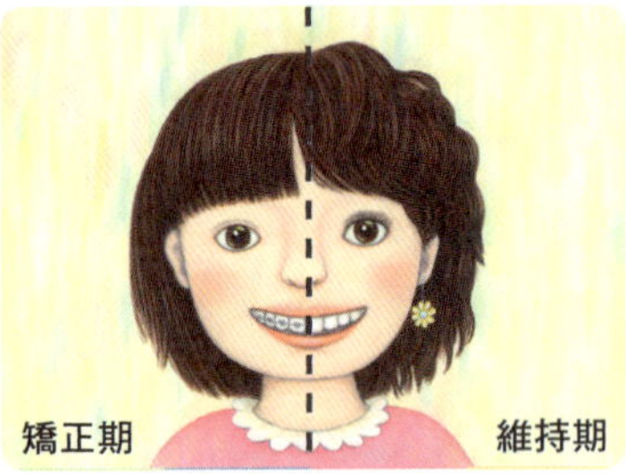

Q. 維持器到底要戴多久啊？

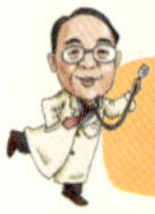

A. 追求美麗是需要付出努力的！教科書上的標準答案是「一輩子」！只要你想要維持牙齒一直是剛拆掉矯正器時的整齊排列，就要一直戴著維持器。若不想戴那麼久，至少也要戴 2 ～ 3 年。青少年則是建議戴到大學，生長期結束。往好處想，戴著維持器至少可以維持牙齒的整齊度，戴著眼鏡也不一定保證近視不加深呢！

Q. **只要我一直戴著維持器，牙齒就不會跑位了嗎？**

A. 通常剛拆掉矯正器那一刻是牙齒排列最好的時候，但咬合常需經過一段時間的磨合，才會達到更穩定的狀態。所以維持器還是會容許牙齒做小幅度的變動，尤其是上下牙的咬合密度。在咬合穩定之後，牙齒排列會有些微的變化，通常都在可接受範圍內（大致上看來還是整齊）。咬合穩定後，配合維持器的配戴，就可以維持牙齒的位置不會跑位。

維持器清潔保養及注意事項

清潔保養

- **飯後潔牙：**用餐後一定要先潔牙，才可以戴上維持器，否則食物殘渣被包覆在維持器中，更容易形成蛀牙。
- **定期保養：**維持器取下時，先用水沖乾淨，再用軟毛刷子輕輕刷洗，讓其自然陰乾。定期（一個月）浸泡一次假牙清潔錠去除上面的髒汙。

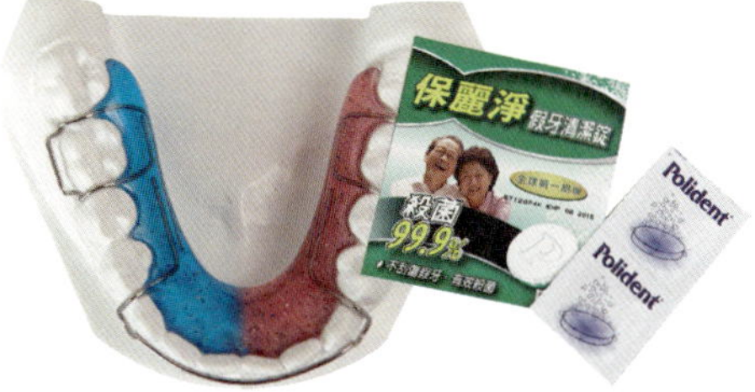

注意事項

- **空間保存：**攜帶維持器時，一定要放置在攜帶盒中，以免弄丟或是壓壞。
- **避免飲食：**戴著活動式維持器時，不可以飲食，頂多可以喝溫的或冷的白開水。
- **避免浸泡熱水或以熱水煮沸**：以免變形而無法使用。
- **回診檢查：**回診時請攜帶維持器，以利醫師檢查維持器狀況及密合程度。維持器若有破裂磨損，請勿丟棄，一併帶回門診讓醫師檢查評估配戴的狀況。
- **破壞、遺失處理：**維持器若有破損、遺失，請儘快與院所聯絡，約時間回診重新製作。
- **假牙重製處理：**若有假牙重新製作的情況，會影響維持器密合度。有可能需要調整，甚至必須重新製作維持器。

Q. 若是因為沒有帶維持器跑位了，需要再矯正一次？是不是還要再付費一次？

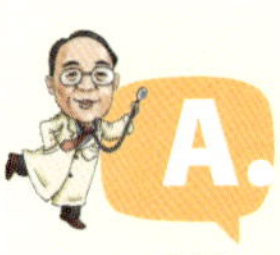

若牙齒排列或咬合的復發，是因患者的合作性不佳（沒有按照醫囑配戴維持器或定期回診），或是因超出齒顎矯正醫師所能控制範圍的因素所引起（例如戽斗的生長超過預期），需再進行另一次的齒顎矯正治療時，除了應再製作最新的資料，重新評估、診斷、說明外，並應再繳納所有的齒顎矯正相關費用。

PART 9
矯正治療的得與失
——天平的兩端

不要害怕完美，因為你永遠達不到它。

Have no fear of perfection-you'll never reach it.

—— Salvador Dali 達利

當患者決定接受齒顎矯正治療，目的就是希望改善外觀、笑容與咬合，想要得到矯正治療所帶來的好處。不可諱言的我們也要提醒大家：醫療可以改善病症，同時也可能有副作用產生！尤其是在成年以後，才接受矯正治療，往往齒列狀況條件不如預期，而矯正治療的結果，可能就無法如想像中那麼的美好。以下我們將提出在矯正治療過程中，較容易出現的副作用。

牙齦萎縮

一般來說，在牙周組織（包括齒槽骨與牙齦）健康的齒列進行矯正治療是不會有問題的。但如果有牙周病的患者要進行矯正，就需要先治療牙周病，等待牙周回復健康後，才能開始矯正治療。

如果牙周組織是在不健康的狀況下進行矯正治療，牙齒受力移動時會讓發炎的狀況更加嚴重。若無良好的口腔清潔習慣，讓牙齒表面堆積許多牙垢、牙菌斑，就會造成牙齦炎及齒槽骨的吸收，形成牙齦萎縮。

齒列不整造成牙齦萎縮

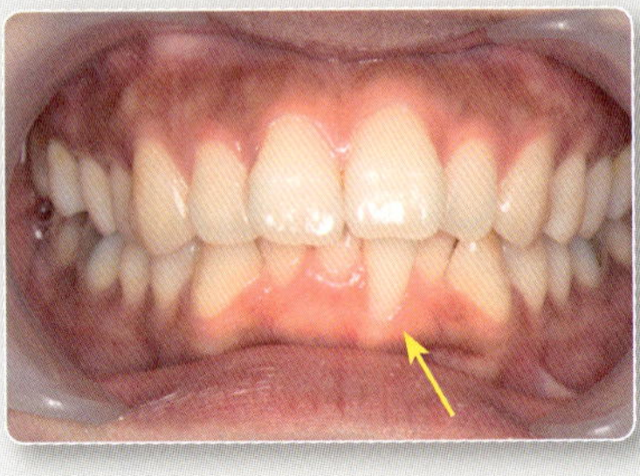

患者下顎前牙區擁擠，左下側門牙向外突出。

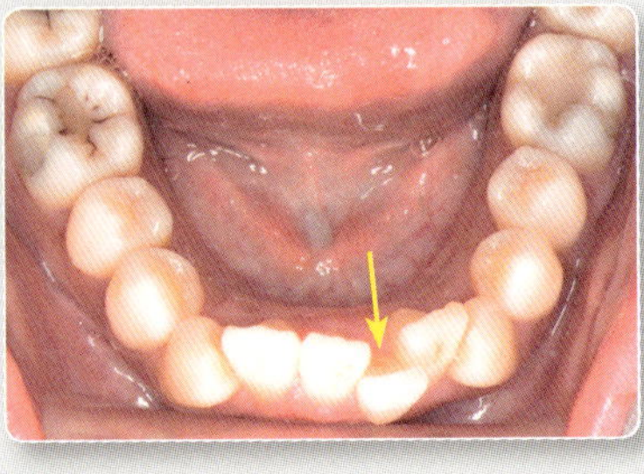

造成側門牙牙齦萎縮、牙根裸露。

牙齦萎縮常見的原因

1 年紀的增長

自然生理的老化現象，就跟頭髮變白一樣。而先天牙周組織較薄的病人，牙齦萎縮的速度也較快。

2 牙周病

牙周疾病造成齒槽骨硬組織的吸收萎縮，骨頭的支撐不足，造成牙齦的高度無法被支持，所以牙齦也跟著萎縮。

3 齒列凌亂

牙弓空間不足、牙齒排列凌亂，造成某些牙齒被推擠出齒槽骨外，造成牙齦萎縮。

4 不當刷牙方式

刷牙方式不對、刷的太用力、牙刷的刷毛太硬等原因，使牙齦長期受到不當外力而造成牙齦萎縮。

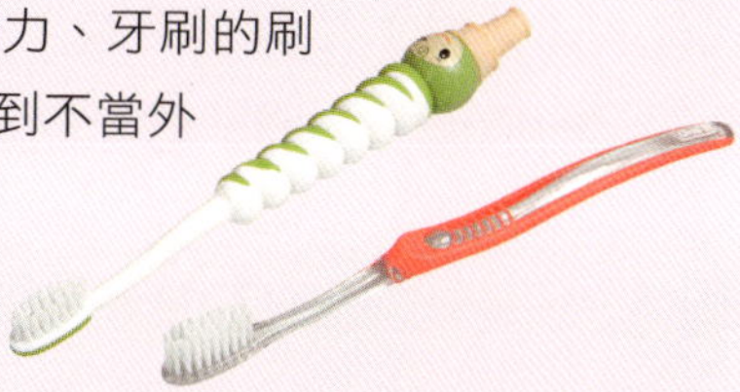

5 矯正治療

大部分的矯正治療不會造成牙齦萎縮，但是在少數情況下，例如上顎骨狹窄造成齒列擁擠，在不拔牙的情況下矯正，只能將齒列往外擴張，再加上如果原本病人的齒槽骨和牙齦比較薄，就容易將牙齒排出齒槽骨外，造成牙齦萎縮。

避免牙齦萎縮及改善方法

1 **正確口腔清潔：**有牙周病的患者應該特別注意口腔衛生清潔，學習正確刷牙方式，勤於更換牙刷，並且應定期檢查追蹤牙周健康情況。

2 **牙周手術：**有些牙齦萎縮能採取牙周整型手術改善，可做牙齦移植手術，或是牙根覆蓋術。由上顎內側區取下結締組織移植到裸露的牙根上，以增加牙齦的厚度或是覆蓋牙根，這樣可以避免牙齦繼續萎縮，甚至能恢復牙齦的高度。

3 **降低敏感：**牙齦萎縮、牙根裸露可能造成敏感性牙齒，對冰冷、酸性食物的刺激感到疼痛。這時候可以請醫師塗氟膠、去敏感劑或使用去敏感牙膏降低牙齒敏感的狀況。

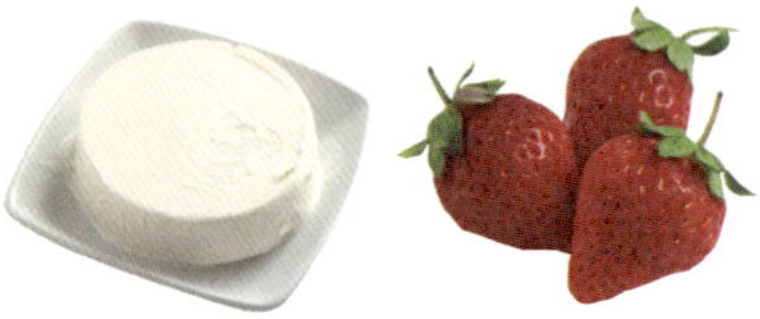

●對冰冷、酸性食物的刺激感到疼痛，可以請專業醫師治療。

齒間黑三角

齒間黑三角指的是牙齒與牙齒之間的牙齦肉（稱為齒間乳突，呈現細長三角形）發育不足或消失，造成在我們所見到牙齒之間有黑三角空洞的情形。太明顯的齒間黑三角會影響齒列美觀。

齒間黑三角形成的可能原因

1. **牙周病變：**病人本身有牙周病，牙齒之間的齒槽骨被破壞萎縮吸收，因為硬組織的支撐不夠，自然齒間乳突也會跟著萎縮，而形成黑色空洞。
2. **長期齒列擁擠：**在矯正之前，牙齒因為擁擠重疊，牙齒之間的齒間乳突就被壓擠或是根本無法在發育期間自然形成，所以在將牙齒排列整齊之後就自然形成齒間黑三角。擁擠重疊的時間越久，情況就越嚴重。

3. **牙齒形態：**牙齒本身的形狀偏向三角形（齒頸部較窄，切端處較寬）、牙齦組織較薄的人，也容易在矯正治療排整齊後出現齒間黑三角的情形。

牙齒形態影響齒間縫隙的大小

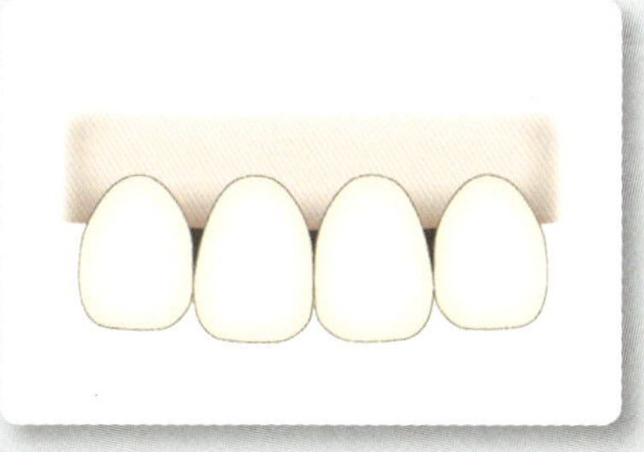

牙齒的形狀越三角形，齒頸部越窄，一旦牙間乳突喪失，就容易產生明顯齒間黑三角。

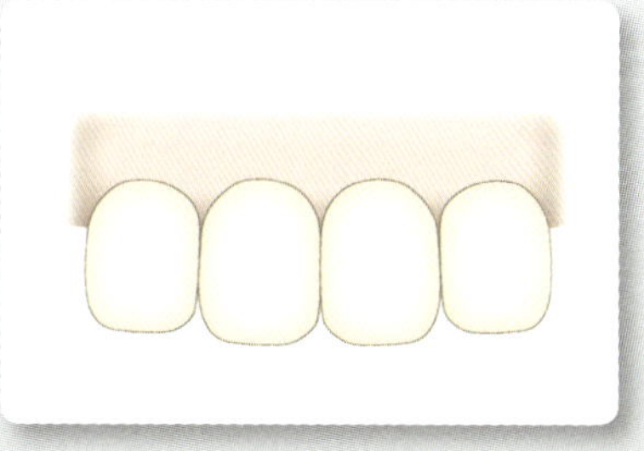

牙齒的形狀若偏向長方形，齒頸部較寬，一旦牙間乳突喪失，也不容易形成明顯的齒間黑三角。

矯正後的齒間黑三角

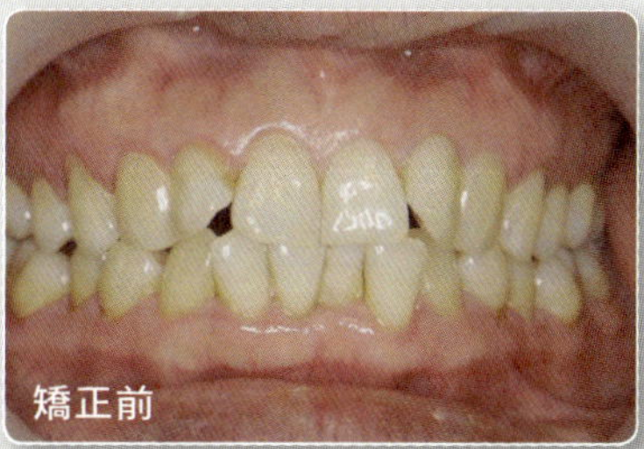

35 歲女性，矯正治療前齒列擁擠。

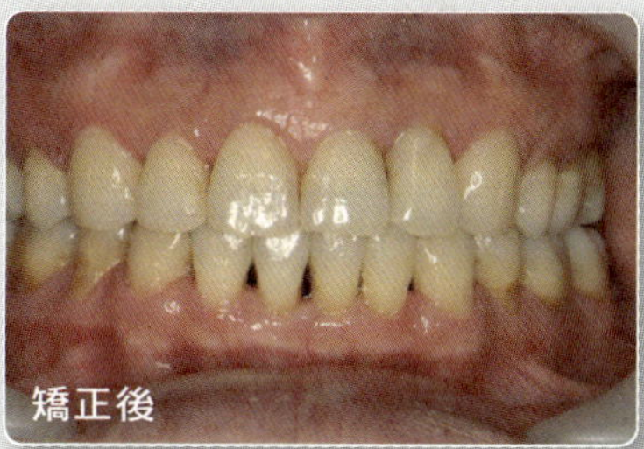

矯正後牙齒排列整齊，但是在下門牙處形成明顯齒間黑三角。

改善齒間黑三角的方法

1. **及早矯正：**在具有生長潛力的青少年和小孩，在牙齒排列整齊後，可能有機會讓牙齦與齒槽骨自己生長，進而減少齒間黑三角的產生，所以齒列擁擠不要等到成年後再矯正。

2. **牙齒形狀修形：**成人患者雖已無生長潛力，仍然有機會藉由修磨牙齒鄰接面來減小齒間黑三角範圍。然而前題是患者的牙齒必須夠大顆，且形狀允許才有條件修磨。三角形的牙齒修型後會改善齒間黑三角，而且形狀也會變得比較好看。

3. **補牙及贗復：**利用牙齒復形的方式來改善齒間黑三角。可利用樹脂填補、假牙或陶瓷貼片改變牙齒的形狀來掩飾齒間黑三角。

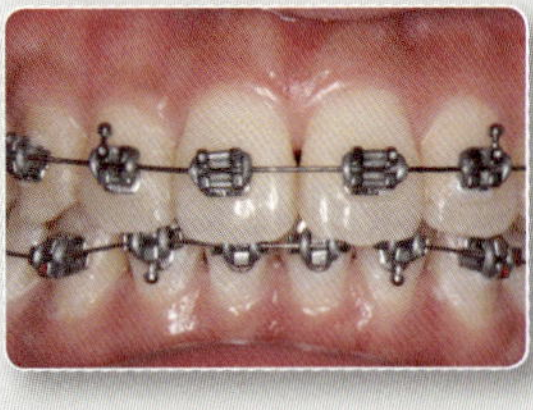
矯正過程中，上顎門牙間產生明顯齒間黑三角。

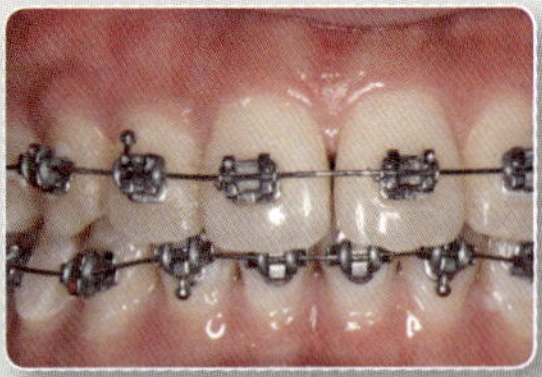
將牙齒鄰接面牙釉質修型。

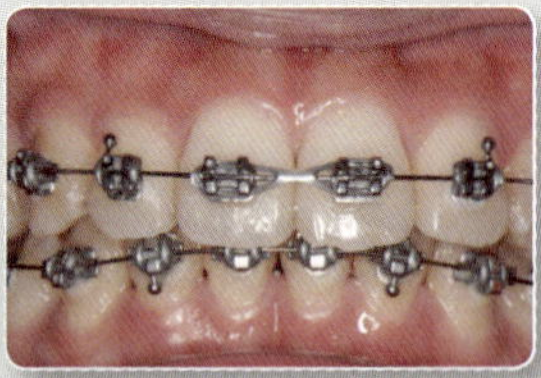
重新拉緊牙縫，減少齒間黑三角。

牙齒修型的工具

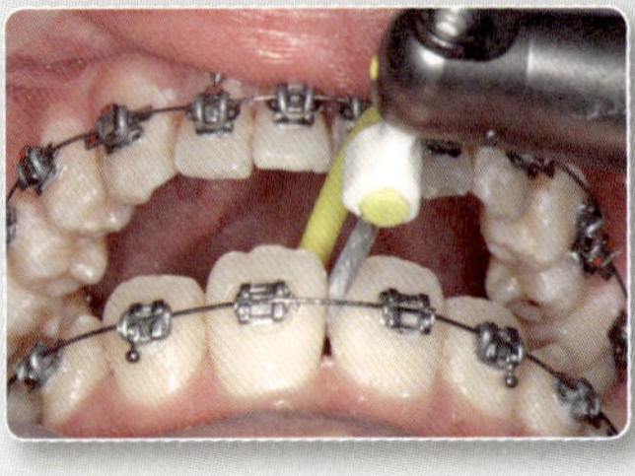
▲利用電動片鋸做牙齒修型

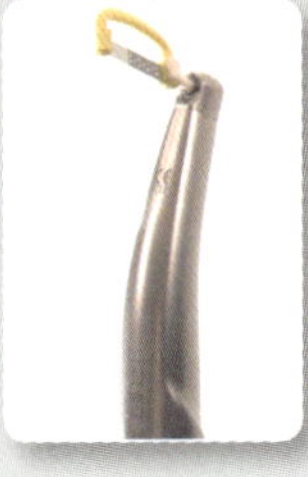
▲電動片鋸

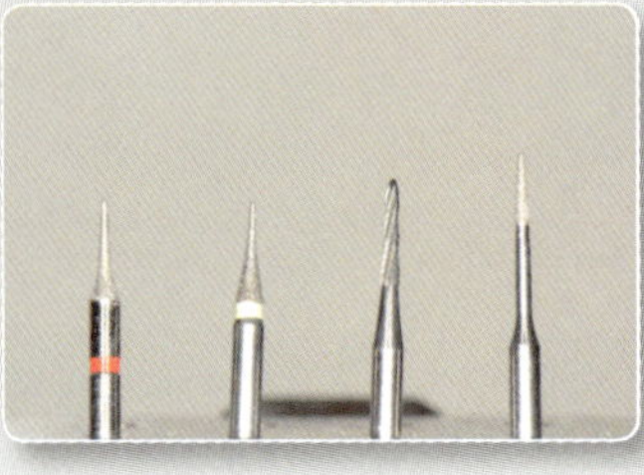
▲高速鑽針

牙齒復形掩飾齒間黑三角

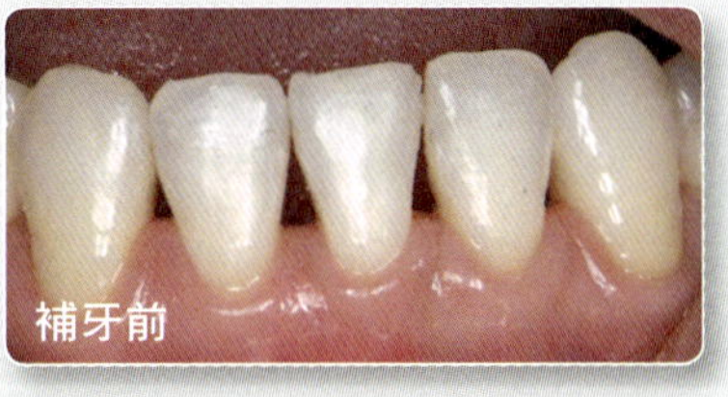

矯正治療後，下門牙處形成明顯齒間黑三角。

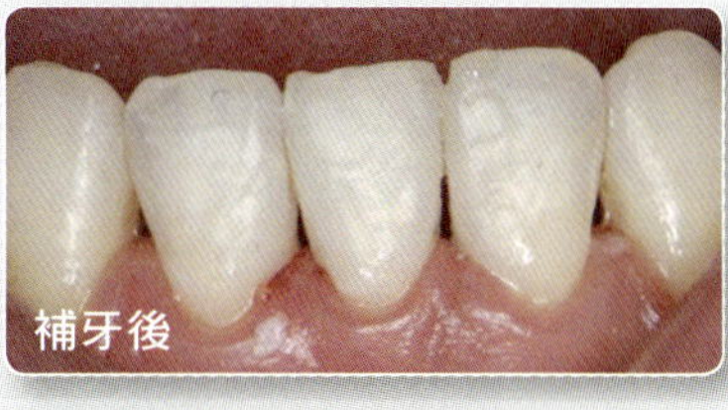

利用樹脂填補，讓齒間黑三角縮小，但填補處易積結石，需要更注意清潔。

牙根吸收

根據醫學檢驗報告及許多臨床病例顯示，牙根尖吸收會發生於未接受任何牙科治療或接受過牙科治療的患者。牙根吸收在臨床上可區分為：

A 生理性牙根吸收（大多發生於乳牙）。

B 內發炎性牙根吸收。

C 外發炎性牙根吸收。

外發炎性牙根吸收即是牙齒外根尖部初期變鈍，再隨著時間逐漸往牙冠方向變短，又可簡稱為「外吸收」或「外牙根尖吸收」。

臨床上，若發現有外牙根尖吸收的牙齒，只要患者的牙周組織（齒槽骨、牙周韌帶、牙齦及牙骨質）健康，仍可長年地附著於口腔內執行一般的咬合功能。除非牙周狀況極差，並伴有嚴重的牙齒動搖，才會使外牙根尖吸收的牙齒有脫落的可能。

乳牙牙根吸收

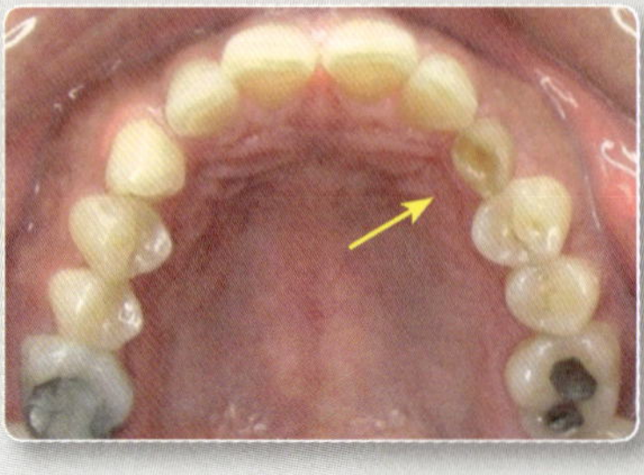

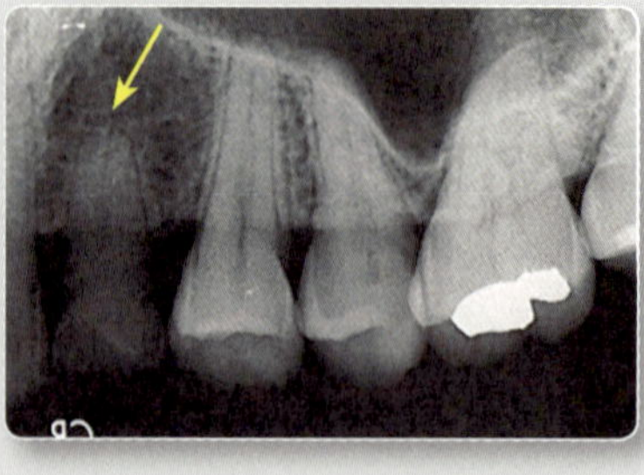

48 歲男性，上顎左側乳犬齒因無繼生永久齒，故並未發生正常生理性吸收而脫落，反而在口腔內長期存在 45 年以上。

X 光片可見乳牙牙根明顯較短，但仍長期存在於口腔內執行正常功能。

恆牙門齒牙根吸收

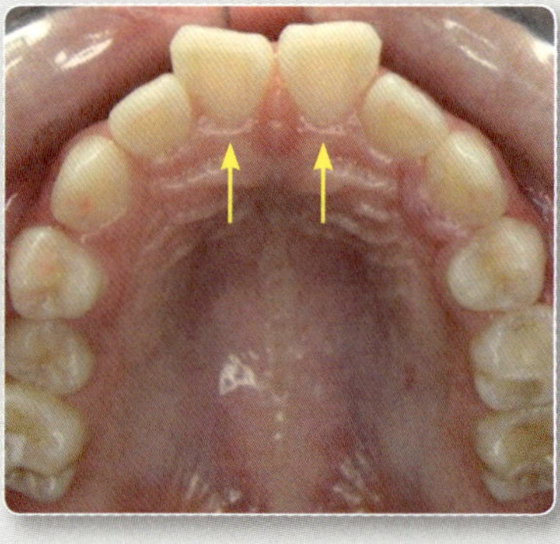

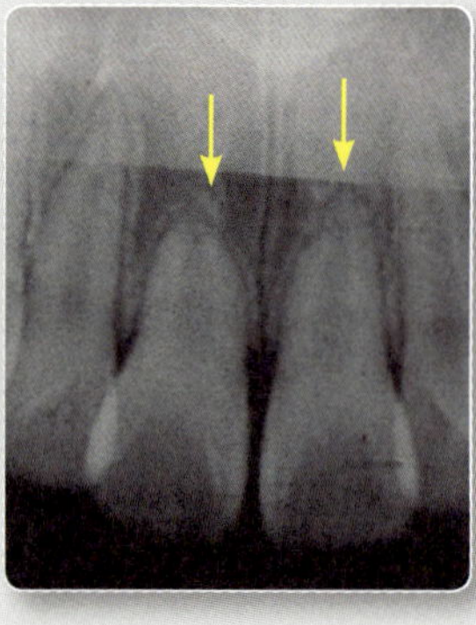

患者乳牙尚未換完，在矯正治療前的常規檢查中，發現上顎兩顆大門牙位置較突出。

X 光檢查可見上顎兩顆大門牙都有明顯牙根吸收（1/4 ～ 1/3 牙根吸收）。

特發性上顎正中門牙牙根吸收

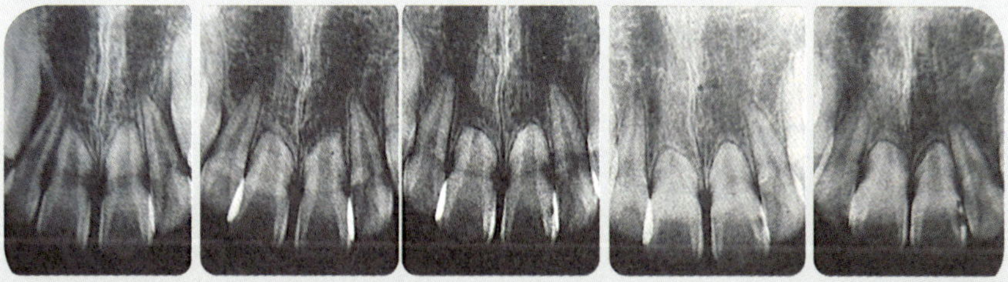

初診時為 8 歲女孩，從未進行矯正治療。經過三年半的定期觀察，發現患者有特發性上顎正中門牙牙根吸收的現象，可能是在前牙開咬處患者有舌頭推前牙（ Tongue thrusting ）之不良習癖所造成。（引用自「齒科矯正學入門」福原達郎著 1992 ）

外牙根尖吸收的短化現象

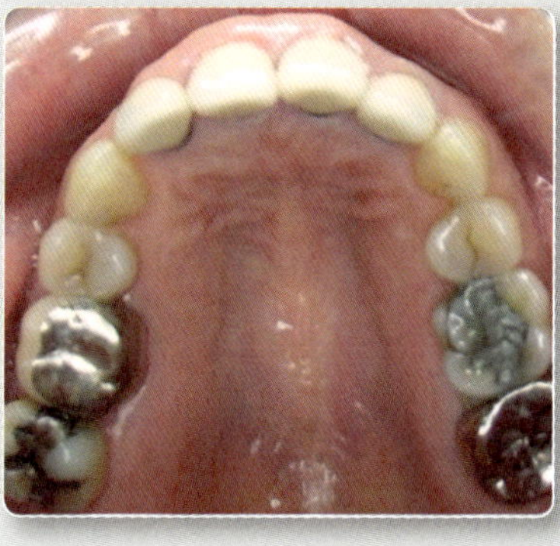

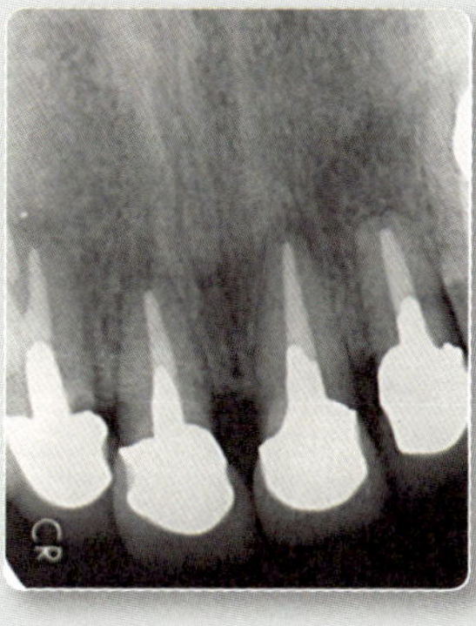

47 歲女性， 20 多年前在一般牙醫診所做過兩年的矯正治療（ 拔過上顎兩顆小臼齒 ），目前上顎四顆門牙都有外牙根尖吸收的短化現象，但牙周狀況穩定，矯正後已正常使用 20 年以上。

牙根吸收發生的原因

1. 遺傳

根據美國矯正學教科書《Orthodontics》（Graber 等著作，2012 年）之記載：「**幾乎半數的矯正治療伴隨外牙根尖吸收均與遺傳有關**，且三分之二的上顎正中門牙的牙根尖吸收是歸因於遺傳基因的差異性。」

2. 環境

- **生理、牙齒年齡：**成人較孩童易發生。
- **性別：**女性較男性易發生。
- **異常咬合的類型：**開咬及骨骼性三級咬合較易發生。
- **失調：**內分泌與荷爾蒙失調、氣喘與過敏、飲酒營養、藥物，心理壓力等全身性因素皆可能有相關。
- **外力：**諸如，不良習癖（推舌癖、異常吞嚥、發音異常、咬或吸唇癖、咬或吸指癖等）、外傷病史、咬合性外傷、矯正機械力等。

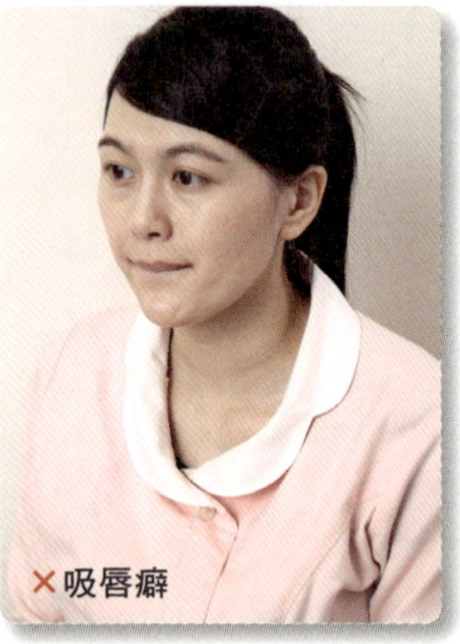
✕吸唇癖

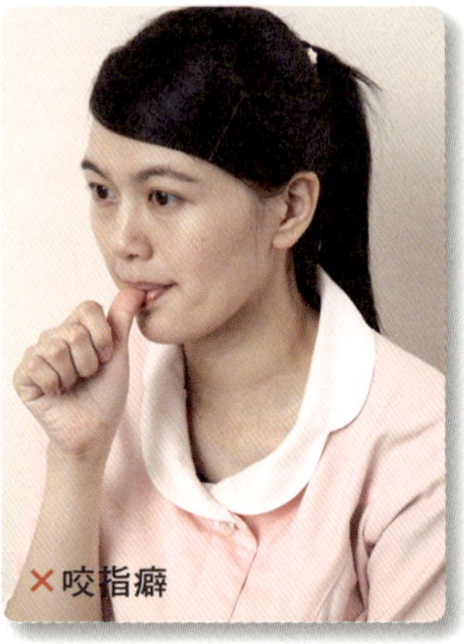
✕咬指癖

- **牙齒及牙根的形態：**內陷牙、變形齒或具滴管形牙根尖的錐狀牙根較易發生。由於遺傳與眾多環境因素的交互作用及影響，除非個人體質良好且環境因素影響不大，否則不管任何的牙科治療，患者多少都會有外牙根尖吸收的風險。

如何預防牙根吸收

臨床上除了施予適當的矯正治療外，並應針對其他的環境因素來預防外牙根的吸收，亦即於矯正治療中，患者須遵守下列事項：

1.增強免疫力

作息要正常，不要熬夜，防止免疫力低落。體能要訓練，以增強免疫力，並促進新陳代謝。

2.戒除口呼吸

口呼吸要改善，嘴唇常閉好，才可達到口內環境的優質化，避免牙齒受外在溫差的刺激。

3.戒除不良習癖

肌肉功能的訓練，改善患者的嘴唇及舌功能的不良習癖（咬唇、咬手指、咬筆桿等）。

已經發生牙根吸收要怎麼辦？

矯正治療中若發現有外牙根尖吸吸的現象時，醫師可能會暫停矯正治療約二至三個月，以便牙齒進行牙骨質甚至牙本質的修復。一旦修復完成後，可再繼續施予矯正治療，如此可降低牙根進一步吸收的風險。

若外牙根尖吸吸嚴重時（吸收大於或等於原有長度的三分之二時），除了應停止治療並待其修復後，也可請患者考慮配合正顎手術，縮短治療時間來完成患者的整體治療。

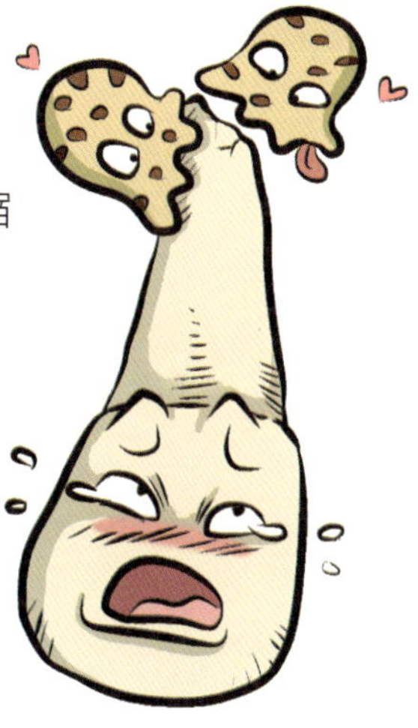

●失控的噬骨細胞。

臉越來越歪

人類大致上是左右對稱的動物，但是對稱程度很少會有百分之一百。例如左右手不一樣長通常不會被發覺，但是顏面部的不對稱就很明顯而易被察覺，所以人的臉部只要左右稍微不對稱，或者是有一點歪臉是原本就存在，只是自己並未發覺。

大部分不對稱的情況也容易被暴牙、虎牙、凌亂的齒列遮掩。合併有骨骼性歪斜的人，齒列矯正並無法解決「歪」的問題，也就是說，牙齒矯正是在「歪」的骨架基礎上排列牙齒。

然而大部分的人都是在接受矯正治療後，才開始仔細注意自己的臉型變化。細心的人會察覺到好像慢慢出現「歪」臉的現象，其實應該是自己的臉型一剛開始就已經有存在不對稱，這樣些微的左右臉不對稱，在臨床上是可接受的，我們稱為「正常的不對稱」。

臉歪或不對稱五種成因

1.不對稱生長

顏面骨骼的不對稱生長。

2.不對稱顳顎關節吸收或病變

顳顎關節因外傷或不明原因有不對稱關節吸收。

3.不對稱軟組織生長或病變

臉部軟組織肌肉不勻稱的生長或是長期不對稱的使用，或是局部病變造成顏面不對稱。

4.肌肉之異常習慣或功能性障礙

有人說話習慣單邊挑眉或是笑的時候只抬一邊的嘴角。

5.外傷疤痕造成

疤痕會影響肌肉收縮，造成不對稱。

齒列矯正本身也不會將人的左右臉治療成「歪」或是「不對稱」的狀況。反過來說，如果矯正治療會造成臉變歪的話，那麼矯正就可以將歪的臉變正，也就是說不需要手術了；光是排整齒列是無法有如此神奇的功效！所以矯正治療本身，並不會造成病患臉越來越歪的！

改善臉歪的方法

1. 手術方式

利用手術去調整顎骨的的位置，進而改善軟組織的關係；或是利用下巴整型手術來改變下巴的位置。但是因為長期以來不對稱的立體骨架關係，所以即使利用手術治療也只是讓大歪變小歪，小歪變小小歪，不容易變成百分百對稱！

2. 肌肉訓練

坐在鏡子前面練習笑容表情，盡量在講話露齒、微笑、大笑的時候，讓左右肌肉對稱收縮（詳見 Part 5 肌肉功能訓練 P.112）。若有功能性障礙的患者，可能需要轉至相關專科（復健科神經內科等）做進一步的檢查及治療。

3. 心靈調適

如果正視臉部只是一點點歪，稍微影響一點點美觀，但不影響功能的部分，接受它也是一個好的解決方法！臉歪容易被暴牙及牙齒亂掩蓋、不易被察覺。等到牙齒排整齊、暴牙拉進來了，加上病人因為矯正臉變瘦、骨架浮現，臉歪的情況就日益明顯。矯正治療前檢查「正面測顱 X 光片」，可以很清楚看到左右臉骨骼對稱性：包含左右下顎長度是否一致、咬合平面是否傾斜、眼眶高度是否一致等等。

整型手術 ↓（歪臉）

（暴牙＋牙齒亂＋嘴巴閉不緊＋歪臉）－（暴牙＋牙齒亂＋嘴巴閉不緊）＝歪臉

牙齒矯正 ↑（暴牙＋牙齒亂）　肌肉訓練 ↑（嘴巴閉不緊）

上下齒列中線

門診常見的一個畫面就是病人拿著鏡子，然後看著鏡子中的牙齒，一直跟醫師抱怨說：「上下中線不對齊。」到底上下齒列的中線要不要對齊呢？其實上下齒列中線對齊咬合不一定就會對好。

正常狀態

人體除了部分器官外，基本上是左右對稱的，牙齒的數目也是上下左右相同，也就是說，如果上下顎骨發育對稱良好、上下齒列牙齒完整無缺牙、大小對稱且排列良好，則上下門牙中線應當就可以對齊。

異常狀態

但是如果顎骨發育不對稱（臉型歪斜）、單側顳顎關節吸收、缺牙、蛀牙、牙齒天生形態不良、左右不對稱，或是缺牙太久才裝上假牙等等狀況，都會使得矯正結束時，上下牙中線不對齊。

專業分析

以治療目的來說，重點是追求一個穩定咬合（功能）及上齒列中線跟顏面中線要協調（美觀）。至於下齒列中線在很多情況下是無法達到跟上齒列中線完全對齊的！

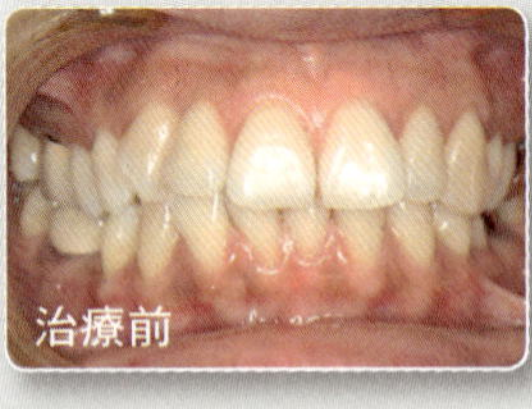

治療前

患者因為下顎骨生長時不對稱向右邊偏斜，治療前下排齒列中線與上排齒列中線不對齊。

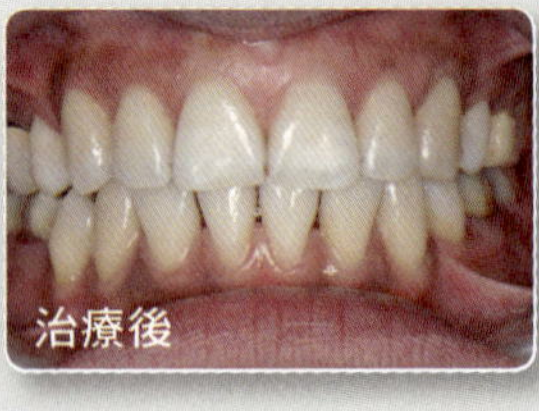

治療後

治療結束時，上下齒列中線有改善，但沒有完全對齊。

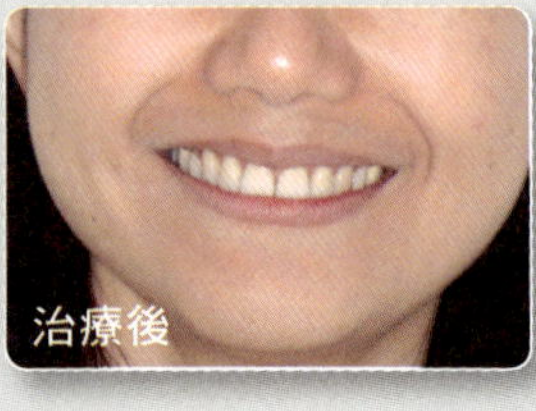

治療後

治療結束時，咬合良好，且上齒列中線跟顏面部中線協調，不影響微笑時的美觀。

臉頰凹陷、臉越來越凹

常聽到一些人分享自己矯正治療後，卻有臉頰凹陷的情形，我們來瞭解會造成臉頰凹陷的原因：

凹陷的原因

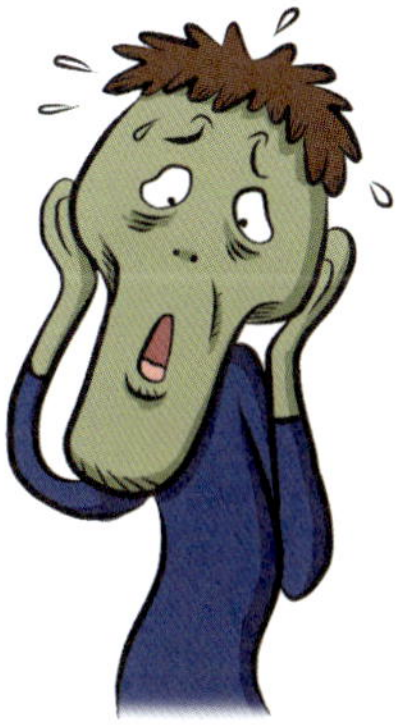

1. 先天遺傳

有些人先天屬於臉較圓的人，比較不會容易看起來臉頰凹；臉較瘦或是臉較長的人會比較容易出現臉頰凹陷，娃娃臉的人也容易看起來臉較圓！

2. 生活習性

常吸菸或熬夜的人容易讓臉頰的膠原蛋白與脂肪流失，因而出現臉頰凹陷。

3. 不當的瘦身減肥

也會容易因為臉部的脂肪流失，而出現臉頰凹陷，特別在眼窩下方和臉頰兩側的凹陷！另外腸胃不好的人，營養吸收不良常拉肚子也比較會出現臉頰凹陷。

4. 牙齒矯正

這個可分為「青少年矯正」以及「成人矯正」；在青少年時期矯正，治療結束時，通常不會造成臉頰凹陷，但是在成人時期，尤其是在超過 30 歲以後，才開始矯正治療，結束治療後，比較容易會出現臉頰凹陷。

從另一個角度來看，隨著年紀逐漸增長，原本就比較容易有膠原蛋白與脂肪流失的現象，尤其是進入中年的女性。因此在這個年齡層同時進行矯正治療，治療期間年齡老化持續進行，二者合併一起發生時，很難釐清到底是老化，還是矯正治療造成臉頰凹陷變化。意即成年人在考慮接受矯正治療前，必須瞭解臉頰凹陷似乎是不可避免的。

5. 其他

停經後的婦女，內分泌不協調、甲狀腺機能亢進、憂鬱症、焦慮症等類型的患者，也容易出現臉頰凹陷的情況。

改善臉凹的方法

另外從實證醫學來看，目前也沒有相關的研究來證實矯正治療和臉頰凹陷的因果關係，而另外也不是每一個在 30 歲之後，才來接受矯正治療的患者絕對一定都會發生臉頰凹陷，所以目前為止矯正治療與臉頰凹陷的因果關係，至今還是需要再進一步的研究與探討！因此依照專業的分析，改善臉頰凹陷的三種方法：

肌肉訓練

1 矯正期間還是要訓練咀嚼肌，不要長期只喝流質食物或是只吃軟質食物，以免咀嚼肌萎縮，臉頰凹陷。

玻尿酸充填

2 目前最好的方法就是放入玻尿酸，來取代已經流失的膠原蛋白與脂肪，填補凹陷的組織，以恢復臉頰的豐隆度。

其他治療

3 內分泌不協調、憂鬱、焦慮症的治療。

附錄一
矯正心得分享

附錄二
功能性齒顎矯正 & 數位隱形矯正

附錄三
齒顎矯正治療【評估問卷】

附錄四
齒顎矯正治療【初步診斷與治療計畫】

讓自信的笑容留下第一印象

文／杜立妍 ■年齡：30 歲 職業：英文老師

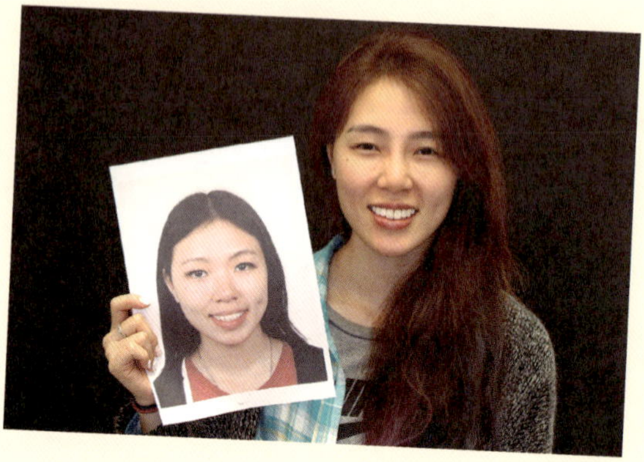

每日一蘋果醫生遠離我 (An apple a day keeps the doctor away.) 是一句提倡進食蘋果有益健康的諺語，這個幼時的耳語也讓我展開暴牙的人生。從小就喜歡拿著蘋果大口咬食，這個動作讓我的上排牙齒被往外拖出，正面遠看時牙齒還算整齊，若由側面觀看則明顯外暴。小的時候不太在意，但是青春期後對外貌的追求，就希望自己的牙齒能更整齊漂亮。

此時，很幸運的遇見王醫師為我矯正治療，從初診就能感受到她的細心與耐心，加上專業的審美觀，解答了很多矯正時需要注意的問題。在醫師的建議下，我選擇了隱適美牙套，使用它僅需要每兩週自我替換，每天除了用餐以外，都要配戴，定期回診檢查即可。隱適美除了替換便利，也不會像使用鋼牙容易刮傷牙齦。當然在更換時，難免有些不舒適，但總是很快就能適應。它讓我戴了三年，都沒有讓旁人發現我正在矯正中，只覺得我的牙齒日漸整齊，人變得漂亮。

在戴完兩輪的牙套（一輪 32 副）後，王醫師叮嚀，牙齒矯正不僅是為了美觀，更要改善咬合，於是我又戴了一年的鋼牙。在矯正的這幾年，從不適應到變成生活的一部分，在最後拆除時，反而懷念過程中的點點滴滴。感謝王醫師這樣的安排，讓我不但有了整齊的牙齒，更有了自信的笑容。

給想要矯正的你，別再猶豫了，趕快預約醫師評估跟治療。等下去，牙齒不會自己變整齊的！而且開始之後，真的需要乖乖的照醫師的建議回診、戴牙套、拉橡皮筋噢！

牙齒對生理行為上的影響也是不容小覷

文／劉宜修 ■年齡：31 歲　職業：UX 設計師

矯正前 原來都是牙齒惹的禍

記得小時候，嘴巴總是會不自覺開開的，常因此被爸媽糾正好幾次；國中的時候，發現自己牙齒咬合好像和別人不太一樣，總覺得笑起來好像和別人不太一樣…；國三的時候，拔了某顆智齒沒補牙，覺得醫生說「不補牙臉會變歪」的警告太誇張；高中的時候，認真發現下排的牙齒竟然在上排牙齒外面，想要露出上排牙齒的笑容根本是件難事。以上，概括了我「地包天」加「歪臉」的總和。

漸漸地，我開始對自己越來越沒自信：不太敢側臉視人、拍照永遠是抿嘴的一號表情、大笑後又突然自覺會不會嚇到別人…。內心無數的自卑小劇場，深怕別人發現自己的不一樣。

其實我要的不多，我只想好好笑一場。

矯正期 越緊越好　越痛越爽

可能是太想趕快恢復正常的咬合，我對戴上矯正器的期待已經蓋過所有的不安和不適，對於大家害怕的會痛、嘴會破之類的，記憶中真的沒遇過幾次！每次回診，最期待醫師可以幫我調緊，好讓我回去痛翻天，因為我知道，會痛就是牙齒在動！當然，也不是我說的算，操之過急反而會造成反效果，聽從醫生指示才是最重要的，該拉的橡皮筋，該注意的細節，我可是一點都不敢馬虎。

生活中比較需要注意的應該就是清潔吧！吃完飯後，避免一半的食物還展示在矯正器上，我會隨身攜帶潔牙用具。雖然矯正器讓潔牙手續變得冗長且繁複，但也間接養成更良好的清潔習慣。

矯正期間，我習慣幾天為自己牙齒自拍一下，看到牙齒一天一天的在變化，是我最有成就感的事！人每一天都在改變，但如果你能每一天都能看到自己往更好的方向改變，我想是非常值得歡呼的事——矯正就是。

矯正期 想笑就笑　做自己好自在

拆矯正器後，最明顯的改變就是咬合正確了！現在的我，可以有自信露出牙齒、可以有自信露齒拍照、可以有自信與人交談、可以不用擔心自卑小劇場……。可以和一般人一樣的感覺真好！

除了外觀上的改變，我覺得最驚喜的是，我在最自然且放鬆的時候，嘴巴是閉起來的！這也是我矯正後才發現的事，雖然不確定其中關連性，但這的確是對於我個人的意外小收穫。原來，牙齒對生理行為上的影響也是不容小覷！

現在的我，除了感謝醫師，也感謝當時下定決心的自己。矯正牙齒，真的是我這輩子做過最不後悔的決定之一。

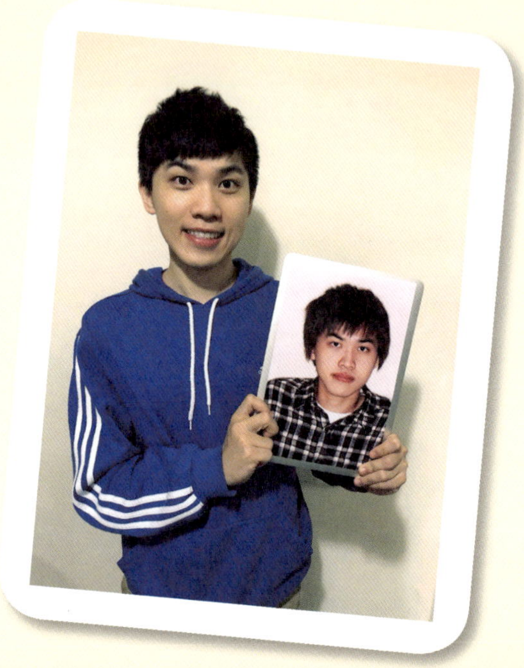

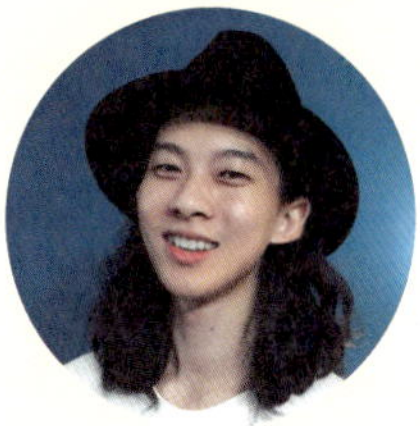

在三十歲以前，給未來的自己一份大禮！

文＼王子豪 Noodle ■年齡：29 歲　職業：視覺設計師

由於家族遺傳，家人們的牙弓都偏窄，從小就有牙齒不整齊的困擾，甚至再怎麼努力刷牙也有清潔不到的地方。明明長得還可以，卻無法自信的露齒微笑，實在太可惜了。於是在心裡偷偷列了個公式：「如果我能活到 80 歲，那麼在 30 歲以前矯正牙齒，我就能帥 50 年！」

出社會後學到一件事：「投資在自己身上絕不吃虧！」。

我是一名視覺設計師，我的工作需要幫客戶的品牌做視覺升級，在這個講究美感的時代裡，對於「美」的需求只會逐日提升，客戶的品牌如此；自己的品牌也是如此，終於在出社會後，有能力送給未來的自己一個視覺升級的機會了！

諮詢前做了很長的心理準備：「要被稱為鋼牙哥了、口香糖再也不能吃了、咖哩必須道別了、要刮掉很多口腔的鮮肉了」。沒想到給式萱醫師諮詢後豁然開朗，原來還有隱適美這個選項，只要每天按時配戴並注意清潔，飲食習慣根本不用改，疼痛感還能大幅降低，最重要的是不會被叫鋼牙哥之類的外號，在無人知曉的情況下變帥哥，比起傳統矯正器，這是太適合自己的投資了。

配戴隱適美至今將近一年，牙齒已經大幅整齊，時常會將第一副牙套拿出來跟朋友炫耀，「原本長這樣太扯了！」朋友們總是驚嘆的說。而牙齒日漸整齊外，也意外發現很多好處，像是因每日配戴時間須滿 22 小時，所以會更注重營養的攝取，也會更仔細照顧牙齒清潔及保健，而最意想不到的是原本強壯的腮幫子消失了，臉也變小了！想必要開始為「帥哥五十年」的計畫做準備了！

接受新科技的牙套矯正，解決困擾已久的「面子問題」

文／朱建一　■年齡：33 歲　職業：室內設計師

矯正前 兩顆大門牙形成視覺的焦點

我上排的兩顆大門牙從剛長出來後就不整齊，呈現一前一後的狀態，這個狀況這幾年越來越嚴重了。交疊的門牙越來越明顯，我的嘴巴也越來越尖，總覺得在與對方說話時，別人的焦點視線一直集中在我的門牙上！

所以一直都有矯正牙齒的念頭，但是想到要戴上一圈鋼絲兩三年，再加上常常聽到身邊許多朋友在矯正牙齒的過程中有許多需要適應的地方，例如：吃東西不方便，清潔上也很麻煩，因此打消了裝矯正器的念頭。

在一次偶然的機會下，得知有一種全新的矯正方式，不需要戴傳統的矯正器，牙齒上不用黏東西也不用綁鋼線，而且在矯正的過程中如果不特別與別人提起，完全不會有人發現你正在進行牙齒矯正。

心想天底下竟有這麼神奇的東西？！這又燃起了多年來心中想要整理牙齒門面的念頭，因此約了時間到診所諮詢，就此展開了我人生的牙齒矯正旅程。

矯正期 透視神奇數位的電腦模擬圖

帶著一顆期待的心情進到診所，一開始醫師對我的牙齒製作模型、拍照、照 X 光片、收集資料。等再次進診所時，我從電腦螢幕上看到

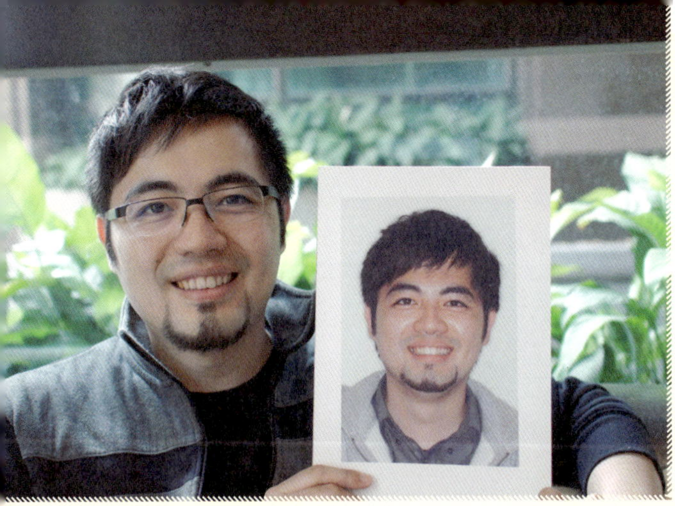

透過無負擔的矯正技術，
提升專業的藝術形象，
面對不同客戶談合作案，
成功率也增加許多哦！

了我目前牙齒的狀況，以及完成矯正後的狀況。連牙齒移動的過程都可以像動畫片一樣在電腦上播映，真是太神奇了！

沒想到除了空間設計可以看效果圖之外，連牙齒矯正都可以看效果圖。醫師跟我解釋說這是用電腦模擬出牙齒移動排列的過程，精確的預估出每個階段牙齒排列的狀態，每兩週都會有一副透明的牙套，只要按照順序戴上透明牙套，牙齒就會慢慢排整齊了。

初次配戴上這透明的牙套，會有一點緊緊的感覺，但這正表示牙齒的排列正在慢慢的改變中，但過了一會兒這種緊緊的感覺便消失大半，到了第三天便已習慣這種感覺而不會察覺牙套的存在。

除了吃東西時需要將牙套取下之外，其他的時間都需配戴著，有時甚至覺得配戴牙套時，那種牙齒正在慢慢移動的感覺很舒服。吃東西完全不受影響；刷牙、使用牙線也如同往常，對於日常生活完全不會造成任何的困擾，是個輕輕鬆鬆就可以擁有迷人笑容的牙齒矯正方式。

矯正後 改變臉型及牙齒，找回自信心

矯正結束後，我十分滿意目前牙齒的排列，發現我的牙弓也變寬了，牙齒排列的弧度很好，笑起來再也不會覺得嘴巴尖尖的！感謝我的矯正醫師，幫我解決了多年放在心中的一個「面子問題」！

臉型變成鵝蛋臉，牙齒整齊有成就感

文／吳岱慇 ■年齡：24歲 職業：服務業

矯正前 牙齒排列不整齊，又有暴牙

一剛開始會考慮戴牙套，是因為看到現在有很多人接受牙齒矯正後，不但臉型變得更漂亮，加上微笑時露出排列整齊的牙齒，令人十分羨慕！因為我本身的牙齒排列不整齊而且又暴，所以經過一番深思熟慮後，終於下定決定做矯正治療。

矯正期 從回診的成果來激勵自己

裝上矯正器後，診所助理教了我正確的潔牙方式，每次回診時也不厭其煩 check 再 check，一再叮嚀我要把牙齒刷乾淨，這也讓我開始重視牙齒的清潔與保養。每次回診都讓我很期待，雖然調整後牙齒會痠軟一兩天，但是看著牙齒漸漸變整齊，真的很有成就感。等到要拆掉矯正器時，其實有點捨不得，居然有想要戴久一點兒的想法呢！

矯正後 為漂亮的成果更用心經營

拆掉後牙齒的狀況讓我非常滿意！不只牙齒變整齊了，連臉跟下巴也都變小變尖了呢！拆掉矯正器到現在，我真的很滿意我牙齒的狀況，也認為牙齒美觀真的是一件非常重要的事！

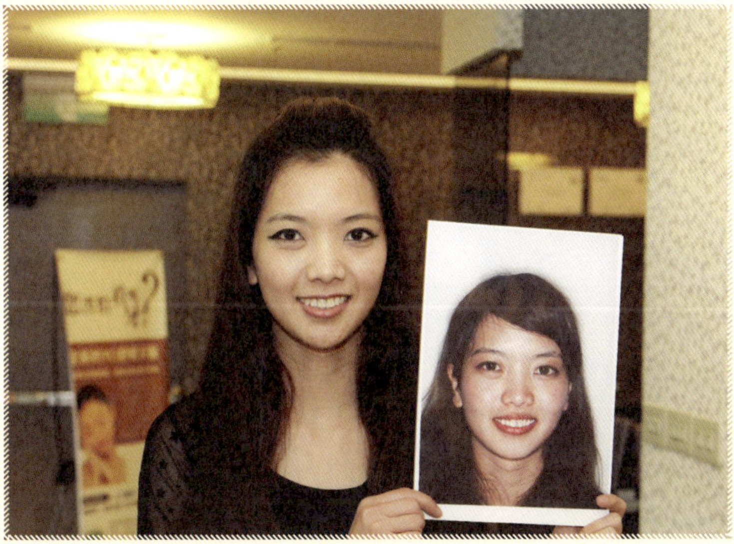

矯正後有著一張自然純真的笑顏，拉近人與人之間的距離，
讓我深切體會到「好人緣來自於無距離的親切感」。

回想起來剛裝上矯正器的前段時期較為辛苦，因為牙齒很容易覺得痠軟、較難咀嚼，很多東西想吃都吃不動，也常常容易有刮傷嘴皮的情形。

但看到牙齒慢慢變整齊變漂亮，就會覺得一切辛苦都是值得的。女人啊！真的是「愛水不怕留鼻水。」

自卑的少男變成自信快樂的青年

一位嚴重戽斗小孩的母親，艱辛求診心路歷程

文／江淑君（寶弟媽）　■職業：家管

矯正前 戽斗臉型早期治療，成功可期

我的兒子寶弟是個嚴重的戽斗臉型，戽斗的外觀不僅造成小孩心理的自卑、也無法發揮正常的咬合功能，因此我為了要改善寶弟的外觀及促進咬合功能，經由朋友的推薦下，找了矯正醫師諮詢。雖然恆牙還沒有長齊，還是在醫師的建議下做了早期治療。

矯正期 醫師與家人的鼓勵，使療效倍增

寶弟治療過程其實還蠻辛苦的，不僅裝了上顎擴張器，每天晚上都要配合醫師的指示將擴張器轉開。還帶了超級顯眼的帽套，這年紀的男孩子帶著帽套真的需要很大的勇氣，靠著家人的鼓勵跟醫師的肯定，才能陪他走過這一段路。戴著矯正裝置的同時也在醫師指示下做呼吸訓練，希望能夠改掉口呼吸的壞習慣，促進鼻腔發育。

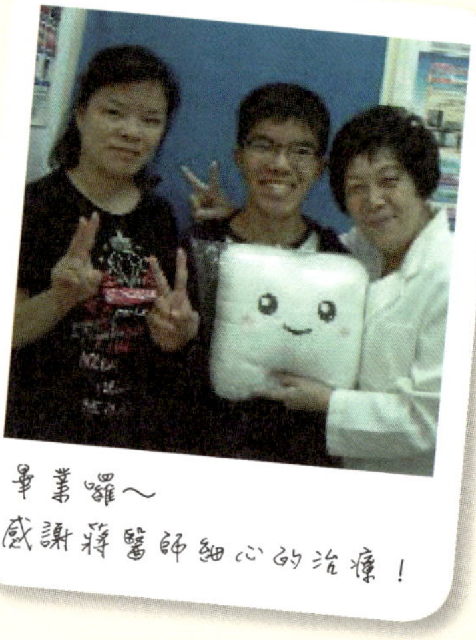

畢業囉～
感謝蔣醫師細心的治療！

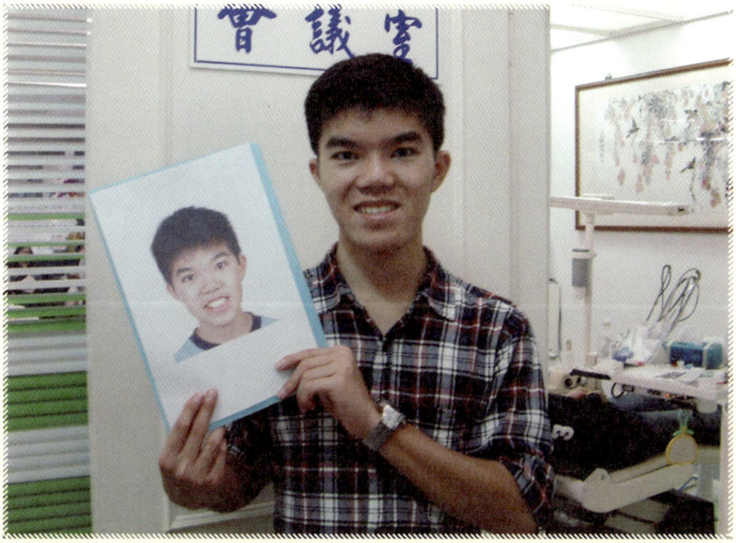

矯正不只改變了牙齒排列、咬合功能，重點是修正了內心的平衡與生活態度。

矯正後 嚴重戽斗變成快樂的小帥哥

治療結束後，寶弟原先的戽斗反咬獲得改善，並且得到不錯的咬合功能。整個人從自卑的戽斗變成快樂的小帥哥，對人生充滿自信心及快樂！我們也分享到寶弟自信的喜悅，現在我們全家終於可以無憂無慮一起去旅行了。

最後要感謝醫師的仁心仁術及細心的治療，讓我的兒子變成開朗又快樂的陽光小男孩。更要感謝朋友的熱心轉介，否則要自己找醫師還真不知從何著手呢！建議大家找矯正醫師時一定要多聽、多評估、多用心感受醫師的治療態度及經驗，才能找到最適合自己的矯正醫師。當然還要配合父母的關懷及患者本人密切的合作，這樣才能得到最佳的矯正效果！

正顎手術——變成「型男」的治療歷程分享

文／郭彥甫 ■年齡：29歲　職業：物理治療師

矯正前 戽斗、下排奪框而出的牙齒

外觀是給人的第一印象，也是給自己內心及外在信心的部分力量來源，而我在這部分有著非常深刻的體認！記得大概是從國中開始到注意自己與眾不同的外觀，而國中時期也是建立人際關係的開始。

那時候的我其實跟人對話的時候，一直不敢直視別人的眼睛，一來是對自己沒有信心，再來就是害怕看到別人的目光一直盯著我的嘴巴看，所以我在還未矯正前的這些日子，其實內心是蠻自卑的，那時候的人際互動也沒有特別好，因為我是個戽斗、牙齒的下排奪框而出，也造成我在飲食上極度的不方便！以上種種因素讓我下定決心要去矯正我的牙齒！

矯正期 建立互信的醫病關係，接受正顎手術

在家人的介紹下第一次到牙科診所諮詢，我的牙醫師聽了我的想法、看了我的狀況後做了一些評估，針對我的狀況提出了一些適合我的建議：

第一：就是大家常看見或聽見的戴牙套，但是牙醫師清楚告訴我，因為我的症狀不單單只是牙齒上排列的問題，還牽涉到上下顎骨頭發育不均衡，所以矯正牙齒的整齊一定沒問題，但是臉型外觀上就沒辦法改善。

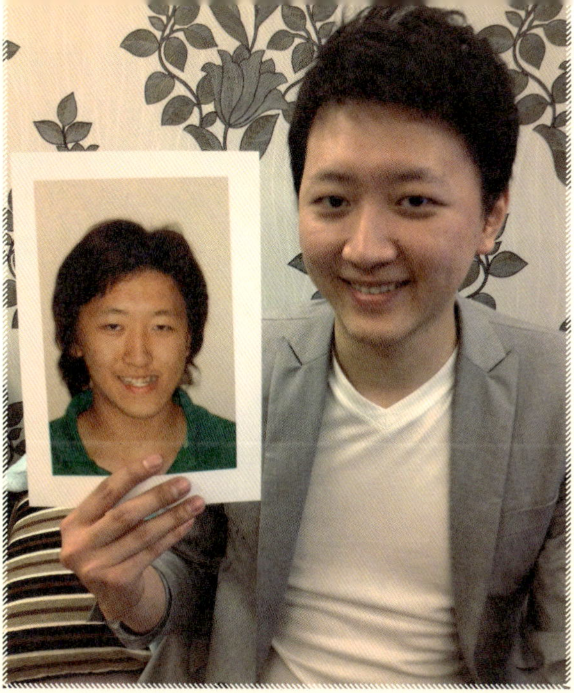

您別太驚訝哦！看到我現在的真實面貌。

改變的前後變化．．．有人真的會產生質疑．．．

這個沒有經過醫美改造的帥氣臉蛋．．．真的是我哦！

第二：就是這次要和大家分享的正顎手術。在聽到第二個選擇的時候，我心裡是非常恐懼及抗拒的。最害怕的部分是因為不知道手術完外觀會變得如何的不確定感！但是那時醫師很仔細的告訴我正顎手術的過程，以及術後可以達到什麼樣的咬合及外觀，加強我的心理建設，因此我就決定要接受正顎手術！

矯正一年多之後開始做手術前的準備，在與口腔外科的醫生會診時，醫師一樣很有耐心的聽了我的想法。他也提出他專業的建議，例如：術後外觀可能會改善到什麼程度？還有微笑的時候想要露出幾顆牙？微笑時是否想要些微的露出牙齦？等等非常專業且細微的問題。術前的幾個月我們密集的溝通，也做了很多的模擬，最後我完全信任醫師的專業，以他們對臉部的美感來做最完整的處理！

到了術前的前幾天我開始慢慢緊張起來，一來會擔心術後是否會跟自己想像的外型落差很多，二來又擔心改變太多朋友看到我會不會認不出來！那些種種因素的壓力及不確定感，讓我幾次萌生打消手術的念頭！但每次我有這種想法時，我的家人、朋友及牙醫師們都紛紛的給我鼓勵及心理建設，有他們的支持，我才能繼續走完這條路！

手術當天就像電影演的畫面相同，我緩緩地被推上了手術台，原本心情緊張的我，看到手術醫師微笑的走來，還來不及講句問候的話語，穩約中吸了幾口麻醉劑後就昏睡過去了。醒來後發現在病房，當下就知道手術已經結束。正當我想動的時候，也許是麻藥退的後遺症，當下我就吐了出來，頭部也一直感到昏沉沉的。這種情況持續了一兩天才慢慢的舒緩，再加上因為手術後需要將上下顎固定、沒辦法張口，所以飲食的話都只能用長型的灌食器從後牙區灌入流質食物，這種軟質的飲食方式持續了將近一個月。

記得剛手術後我第一次照鏡子時，看著鏡子裡臉腫得像麵包超人，心裡覺得有些許的緊張及陌生。不過隨著時間的流逝，慢慢地可以看到術後真正的臉型，每次都可以感覺出有些微的差別，直到臉部的腫脹快消除時，也讓我越來越滿意自己現在這張臉！

矯正後

面對人群，終於可以展開無距離的歡笑

手術後的腫脹完全消除及上下顎的固定器拆除之後，我迫不及待約了幾個好朋友見面。他們見到我都說，你是不是哪邊不一樣？你矯正的效果真好、牙齒好整齊！你是不是變瘦了之類的話。他們真的還認得我！

我還是我！這也讓我完全的放心了。現在與人交談時，可以大方看著別人的眼睛了，無形之中內在及外在的信心都增加了不少，讓我在工作上的表現增進許多。面對人群時我再也不害怕了，我可以微笑面對每一個人！

如果你也和我當初一樣在猶豫是否要做牙齒矯正，一定要鼓起勇氣去詢問專家的意見，相信他們一定會給大家最適合的建議，也讓自己有一個重新認識自己的機會！

踏入矯正的風潮，美麗升級迎接好人緣

文／闕念真 ■年齡：20歲 職業：OL

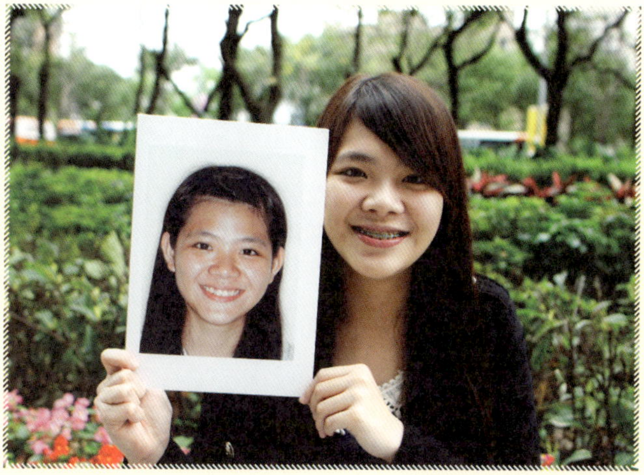

珍愛自己的方式就是——克服心理障礙，創造夢想，自由飛翔，化阻力為動力，為未來打造幸福的人生。

矯正前 為人生的新起始點做好準備

矯正前我的大門牙稍微的向前突出，而我的側門牙卻害羞地躲在我的大門牙後面，大部分的親朋好友都認為我的牙齒排列問題一點都不嚴重，也建議我不需要花時間、花金錢矯正我的牙齒。

但礙於我自己對牙齒整齊度的要求，實在無法忍受一開口笑就露出小凌亂的牙齒，畢竟門面對我來說是極度重要！不管在面對人群或是未來的工作裡，別人對我的第一印象就是我這張臉，所以我花了時間跟家人討論後，決定去矯正牙齒。

矯正期 學會牙齒清潔的正確要領

一開始醫師替我安排了一系列的檢查，在裝上矯正器之前詳細地跟我說明牙齒的狀況、以及她將會怎麼處置我的牙齒、戴上矯正器以後的注意事項等等相關問題。我的矯正醫師對待病人的態度非常好，尤其是在醫病溝通方面，雖然有很多我不懂一些專有名詞，但是矯正醫師還是會詳細地、用我聽的懂得方式解釋給我聽。

想做矯正的人最害怕的還是拔牙齒吧！其實我也不例外，光是聽到儀器的聲音，我就是一秒也不願意待在診間裡，但是我的醫師真的是很溫柔的幫我拔掉智齒，也讓我慢慢平靜內心的煎熬，我只感覺到牙齒拔掉後，嘴角麻麻的，似乎也感覺不出來有疼痛的症狀。

相信我，拔牙不痛的！

有時候嘴巴上的痛覺，根本來自於緊張，

還有檯面上的儀器，把自己逼得緊繃嚇著自己，

其實親自體驗之後，真的沒有這麼可怕啦！

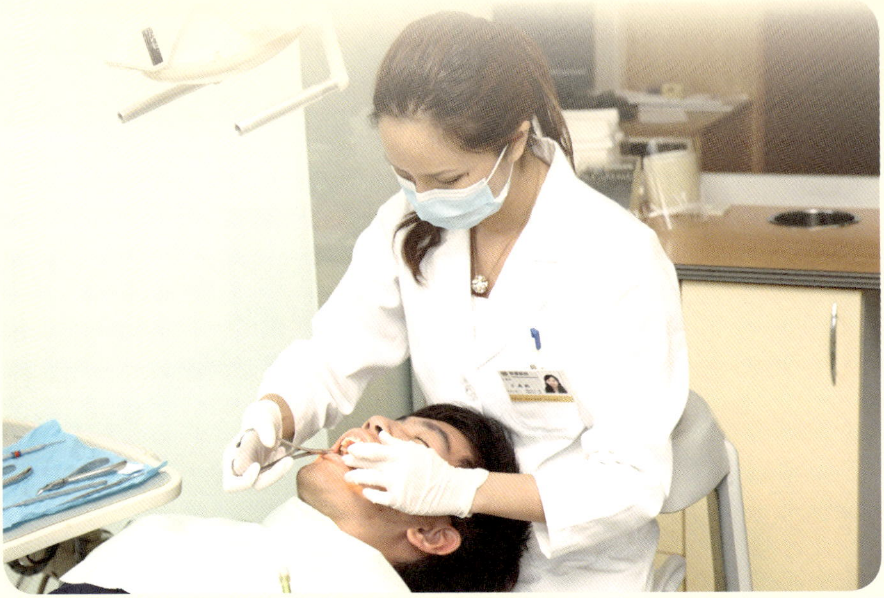

從**上排矯正器→下排矯正器→打骨釘**，醫師一步步的把這些裝置加到我嘴巴裡，讓我可以慢慢適應它們。剛戴上排矯正器時頗不習慣，一直感覺有個東西繞在牙齒上，很想用手去把它摳下來！一開始毫無任何感覺，過了幾個小時，牙齒就像螺絲般的，越來越緊，連吃東西也使不太出力，至於痛的感覺稍微有一點點，但仍然還在可以忍耐的範圍。

直到要裝下排矯正器時，我以為我習慣了，真是沒想到還更加困難，一開始要咀嚼食物時非常的千辛萬苦，咬好久才有辦法吞下去，因為裝了牙套有些東西也不太方便吃，我也要感謝我的好朋友們，一起用餐時會慢慢地切小塊給我吃，這段期間有朋友的支持真的很重要！

自從戴上牙套後，我才真正瞭解牙齒清潔的重要，牙齒上有了矯正器，某些微小的部分，牙刷也非常的難刷到，要用特殊的工具才能清潔的到。加上每次看診醫師一再叮嚀，除了擁有整齊的牙齒以外，最重要的是也要有健康的牙齒不可以讓它蛀牙，飲食過後一定要立即清潔牙齒，所以只要我一到外面餐廳用餐，第一件事就是找可以刷牙的地方！

矯正後 為自己堅持的毅力掌聲喝采

兩年的時光說長不長，說短不短，沒想到歲月過得如此快，如今我的牙套再過幾個月便可拆除，我真的很感謝我的主治醫師，因為有這麼一位好的醫師，讓我可以這麼不害怕的進入牙醫診所，帶上牙套。整治牙齒是一大工程，想想之後自己整齊的牙齒，漂亮的門面，我很慶幸自己鼓起勇氣踏入矯正的行列！

珍愛自己——得到整齊比例完美的牙齒

文／黃伊瑩　■年齡：34歲　職業：金融業

矯正前 搜集各種資訊進行分析研究

想要在人前開懷大笑一直是我最大的夢想，但是因為怕痛，也擔心戴牙套會變醜，想到又要多出一筆費用支出，這種種的原因，讓我這一口的醜牙跟隨了我好久好久……

人的思想很奇怪，就在某個時刻，決定要好好對待自己，不在乎別人投射的眼光，只為了要讓自己能夠盡情開懷地展開笑容。於是從那一刻起，我開始四處蒐集各種有關牙齒矯正的資訊，每天有空閒時間就上網查資料，三不五時就向周遭朋友詢問診所醫師的口碑等等。

那一陣子我非常專心做功課，朝著改變自己的目標前進。從網路上搜集到的資訊試著理出一些頭緒：LH矯正、傳統矯正、正顎手術、矯正專科醫師等等，這些該了解的相關內容都有了基本瞭解，以便之後當面跟醫師諮詢時，可以稍微聽的懂那些牙齒矯正專業用的術語。

矯正期 遇見好醫師，建立完美的醫病成果

做足了前面的準備功課之後，我就開始預約診所，準備一家一家諮詢了。在這些諮詢中我聽到了各種不同的治療方式，雖然矯正的原理相同，但每個醫師都有自己不同的做法，這對我來說幫助很大，讓我更了解自己的牙齒問題，也試著去理解每位醫師提出的治療方案。

最後我選擇的矯正醫師，他提出的矯正治療計畫是我聽過最理想

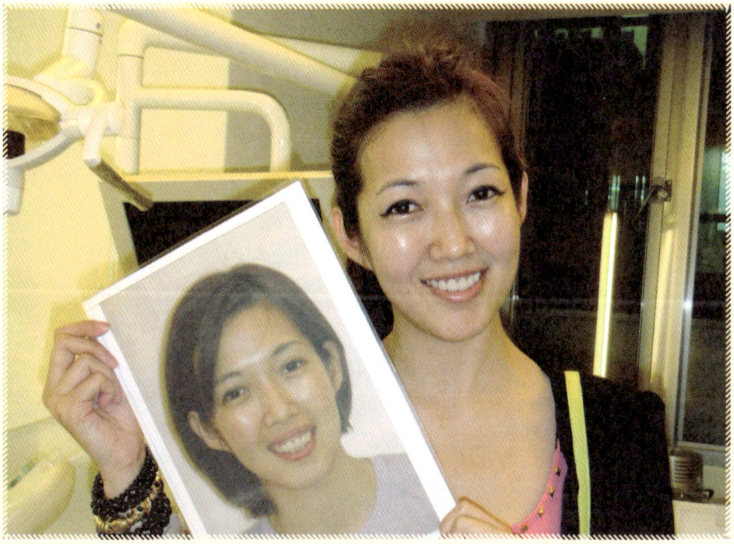

愛美無罪！氣質升等萬歲！萬萬歲！
上天總是為有準備的人，開闢一條無障礙的道路！

的，雖然當時的我，並無法預期結果會不會讓我滿意，但他了解我在乎的地方，並仔細地向我講解治療的方法，雖然他的計畫需要打骨釘、骨板，聽起來非常的恐怖！但是既然決定要整牙，就有準備還是要吃些苦頭的啦！

由於我有一口糟糕的牙，在戴牙套之前必須好好的處理蛀牙、假牙等問題，在進行一般牙科治療的時候讓我有機會遇到汪醫師，汪醫師的專業與細心以及要求近乎完美的工作態度，讓我真是超級放心！

矯正後 歲月長但無妨，因我已有完美的牙齒

我真是非常幸運，遇到兩位非常棒的醫師，雖然矯正的歲月很漫長，而且我常痛的哀哀叫，回想起來，真的是有苦有淚的時光呀！

不過，看到現在的這一切成果，真的是非常值得！**現在我最大的自信——就是我整齊且比例完美的牙齒囉！**

打破對未知的恐懼，握住幸福的人生

文／黃蓉 ■年齡：23歲 職業：學生

矯正前 用堅定的信念，展開牙套妹之旅

2009年的夏天，忽然心血來潮決定要戴牙套，問了很多曾經戴過牙套的朋友，十個裡面大概有七個投反對票，原因不外乎是～～那很痛耶！

你會痛死！再不然就是那很貴耶，幹嘛～浪費錢，

最後就有人說你的兔寶寶牙很可愛呀！幹嘛～要弄掉！

但任何人說的話都不足以影響我的決心～～

我依然爽快的付了訂金，開始我的牙套之旅～～

矯正期 牙醫師的耐心，克服所有的障礙

很幸運的～～在治療過程中我沒有感覺很痛

雖然打了五根骨釘～～又拔了八顆牙齒（四顆小白齒加四顆智齒）～～

但我真的都覺得還好，過程中唯一讓我感覺比較挫敗的是拔牙的牙縫一度關不太起來，還好醫生一直很有耐心的安慰我不要急，後來牙縫還是順利地關起來了。

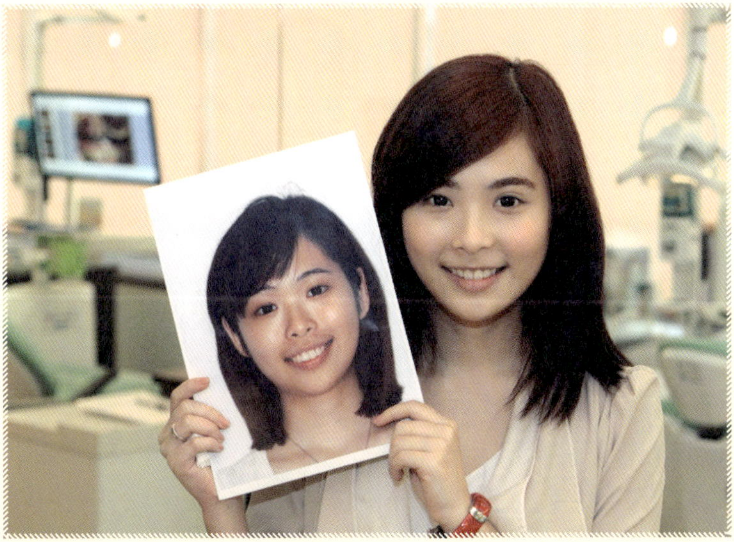

我用堅定的毅力改變自己的未來，
相信我只要您願意，也可以像我一樣，展現最美好的形象。

矯正後 用積極正面的態度，實現人生的希望

我覺得我這輩子目前為止最正確的決定之一就是戴牙套～～

因為他不只改變了我的臉型，也讓我笑起來更有自信，真的很慶幸自己有做這個決定，當然好的醫生跟事前的溝通也都是很重要的！兩年雖然是一段漫長的歲月，但是治療結束之後再回頭看，我發現這段時間真的很短。

還在考慮要不要加入牙套人生的你，不要再猶豫囉！絕對不會後悔的啦！

打造自己專屬的美麗微笑

文／胡比珊 ■年齡：24歲 職業：學生

矯正前 「改變」是一種追求健康的生活態度

當初想做牙齒矯正的因素是想要變得漂亮跟更有自信。我的兩顆側門牙較內縮，雖然有人會覺得可愛，但也有許多人覺得這樣很亂，不好看，我自己也覺得不美觀，每次開懷大笑時，我都會用手摀住我的嘴，深怕別人看到不整齊的牙齒，久而久之讓我產生了戴牙套的念頭。

矯正期 「期待」找回充滿自信燦爛的笑容

之後在朋友介紹下，到了朋友曾接受治療的牙醫診所諮詢，第一次與牙醫師進行詳細的諮詢後，我當下就決定要做！決定要做矯正的因素除了是我想變漂亮及更有自信外，診所醫師的細心講解及不強迫推銷，且為我健康著想的態度，讓我立即做了決定。拔了四顆智齒之後，開始了我的矯正人生。

即使戴矯正器也要美美的！為了美觀，我忍痛多花錢選擇較美觀的透明水晶矯正器，不要太近看的話真的不太明顯，居然有同學在我裝了一個學期的矯正器後，才發現我正在矯正！ OMG~~

很幸運地我在矯正的過程中沒有太多的不舒服與不適應，唯一對生活較有影響的就是不太能大口吃青菜，因為一條條的菜渣很容易卡在矯正器上面，令人很尷尬。其他方面倒是沒有什麼大礙。

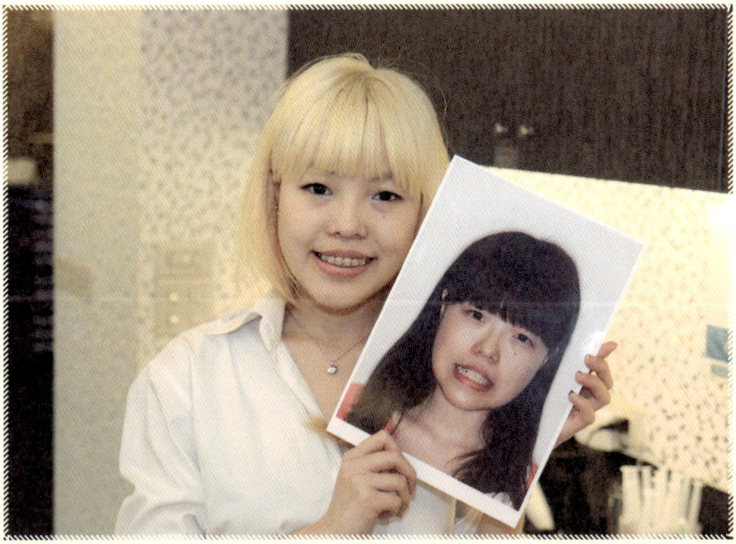

再過不久的時日，我也能擁有一口令人稱羨的貝齒，
迷人的微笑曲線，還蠻令人開心的・・・

矯正人生到目前為止我都挺滿意的，雖然還需要再一陣子才能結束治療，但是我相信矯正器拆下來後，我一定變得更漂亮、更有自信！非常期待那一刻可以快快到來！

主題一

鼻呼吸、嘴唇緊閉、舌頂上顎

——口咽肌肉功能訓練器

文／黃榆鈞

大家以前可能會認為，人類個體之間長相不同或是任何的外在特徵，都是由 DNA 所決定的，但遺傳所扮演的角色，真如我們所想像的那麼重要嗎？或是環境的因素才是重要的調控因素呢？

事實上，基因的表現的確會受到環境因素的影響，而可能會有截然不同的表現。在這十幾年來，因為表徵遺傳學（epigenetics）的發展，讓我們更近一步地瞭解了其中調控的機轉。而對於牙醫學而言，我們以往會認為臉型的決定，都是來自於基因，但事實上後天的因素影響遠比我們想像中來得大。

1981 年時，有學者利用恆河猴作為研究，把猴子分成兩群，一群是利用橡皮塞阻塞了鼻孔，迫使猴子只能利用嘴巴呼吸，另外一群則是對照組，可以正常使用鼻子呼吸。一年之後，這兩群猴子有了截然不同的外觀，實驗組的猴子，利用嘴巴呼吸，所以他們看起來嘴巴都是開開的，上下唇不緊閉，舌頭會較低位，也可以比較前吐，咬合關係會變得開咬，門牙沒有辦法上下接觸。這兩者之間的差異十分的顯著，實驗組的猴子看起來呆呆笨笨的，精神不佳。

在人類身上，雖然我們沒有辦法重現這樣的實驗，但是在鼻子過敏的孩子身上，我們也會看到類似的特徵，我們稱作為「腺樣體臉型」（Adenoid face）。

通常有口呼吸習慣的小孩，會有鬆弛的嘴唇，上唇會往上翹或捲起，所以會呈現一個嘴角下垂的樣貌，上下唇時常不緊閉，如果強迫他閉起來的時候，則會看到因為嘴唇周圍肌肉用力收縮，下巴附近出現肌肉皺褶的樣子。

長期口呼吸患者呈現的臉型

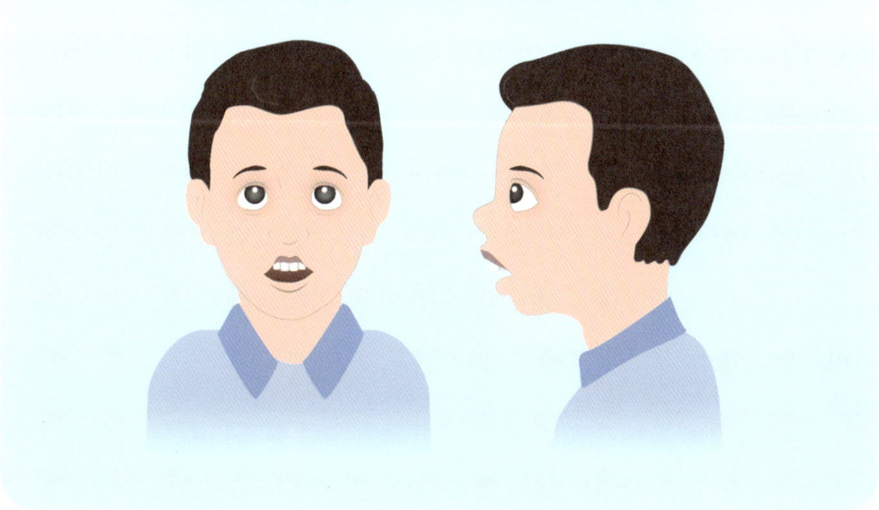

通常口呼吸的臉部特徵，小朋友會有黑眼圈，眼眶下區域會看起來比較平坦、發育不足，鼻子鼻樑處較塌、發育不足，臉型狹長，下巴後縮，合併有呼吸道狹窄的問題，為了保持呼吸暢通，他們的頭部會比較往前或是上抬，看起來會有彎腰駝背的習慣。

在咬合上面，因為上顎整體的發育不足，這些小朋友們的門牙常常沒有足夠的空間可以讓牙齒排列整齊，門牙可能往外飆出，或是有彼此重疊的現象，上下顎之間的關係不佳，可能有深咬或是開咬的情況，後縮的下顎會讓上下顎牙齒之間的距離偏大等等，這些都是口呼吸小朋友常見的咬合問題，也是爸媽最常帶來求診的原因。

而這些小朋友往往因為習慣姿勢的不良、精神不佳、運動量少，整體的肌肉力量也不足，身體常常沒有足夠的支撐，整個人顯得彎腰駝背，步態也千奇百怪，整個人可能看起來軟趴趴，就像垮掉了一樣，更嚴重的，可能會有脊椎側彎或是扁平足等等的問題。

口呼吸的小孩常常伴隨有過敏性鼻炎的問題，鼻子過敏讓他們長時間鼻塞或是流鼻水，久而久之即使鼻子沒有塞住，也習慣用嘴巴呼吸。想要改善口呼吸，也需要合併鼻子過敏的治療。

通常這些鼻過敏的小朋友，腺樣體與扁桃體常常會因為反覆的感染而發炎腫大，過度腫大的腺體將會阻塞呼吸道。腺樣體與扁桃體是位於口咽部的淋巴組織，他們的功用就像是身體的衛兵一樣，負責在口腔咽喉的深部，幫助我們抵抗外來的細菌與病毒。過敏體質的小孩，因為過敏原會造成這些腺體有嚴重的發炎反應，所以這些腺體容易顯得肥大增生，加上小朋友的顱骨比例較小的關係，過大的腺體往往會阻塞呼吸道，呼吸道不暢通，就容易會有進一步如口呼吸、睡眠呼吸中止的症狀產生。

在矯正治療開始之前，這些問題需要請耳鼻喉科或是小兒科醫師做進一步的診斷與評估，根據嚴重程度的不同，可以使用藥物或是噴劑控制，常使用的藥物有抗組織胺，解決鼻塞的藥物，或是鼻子噴劑等等，但是如果腺樣體與扁桃體過度肥大的程度嚴重，則需要考慮進

扁桃腺與腺樣體

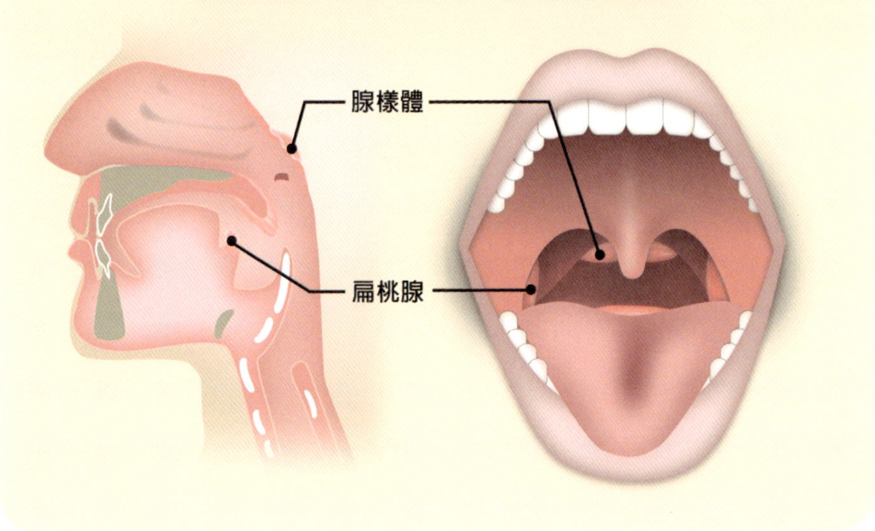

行手術的介入。腺樣體通常在 10 歲左右會自行萎縮消失，而扁桃腺則是在 20 多歲左右消失。臨床上常看到長期鼻過敏，腺樣體反覆發炎腫大的國中生，已經 10 多歲了，腺樣體不但沒有消失還呈現增生腫大，賭塞上呼吸道的狀況，這時候一定要到耳鼻科檢查，嚴重者需要進行切除手術。

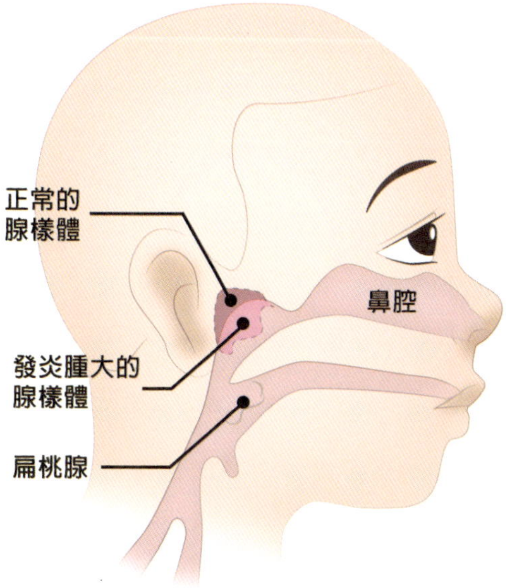

對於牙科醫師而言，因為口呼吸確實會改變患者的臉型，進而影響到咬合關係及牙齒排列，因為口呼吸的小孩，常常都會有舌頭位置錯誤的問題，他們舌頭通常都擺在低位，或是有過度後縮或是前吐的特徵。舌頭正確的位置應該是要貼緊上顎，這樣才能夠有足夠的力量來促進上顎骨的生長。如果舌頭的位置擺放錯誤，就會造成上顎骨生長不足，牙齒將會沒有足夠的空間可以排列整齊。

所以早期矯正確實有其必要性，希望能夠在這個階段先行改正顎骨生長的關係，尤其在兒童期的生長發育速度很快，如果能夠即時矯正錯誤的口腔肌肉使用習慣，治療往往可以達到事半功倍的效果。

這個階段的治療目標，是放在改善錯誤的口腔習慣，讓顎骨的生長能夠往好的方向改善。比如說矯正醫師經常利用上顎擴張器增加上顎骨的寬度，可以提供牙齒有更多生長的空間，也可以適度地解決空間不足及牙齒排列不整齊的問題。但是如果要針對每一顆牙齒的角度、位置排列做精密的調整，達到完美穩定的咬合，則需要仰仗換牙期過後的第二階段全口矯正治療。

在肌功能矯正階段，牙醫師所使用的矯正方式是請病人配戴活動式功能性矯正裝置，它跟一般傳統的矯正器外觀不同，是活動式的，是醫用矽膠的材質，可以協助訓練小朋友在有配戴的情況下，需要用力的緊閉嘴唇，藉此訓練嘴巴周圍肌肉的力量，同時也有擋片可以防止不需要用力的肌肉過度用力，也能引導舌頭擺放到正確的位置上。裝置本身需要配戴的時間主要是每天晚上睡覺的時間，以及每天清醒時的 1~2 小時。

現在台灣通過衛生福利部核可的醫療器材中，除了原本的澳洲（MRC）與法國（EF line）品牌之外，陸陸續續有了很多不同的選擇。但是除了功能性的牙套之外，肌肉功能的訓練，同時也需要透過多種不同的口腔肌肉運動來做加強，兩者雙管齊下是非常的重要的。功能訓練器只是一種裝置，整個治療的療程，還是需要醫療人員定期的監控。

因為肌肉的訓練，如果能夠透過輔具幫忙，往往可以得到更好的效果。像是我們平常在練瑜珈一樣，瑜伽的動作是幫助肌肉恢復正常功能的有效方法，但是當我們初學者想要快速的把瑜伽動作做得正確確實，能夠透過瑜伽的輔具，像是瑜伽球或是瑜伽磚，都可以幫助我們把動作做得更好，讓肌肉功能重建的效果能更加倍。

若家長們觀察到孩子們有口周圍肌肉張力較低，嘴巴時常呈現開開的狀態，請務必到耳鼻喉科就診確認鼻腔是否暢通，是否有過敏的症狀。同時也可以到牙科及齒顎矯正科，進行口咽部肌肉功能訓練，利用功能性矯正器達到「鼻呼吸」、「嘴巴閉緊」、「舌頂上顎」、這三個要點。一定要隨時提醒孩子們，或者是做成標語貼在孩子們家裡學校的書桌上，務必時時刻刻做到這三個動作並且養成習慣！

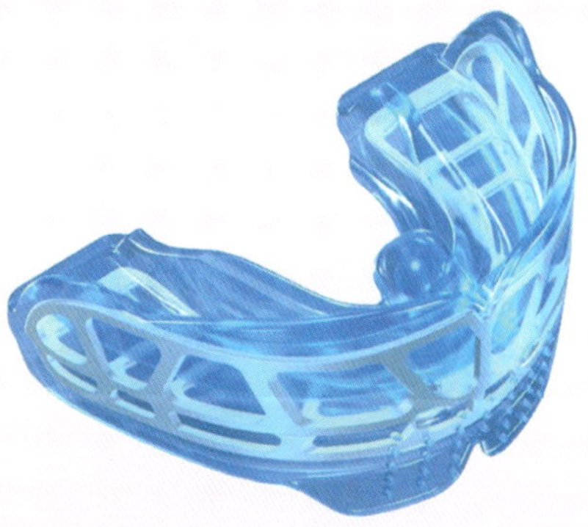

矽膠製活動式功能性矯正裝置

Q & A

孩童進行牙齒矯正，為何需要剪舌繫帶呢？

舌繫帶是什麼？

在舌頭和口腔底部之間，有一條黏合的薄膜，我們稱之為舌繫帶（lingual frenum），在功能上來說，這樣的構造對於舌頭運動上來說沒有太大的幫助。但是在某些人身上，如果舌繫帶長度過短，或者是這個繫帶太厚或太緊，舌頭的活動範圍就會受到嚴重的限制，進而影響上下顎骨及齒列的發育。

一般來說，如果是在剛出生的小孩身上，就發現有舌繫帶過緊的問題，通常會造成含乳困難，親餵困難等狀況，小兒科醫師或是母乳哺育的醫師就會建議應該針對舌繫帶做處理。在這個階段中，切舌繫帶有可能是可以不用上麻藥，直接進行的，但也有可能因為舌繫帶本身型態就比較厚，而需要進一步使用雷射做處理。

舌繫帶與口腔肌肉功能的協調性

部分的孩童會因為沒有母乳哺育的需求，而沒被發現有舌繫帶過短的問題，舌頭上舉的練習機會過少，而有舌頭低位或是舌頭沾黏

（ankylosis tongue）的問題。低位的舌頭，通常代表舌頭的運動功能不佳，沒辦法擺放在口腔中正確的位置，往往會造成上顎骨難以正常發育，以及會有其他肌肉代償性用力的情況，口腔肌肉的功能不協調。

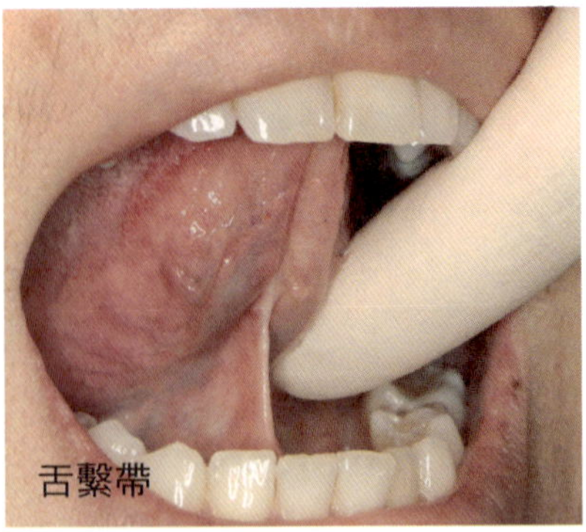

所以在這些小朋友身上，常常會有上顎骨發育不足，上顎骨寬度不足等等的問題發生。這樣顎骨發育的異常，進一步會造成牙齒排列的不整齊，可能會有牙齒擁擠，或是上下門牙差距過大，或是戽斗錯咬等咬合異常的問題發生。因此，對於進行早期矯正治療的同時，矯正醫師常常會建議需要解決舌繫帶過緊的問題。

舌繫帶的處理方式

有些家長會問，舌繫帶過緊，是不是應該會影響到發音呢？根據現在語言治療學界的觀察，舌繫帶過緊跟發音的關聯性並不大，這些功能異常的小朋友可能還是可以順利地發出捲舌音，只是舌頭活動的形式會略有不同。

1. 舌繫帶的處理方式，如果在 2 ～ 3 歲左右的小孩身上，因為小孩難以配合，可能需要施行全身麻醉。

2. 若是在 6 ～ 7 歲以上，進入換牙期的小孩，往往孩子比較能夠溝通合作，所以可以在門診進行，施予局部麻醉。

3. 建議使用雷射進行切除，如果使用電刀或是刀片處置，以往會擔心形成過多的疤痕組織，有可能會影響到手術的功效。

4. 舌繫帶手術之後，要立即進行舌頭上舉的動作，避免切除術後的傷口沾粘，影響治療效果。舌頭上舉的動作最好在術前就開始教小朋友做，手術後當天繼續持續進行，直到傷口癒合。

主題二

完全解析 新科技的「數位隱形矯正」

文／蔡士棹

在數位化以光速進行的時代，牙科醫療數位化也處於如火如荼的進行式。「數位隱形矯正」，是現代最新的矯正技術，使用一系列透明的，客製化的可撤式（活動）矯正裝置，將牙齒循序移動至適當位置。相較之下與固定式矯正不同的是，「數位隱形矯正」減少了需要黏著在牙齒上的固定式矯正器，以及各種不同軟硬程度的金屬矯正線。因此，「數位隱形矯正」可以大幅度的減少矯正對於生活不便的影響，例如矯正器對口腔黏膜的刺激，以及飲食方面的限制等等。

「數位隱形矯正」在 1998 年剛剛問市的時候，只能用來治療輕微的牙齒排列問題或是矯正後的復發。經過了 20 年的研發，有經驗的矯正醫師能夠使用「數位隱形矯正」治療大部分的矯正病例。

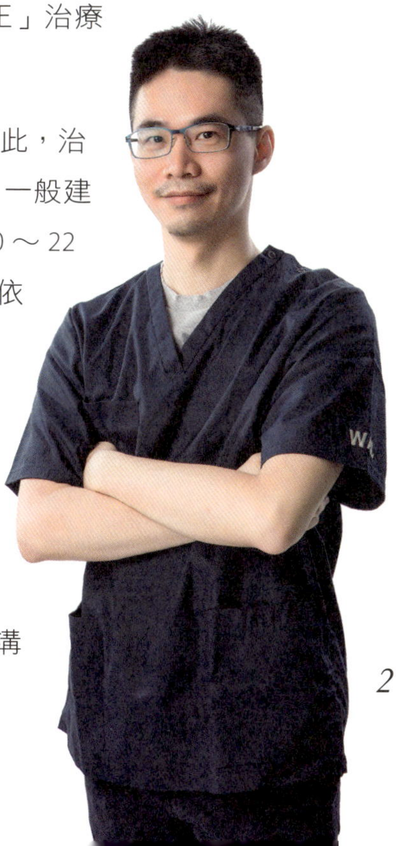

因為是可撤式（活動）的矯正裝置，因此，治療期間矯正病人的合作是相當重要的一環。一般建議接受隱形矯正的病人一天配戴隱形牙套 20 ～ 22 小時，只有在進食和口腔清潔的時候取下。依醫師指示，每 7 ～ 14 天依序更換新的隱形牙套，才能讓隱形牙套有足夠的作用時間，以達到最佳的治療成果。

如何開始進行「數位隱形矯正」？

想要接受「數位隱形矯正」治療的話，通常需要花一些時間和矯正醫師面對面地溝通，瞭解自己對於「數位隱形矯正」的需求，對矯正治療結果的期待以及「數位隱形矯正」之適應症。

整個「數位隱形矯正」治療的流程大致上可以分為以下 6 個步驟：

Step 1 矯正諮詢

- 在找到自己想要的矯正醫師前，可能需要這裡問問那裡問問才安心。
- 離家裡很近，朋友的推薦，網路上很有名，或是原本家庭牙醫的轉診都有可能讓自己預約到不同的矯正醫師。
- 在初次矯正諮詢中，請明確的告訴矯正醫師自己的苦惱和希望得到改善的地方：
- 牙齒太亂，太暴，顳顎關節喀啦喀啦有怪怪的聲音怕痛，怕拔牙，把矯正完變得更不好看，怕醫生收費太貴，怕矯正作太久耽誤青春，等等 ...... 好好把悶在心裡的疑惑和矯正醫師討論一下，大致瞭解可能的收費範圍，收費的方式，暫定的治療計畫和可能的治療時間。

Step 2 矯正常規檢查

- 接下來可能在診所中進行矯正常規檢查（通常需要自費）。也有的矯正醫師會請牙科影像中心代勞。
- 矯正常規檢查一般會拍攝臨床口內外照片，環口掃描和側顱掃描，以及製作研究用模型。有的矯正醫師還會加做斷層掃描，肌電圖，咬合紀錄，顳顎關節功能檢測或其他需要的檢查和攝影。
- 為了減少可能的不愉快，請在檢查之前和醫師確認檢查內容與費用。

Step 3 訂定治療計畫與說明

- 矯正醫師需要一些時間整理矯正常規檢查得到的臨床資料。在資料分析之後，根據患者的美觀需求，矯正生物力學的考量與解剖構造上的限制，量身訂定適合的治療計畫 --- 該拔牙或是不拔牙，需要進行鄰˙接面去釉處理或是採取牙弓擴張。

- 不同的訓練背景和臨床經驗使得不同的矯正醫師可能對相同病例做出不同的治療計畫，當然得到的治療結果也可能不盡相同。
- 因此，瞭解自己的需求，以及矯正治療的極限是相當重要的。

Step 4 「數位隱形矯正」的治療準備

對「數位隱形矯正」有充分的理解之後，就可以正式進入治療準備階段。為了得到良好的掃描表面供隱形牙套製作，矯正醫師需要使用 PVS （polyvinyl siloxane，加成型矽膠印模材）做精密印模。之後會將模型連同數位化的矯正前影像資料寄回廠商的數位中心 （Align technology® ）。大約 10 ～ 14 工作天，矯正醫師就可以在專門的診斷程式上檢查已規劃好的牙齒移動的路徑與時程。矯正醫師需要考量咬合位置與生理限制，決定牙齒需要採取的移動模式，再使用診斷程式做出修正。矯正醫師的治療計畫是影響治療時間和治療結果最重要的因素之一。

Step 5 「數位隱形矯正」的治療開始

最終治療計畫確認後 10 ～ 14 工作天，「數位隱形矯正」牙套會經由國際快遞送到矯正醫師手上。

進行「數位隱形矯正」的第一天，通常會由學習戴上和取下牙套開始。一天佩戴時間盡量在 20 ～ 22 小時之間，每一副®「數位隱形矯正」牙套需要乖乖佩戴 7 ～ 14 天才能達到預定牙齒移動的幅度。

矯正醫師會在回診的時候檢查佩戴情形，看看牙齒移動是否符合診斷程式上的電腦模擬 ，是否有牙套局部不密合的現象發生（Off-track）。必要的時候會在牙面上黏上附件（Attachment），使用彈性線圈（Elastics），或是依計畫做鄰接面去釉處理（IPR, interproximal reduction）。

Step 6 矯正後的維持

當「數位隱形矯正」牙套都乖乖的按時戴完了，治療也接近尾聲。

如果自己和矯正醫師對於矯正結果都相當滿意，就可以接著進行矯正後維持器的製作。有的矯正醫師會使用固定式矯正維持器，有的會使用活動式矯正維持器，或是兩者都用。

數位牙套的廠商，通常也會提供原廠的維持器這樣商品（例如：Vivera Retainer）給「數位隱形矯正」患者或是一般矯正使用者訂購。

數位口內掃描機

過去，「數位隱形矯正」前需要先進行 PVS 精密印模，將精密模型寄到數位隱形牙套公司掃描，數位化之後才能開始後續療程。

PVS 精密印模在臨床上耗費的時間長，印模過程中需要病人等候印模材料在口內硬化，再加上 PVS 精密印模寄送至國外的公司也需要時間運送，增加患者等待時間。種種不便在數位口內掃描出現後得到了改善。

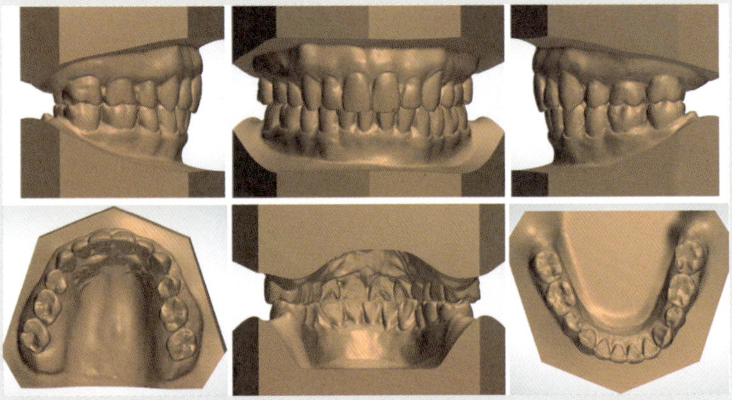

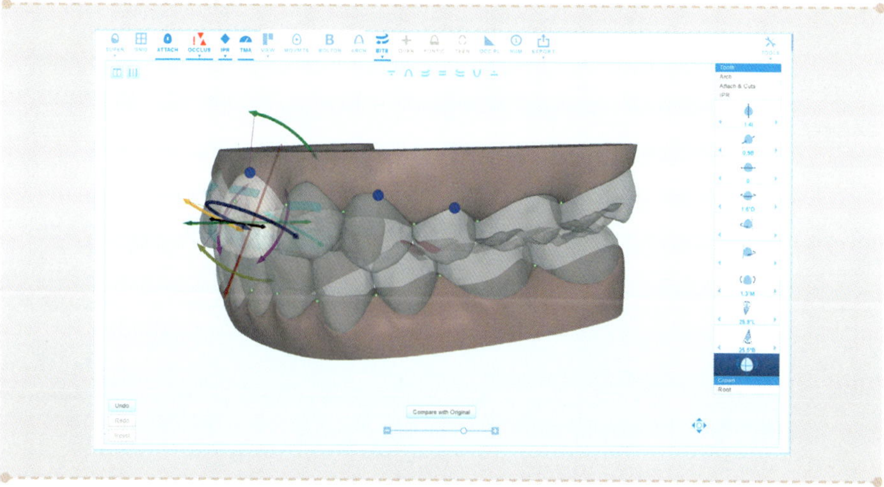

這幾年，各種廠牌的口內掃瞄機（Oral Scanner）陸續在台灣上市，矯正醫師使用數位口內掃描機幫病人齒列取像之後，病人齒列直接在電腦上轉換為可用的 3D 影像格式，減少臨床印模的時間，數位檔案可以直接上傳到數位隱形牙套公司進行後續矯正計畫設計及矯正裝置製作。數位模型另一個優點是可以減少傳統模型印模、灌石膏等耗費資源的動作，也可以解決大量患者的石膏模型儲存上的問題。唯一的缺點是，目前數位口內掃描機因為設備費用昂貴，目前並未大量普及到各個診所。

齒顎矯正治療【評估問卷】

填寫日期：民國____年____月____日

為了使您的矯正醫師能於實際口腔內看診前**先對患者的狀況有所理解**，請回答以下的問題。

問卷中黑粗線區請您詳細填寫、點虛線區由醫師填寫。對於患者的資料會**絕對保密**。

* 填寫者：☐您本人　☐母親　☐父親　☐其他代表（　　　　　　　　　　　）

* 介紹人：______________；醫師轉診______________☐經由陳醫師部落格　☐其他網頁

您的姓名與性別____________（☐男☐女）生日／年齡　民國____年____月____日（滿____歲____個月）

工作地點或學校名稱________________________／小學．中學．高中．大學．研究所__________年級生

通訊住址☐☐☐☐☐____　連絡電話號碼__________________

電子郵件信箱____

* 到目前為止您本身**曾接受過矯正諮詢或治療**嗎？

☐有☐無；假如「有」的話，大約於何時、何處呢？

民國____年____月左右曾在____________（地點）或____________（醫師）接受過矯正諮詢或治療。

特記事項

* 這次想接受矯正治療諮詢的**原因**為何？（請勾選，可複選）

☐在學校或先前的牙科檢查時**被醫師提醒告知**

☐從以前就一直很介意**齒列及咀嚼、發音**的問題

☐介意**外觀**(暴牙、戽斗、歪斜、凌亂…等)的問題

☐覺得**先前矯正不理想，希望繼續或重新**治療

☐被**其他醫師所建議或轉介**（醫師姓名____________）

相較顏面部(鼻與唇)中線

（　）犬齒　　犬齒（　）

（　）臼齒　　臼齒（　）

OB（　　）

OJ（　　）

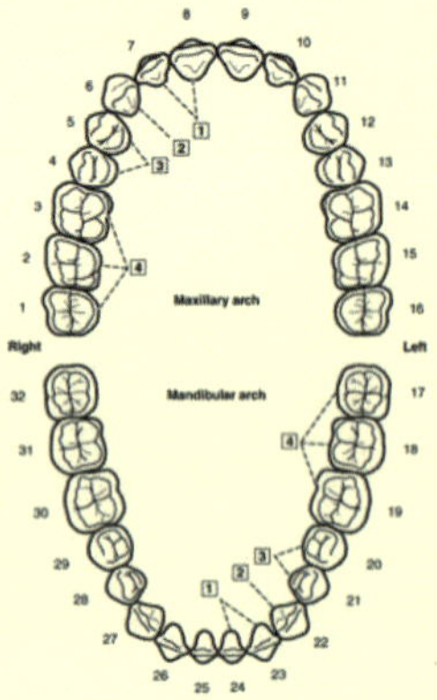

* 請您**具體描述**對於牙齒及顏面外觀覺得**最不滿意**的地方。

____

1.請問您至目前為止曾有過重大疾病嗎？　☐有☐無

2.請問您顏面部或是口唇、牙齒等部位曾撞擊外傷嗎？　☐有☐無

3.請問您曾患過血液(血流不止、貧血)、心臟方面的疾病嗎？　☐有☐無

4.您是否正在服用藥物(抗骨質疏鬆、抗凝血劑、安眠藥)？　☐有☐無

5.您是否曾有過敏(食物、藥物、麻藥、乳膠或金屬)現象？　☐有☐無

6.您是否有過昏厥、意識不清、打麻藥或牙科治療時不適的狀況？　☐有☐無

7.您會常鼻過敏、鼻塞、流鼻水、躺著呼吸不順嗎？　☐有☐無

8.平常口唇常無意識地開著、冬天易乾裂嗎？　☐有☐無

9.常打鼾、呼吸中止或起床時口乾舌燥嗎？　☐有☐無

10.常常磨牙、睡醒時覺得臉頰肌肉痠痛嗎？　☐有☐無

11.曾有嘴巴卡住張不開或是下顎骨、耳邊疼痛的症狀嗎？　☐有☐無

12.嘴巴張大時顳顎關節處會有響聲或疼痛嗎？　☐有☐無

13.本人是否曾有或現在有吸手指、咬筆桿、硬物等習慣？　☐有☐無

14.本人願意接受牙齒、牙周或是相關的治療嗎？　☐有☐無

* **請寫下您或家人對於矯正治療的疑問與特別需求，感謝您。**

* 本人________經醫師詳細解說治療計畫與目標後簽名同意進行治療。

❶初步診斷：

☐齒性 ☐功能性 ☐骨骼性 ☐邊緣性困難 ☐極困難

❷初步治療計畫：

☐定期生長觀察 ☐早期矯正 ☐顳顎關節障礙診療 ☐齒列矯正 ☐植體／骨釘矯正 ☐正顎手術 ☐牙周植牙假牙整合全 ☐重建 ☐整型外科（眼／鼻／下巴／微整型）會診 ☐矯正種類 ☐隱適美數位隱形牙套 ☐透明自鎖式 ☐金屬自鎖式 ☐透明 ☐金屬

❸粗估治療時間：

☐1-2年 ☐2-3年 ☐3年以上

❹細節說明：☐臨時牙套 ☐骨釘 ☐矯正維持器 ☐疼痛 ☐飲食 ☐清潔

齒顎矯正治療【初步診斷與治療計畫】

* 本人 ＿＿＿＿＿＿＿ 經醫師詳細解說治療計畫與目標後簽名同意進行治療。

8 主述：

t 重要應告知事項：□已懷孕或計畫懷孕 □先後天心血管疾病 □凝血疾病 □顱顏部外傷病史 □藥物過敏

診斷	治療計畫	患者的想法與提醒
A.齒列與咬合（口內照片、環口片與模型）	□矯正 □合併骨釘 □兩階段 □手術	**1. □介意，為主要訴求！**
中線偏移 □置中 □偏移 □上顎向 □下顎向	□拔牙 □骨釘牽引 □齒間修型 □妥協	□希望以單純矯正治療
垂直覆蓋 □正常 □開咬 □深咬 □創傷性深咬	□拔牙 □骨釘上移／壓□頭套上移 □手術	□能接受合併骨釘治療
咬合平面 □平行 □偏斜 □右高左低 □右低左高	□矯正 □骨釘調整 □手術更正	□願意兩階段功能性矯正
前牙接觸 □無 □不均勻有缺角 □琺瑯質磨耗	□合併咬合調整 □補綴贋復／樹脂／貼片	□可以接受合併手術治療
水平覆蓋 □暴牙 □內傾 □切緣對切緣 □戽斗反咬	□拔牙 □骨釘後移 □頭套後移 □手術	□願意接受專科整合治療
兩側咬合關係 □不對稱 □一級 □二級 □三級	□拔牙調整 □合併骨釘 □手術 □妥協	□能接受妥協治療後結果 w 拔牙部位：
牙弓形態 □窄長前突 □上下不對稱 □歪斜 □有齒性代償	□擴大 □拔牙後縮 □骨釘 □去代償	w 骨釘數目：
齒列擁擠 □上顎 □下顎 齒列空隙 □上顎 □下顎	□擴大 □齒間修型 □骨釘後移 □拔牙 □關閉 □補大修型 □假／植牙	
□錯／反咬 □缺牙 □活動假牙 □固定式假牙／牙橋 □人工植牙 □多生牙 □阻生牙 □畸形牙 □牙齒向前傾倒 □牙齒過度萌出 □牙根吸收 □根尖病灶 □牙根沾黏 □牙根過短 □齒槽骨吸收 □鼻竇下移	□拔除 □假／植牙 □自體移植 □修型／復型 □矯正關閉 □矯正空出 □矯正牽引 □矯正立正 □矯正下壓 □矯正上移 □根管治療 □臨時牙套	
B.齒列美學（前牙特寫） 顏色 □全口美白 □根管美白 □瓷貼片 □全瓷冠 形態 □樹脂復形 □修磨外型 □瓷貼片 □全瓷冠	□臨時牙套保護 □矯正前 / 中樹脂復形 □矯正後再治療 □微笑曲線調整 □牙周美容手術 □齒槽骨整型術	**2. □介意，為主要訴求！** □不介意，可以接受單純矯正後結果（僅排列整齊！）
C.骨骼性 □雙顎前突 □一級 □二級 □三級 □有下巴 □無下巴 □二級上顎前突型 □二級下顎後縮型 □二級二類 □三級上顎後縮型 □三級下顎前突型 □側方歪斜	□拔牙矯正 □骨釘矯正 □正顎手術 □合併頦部成形術 □合併整型處理 □早期兩階段功能性矯正 □生長觀察，先不治療	□希望以單純矯正治療 □可以接受合併手術治療 □先改骨骼、後更正齒列 □家長能監督小朋友佩戴
D.顏面外觀學（臨床視診與顏面照片）	□轉介顱顏整型外科／□腔顎面外科	**3. □介意，為主要訴求！**
正面 □長臉型 □短臉型 □寬方臉 □瘦凹臉 □不對稱偏斜 □右大左小 □右小左大 □全臉歪斜 □中臉部（顴骨、鼻） □下臉部 / 下巴 □高低眼耳 □頸肩線不對稱 □高低肩 □顴骨包肉 □顴骨突出 □顴骨處平坦 □唇形偏斜 □法令紋不對稱 □過多牙齦外露 □下顎歪向　偏 □上顎歪向　偏 □整型外科處理（玻尿酸／肉毒桿菌／外植物…） □矯正過程中易雙頰肌肉萎縮凹陷型／顴骨凸	□單純矯正盡量更正、妥協性結果 □需輔以骨釘協助治療、強化成效 □需輔以咀嚼肌肉訓練、促進平衡 □需輔以微笑肌肉訓練、改善歪斜 □需輔以臉頸部按摩、使肌群平衡 □需合併正顎手術治療、更正骨架 □需合併整型外科治療、增加協調 □需觀察會隨生長變化、無法預測 □已顯老化需強化肌力、避免萎縮	□希望以單純矯正治療 □能接受合併骨釘治療 □兩階段功能性矯正 □可以接受合併手術治療 □願意接受專科整合治療 □能接受妥協治療後結果 w 時間預估： w 費用說明：
側面 □凹面型 □凸面型 □額頭高突 □額頭平坦 □鼻樑高挺 □鼻樑較塌 □朝天鼻 □鷹鉤鼻 □鼻唇為直角 □鼻唇為鈍角 □鼻唇為銳角 □口唇已平坦 □口唇前突 □口唇閉合困難 □下巴前突 □下巴後縮 □下巴肌肉有緊繃感	□拔牙矯正調整口唇部（齒列性） □需輔以頭套協助治療（利用生長） □需輔以骨釘協助治療（邊緣性） □需輔以正顎手術治療（骨骼性） □需輔以整型外科治療（鼻子／下巴）	
E.咀嚼與顳顎關節功能障礙（問診與觸診） □不正常磨耗 □夜間磨牙 □牙關緊閉 □曾經脫臼 □張口困難 □關節聲響 □關節疼痛 □肌肉痠痛	□轉介台大醫院顳顎關節特別門診 由陳韻之醫師評估診斷治療 □矯正並無法完全解決顳顎關節問題	□已造成生活上的困擾！ □需減少生活壓力、放鬆 □可接受，不想積極治療！
F.矯正可能發生的副作用與治療極限	□先進行全口蛀牙、根管治療、防蛀塗氟	□清潔能力需要再加強！
□蛀牙 □牙周病、牙齦萎縮 □牙根吸收 □廢用型肌肉萎縮	□全口牙周評估與治療	□抽菸會加重惡化牙周！

暢銷增訂

數位隱形矯正的最新發展／黃榆鈞　219

- **隱形矯正的原理**　219
  - 3D 掃描及數位印模　219
  - 牙齒移動的數位模擬軟體開發　220
  - 熱塑性隱形牙套材料的發展　220
- **隱形矯正的治療效果**　220
  - 與其他裝置合用的案例　221
- **臨床案例分享**　223
- **兒童矯正與混合齒列期隱形矯正的創新設計**　225
  - 生長空間預留設計　225
  - 適應牙齒萌發的彈性療程　225
  - 下顎前置的附件設計，改善顎骨生長　225
- **隱形矯正的市場現況**　226
- **新牙套材料的發展**　228
  - 製程差異　228
- **選擇隱形牙套時，消費者應注意的事項**　229
  - 醫師的專業度比品牌更重要　229
  - 台灣上市的品牌均通過安全檢驗　230
  - 避免選擇過度低價、缺乏專業醫師評估的品牌　230
  - 結論　230

矯正 Q&A／石伊弘　231

- **關於齒顎矯正治療，最多人問的問題**　231
- **附錄：功能性矯正裝置配戴注意事項**　237

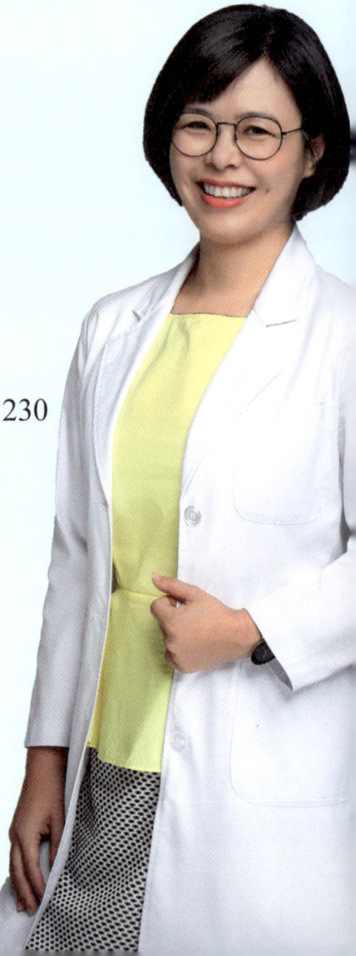

數位隱形矯正的最新發展

隨著牙齒矯正技術的不斷進步，傳統的金屬牙套已經不再是唯一的選擇。隱形矯正技術（Invisible Orthodontics）近年來迅速發展，提供了更加美觀舒適的矯正方案，成為許多成人與青少年患者的首選。這項技術從 20 世紀末開始發展，至今已經歷數次革新，被視為是牙齒矯正技術跳躍式的進展；也因為有更多醫師投入相關研究，持續累積更多臨床經驗，讓這個技術變得更加的成熟穩定。對於患者而言，因為提供了更舒適美觀的體驗，也讓大家使用這項技術的意願更加提升，同時也讓大家對於矯正治療的接受度大為提升。在以下的文章中，我們想要跟大家分享現今隱形矯正技術上面的進步及可預期的治療成果，希望讓大家對於這個技術能有更進一步的認識。

隱形矯正的原理

牙齒矯正的核心原理是連續施加輕微而精確的力量，逐步移動牙齒，讓牙齒慢慢朝理想位置排列，過去我們使用鐵絲及金屬矯正器作為施加力量的來源，在隱形矯正的方法上，則是透過 3D 模擬技術來規劃牙齒移動的過程，再透過序列性熱塑性樹脂的牙套，使病人配戴在牙齒上，來達到牙齒移動的效果。這其中包含幾個重要的因子，共同構建出這項技術。

3D 掃描及數位印模

過去，牙齒矯正與製作假牙之時，常使用傳統印模材料（如矽膠或藻膠）來取得牙齒模型。然而，這種方式可能讓患者感到不適，甚至引起噁心反射，且印模過程容易受到操作影響，導致誤差。

如今，隨著 3D 口內掃描技術的發展，數位印模已逐漸取代傳統印模方式。數位印模不僅提升了舒適度與精準度，還能即時生成高解析度的 3D 影像，讓牙醫師更精確地規劃治療方案。

此外，數位化流程也讓資料存取與傳輸更加便利，加快矯正器或牙科修復物的製作速度，提升治療效率，讓患者獲得更快速、舒適的牙科體驗。也大幅提升醫師採用這項技術的意願。

牙齒移動的數位模擬軟體開發

隨著數位技術的進步，牙齒移動數位模擬軟體的開發讓矯正治療變得更加精確與高效。透過 3D 影像與電腦模擬技術，醫師可以在治療前預測牙齒的移動過程，調整矯正計畫，確保治療結果符合患者需求。此外，這項技術也大幅提升了醫師與牙科技師之間的溝通效率，透過雲端資料傳輸與即時視覺化調整，牙科技師能更精準地製作矯正器或修復體，減少傳統紙本或手工溝通的誤差，提升整體治療的成功率與便利性。

熱塑性隱形牙套材料的發展

隨著隱形矯正技術的進步，熱塑性樹脂材料的發展成為提升矯正效果的關鍵。現今的隱形牙套材質不僅具備高精準度，能夠貼合牙齒輪廓，確保矯正力道均勻傳遞，同時兼具適當的彈性，提供穩定且舒適的施力，使牙齒逐步移動至理想位置。此外，現代熱塑性材料擁有良好的耐用度與透明度，在耐磨損的同時維持隱形效果，讓患者在矯正期間兼顧美觀與舒適性。這些材質的創新，使得隱形矯正不僅提升了治療的精確性，也讓患者的配戴體驗更加輕鬆自然。

隱形矯正的治療效果

因為上述各面向的持續發展，隱形矯正系統能夠涵蓋的治療範圍也逐漸擴大，治療的成效也逐漸提升。在 1990 年代隱形矯正發展之時，這樣的系統只能用在很簡單的輕微不整齊案例，或是矯正後復發的案例上。

但時至今日，在醫師及數位工程師的持續努力之下，隱形矯正治療的範圍有了很大的擴展，可以處理更複雜的案例，例如：輕度到中度的門牙擁擠、牙齒旋轉歪斜、牙弓擴張、臼齒後移等等。也可以透過合併一些其他的傳統矯正技術，例如使用骨釘及橡皮筋等等來達到改善顎間關係，或是加速牙齒的移動；透過拔牙及關閉拔牙空間，來改善上顎前凸的臉型；也可能合併使用局部的矯正器來協助達成較難達成的牙齒移動等等。

與其他裝置合用的案例

與骨釘合用的案例

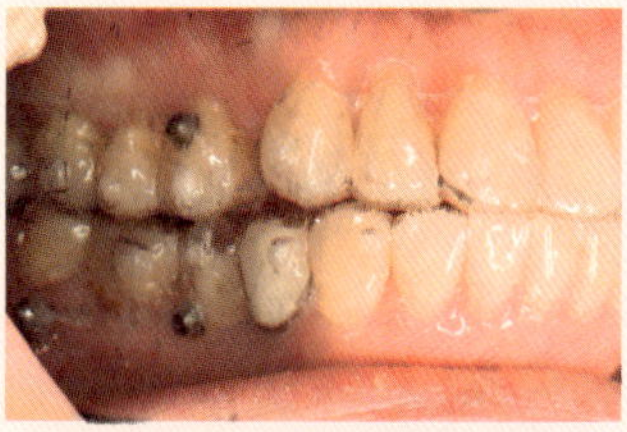

骨釘合用

在牙齒矯正過程中，有些複雜的牙齒移動，例如前牙內縮、臼齒後移、咬合高度調整等，單靠牙套的拉力可能不足，這時便需要使用骨釘（TADs, Temporary Anchorage Devices）來提供額外的固定點，更加強某些特定方向上的力量，以增強矯正效果。

在隱形矯正治療的過程中，為了達成特定治療效果，也可以合併使用骨釘，通常多半是增加後方的錨定，讓牙齒的後退量能夠更快速確實地達成；也可以用在垂直方向的控制，加強臼齒或是前牙往下壓入的力量。通常醫師可以利用黏附舌釘及使用橡皮筋，來連結骨釘及預計要移動的牙齒。

與顎間橡皮筋合用的案例

在矯正治療中，顎間橡皮筋（Elastics）是一種重要的輔助工具，用來改善咬合關係與牙齒排列。

在做隱形矯正治療時，透明牙套能逐步移動牙齒，將上下排的牙齒排列整齊，但在調整上下顎咬合、改善咬合不正或嚴重牙齒錯位時，需要額外的矯正力來提供上下顎間關係的改善，而顎間橡皮筋正是提供這種精確施力的關鍵工具。

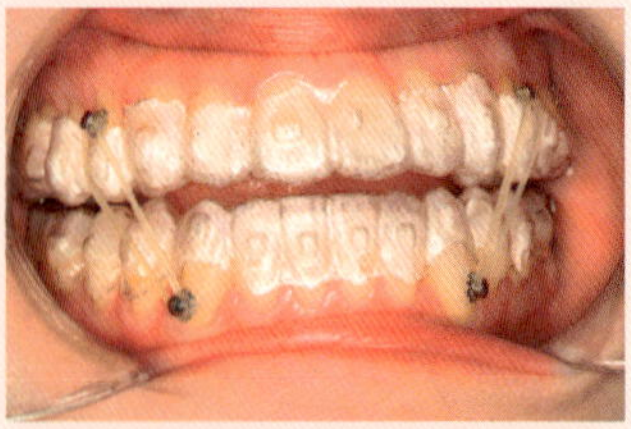
顎間橡皮筋

顎間橡皮筋透過連接上下顎的特定牙齒，施加輕柔且持續的拉力，使牙齒與咬合逐步調整到理想位置。例如，在治療深咬、開咬、戽斗（下顎前突）或暴牙等情況時，橡皮筋能幫助將上下顎的牙齒拉向適當的位置，協助改善整體咬合功能。

使用局部矯正器的案例

隱形矯正主要透過透明牙套來移動牙齒，但在某些特殊情況下，單靠牙套的力量可能不足，因此醫師會搭配局部矯正器：如固定矯正器，或是其他的輔助裝置等等，來增強治療效果，使治療的目標更容易達成，也擴張了隱形矯正的適用性。

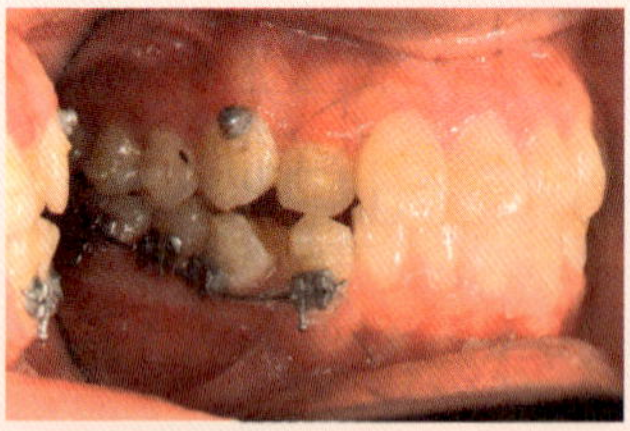
局部矯正器

局部矯正器的使用時間通常較短，也會盡量保持在較不明顯可見的位置上。當牙齒移動到較理想的位置後，醫師會移除裝置，讓隱形牙套繼續完成剩餘的矯正過程。這種混合性技術（hybrid technique）結合方式讓矯正計畫更靈活，能夠解決隱形牙套單獨無法處理的問題，同時維持隱形矯正的美觀與舒適性，大幅的擴展了隱形牙套所能提供的治療範圍，提升整體治療的成功率與效率。

臨床案例分享

嚴重凌亂的案例

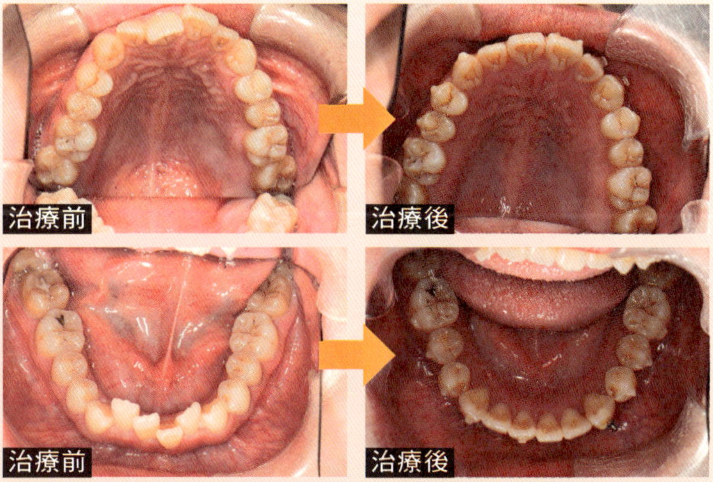

上顎擴張的案例

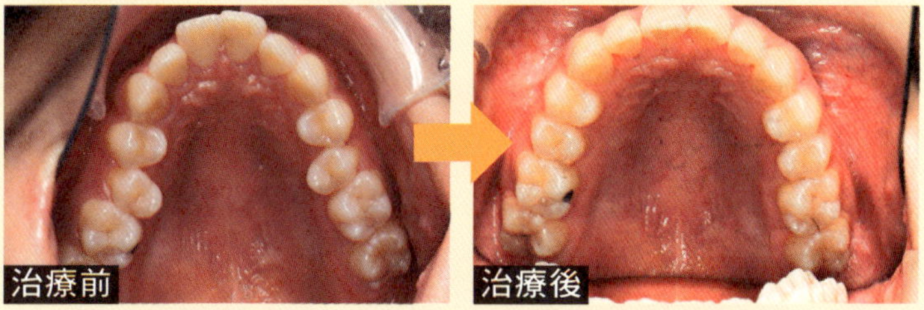

前牙錯咬的案例

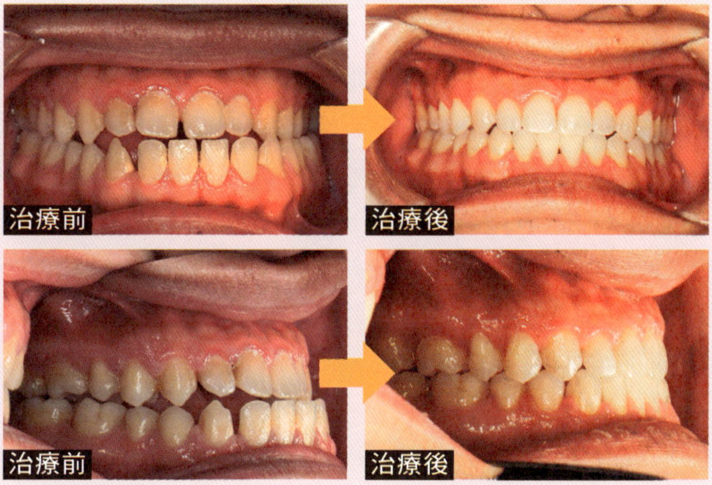

拔牙的案例

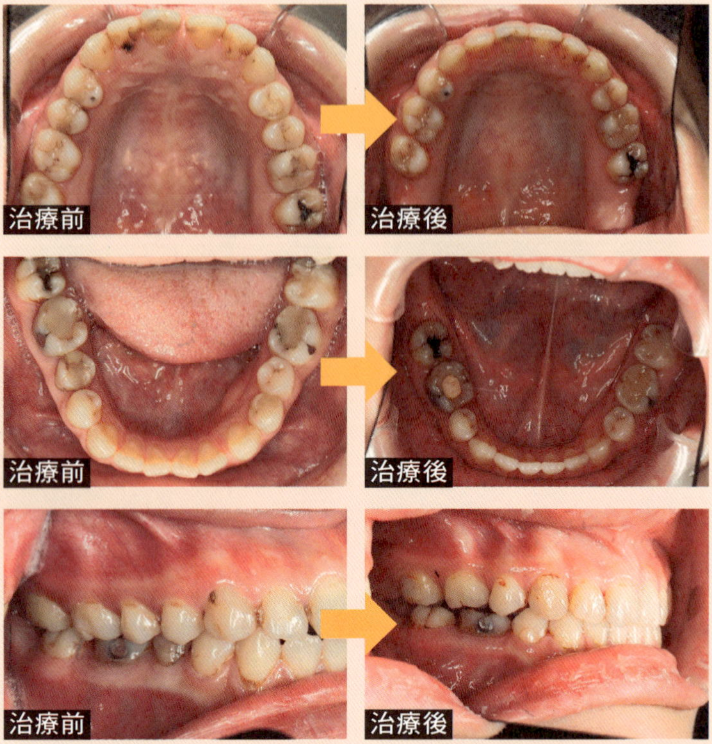

嚴重深咬的案例

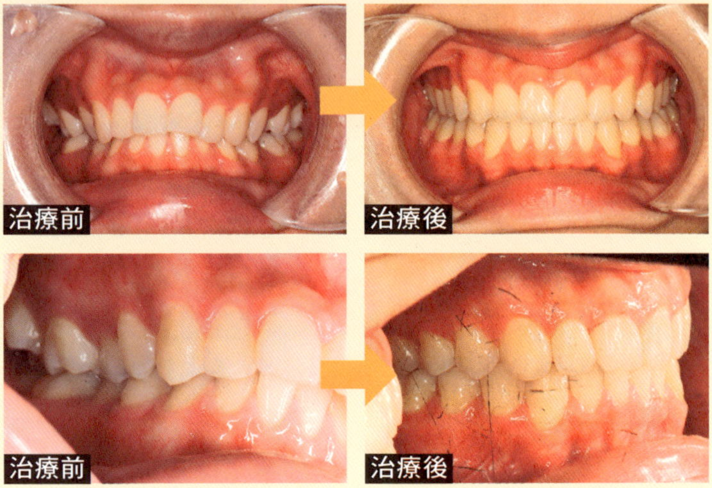

兒童矯正與混合齒列期隱形矯正的創新設計

兒童矯正與混合齒列期矯正的理念近年來越來越受到重視，許多研究顯示，及早介入可以改善顎骨發育，減少日後拔牙或手術矯正的機率。傳統上，兒童矯正多依賴活動矯正器或功能性矯正器，但隨著隱形牙套技術的發展，現在的隱形矯正系統也開始針對兒童與混合齒列期的需求，設計出更適合這個族群的解決方案。

混合齒列期（約 6 ～ 12 歲）是乳牙逐漸脫落、恆牙逐步萌出的階段，此時的矯正治療需要考量到未來牙齒的生長空間與排列變化，因此隱形牙套的設計與成人矯正有所不同。針對混合齒列期的隱形牙套創新設計包括：

生長空間預留設計

由於乳牙尚未完全脫落，恆牙仍在萌發，隱形牙套需在特定位置預留空間，在乳牙脫落時，仍保有空間能經歷換牙，也需要規劃未來換牙空間，讓繼生的恆牙能正常生長。

適應牙齒萌發的彈性療程

因為在換牙過程中的治療時程會有所變動，醫師必須要能擬定更有彈性的治療計畫，而隱形牙套廠商也需要相對應的提供更有彈性的配套產品，或是讓療程可以有階段分別。例如在換牙初期進行第一階段，等到生長期結束之後，再進行第二階段。

下顎前置的附件設計，改善顎骨生長

兒童矯正不僅是針對牙齒排列，還涉及顎骨的發育調整，尤其是下顎後縮及小下巴的問題。在傳統矯正中，功能性矯正器（如 Twin block 矯正器、Herbst 裝置）經常被用來促進下顎生長，而在隱形矯正系統中，也發展出下顎前置附件（Mandibular Advancement Feature, MA），幫助矯正下顎後縮問題。涉足這個領域的隱形牙套公司改良原本功能性矯正裝置的設計原理，發展出各家不同的專利，讓使用隱形牙套來達成顎骨生長發育促進變為可能。

使用下顎前導裝置之實際治療案例

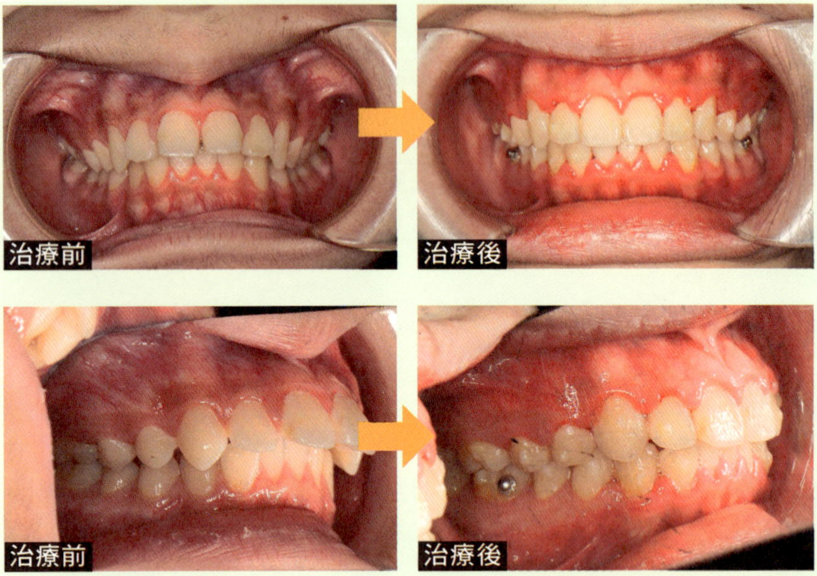

隱形矯正的市場現況

誠如我們之前所說，隱形矯正已經發展了一段時間。從最初期的創新者 Invisalign 隱適美公司的產品之外，陸續也有許多不同的公司成立，或是有一些原本牙科材料供應商也加入這個領域，投入更多的研發。所以目前在台灣市場上，現在呈現一個百花齊放的狀態。

目前台灣市場上由國際牙材公司所主導的幾個隱形牙套品牌包括：

・**Invisalign 隱適美（美國 Align Technology）**：全球最早發展隱形矯正的品牌，市場佔有率高，技術成熟，適用範圍廣。

・**ClearCorrect（美國 Straumann 集團）**：強調高品質且價格較具競爭力，是 Invisalign 的主要競爭者。

・**Spark（美國 Ormco 集團）**：以更高透明度的矯正材料著稱，逐漸受到市場關注。

・**SureSmile（美國 Dentsply Sirona）**：利用精確的 3D 設計與數位技術，提高矯正精準度與效率。

除此之外，也有一些中型的隱形牙套品牌，可能有不同的創新設計或是市場定位，提供醫療界不同的選擇：

・**時代天使（Angelalign）**：成立於 2003 年的中國品牌，時代天使在隱形矯正領域表現不俗，產品包括標準版、單模版和雙模版，具有高度透明度和舒適度，有效改善牙齒排列和咬合問題。

・**正雅（Smartee）**：創立於 2004 年，正雅是中國數位化隱形矯正的知名品牌，產品採用優質材料，提供精確的矯正效果和良好的舒適度，受到患者廣泛好評。

・**宜可麗（eCligner）**：宜可麗是一個提供多階段矯正的品牌，透過不同硬度的牙套逐步移動牙齒，適用於各種複雜程度的病例。

・**舒服美（SOV）**：由台灣新創團隊開發的隱形牙套品牌，從療程計畫、牙套製作到品質管理，全程在台灣完成，提供患者親民的價格與服務。

這些中型隱形牙套品牌的出現，為醫師提供了更多元的選擇，可以因為根據個人需求、預算和矯正複雜度，選擇最適合的矯正方案。（以上品牌僅供參考，亦可能因為筆者所知有限而有所疏漏，成書之後也可能因為各公司之市場策略而略有不同。）

除了上述這些中大型的隱形矯正品牌之外，因為 3D 列印技術及數位牙科的發展迅速，也有部分台灣技工所直接執行牙套的設計及製作，此篇幅就不再另作介紹。這些在地的服務，主打的就是技師與醫師之間更直接有效的溝通，更靈活的套數方案，或是更快速的製作減少病患等待的時間。

新牙套材料的發展

隱形牙套的材質對矯正效果、舒適度及耐用度有著關鍵影響。最近這幾年，因為牙科材料學的持續發展，亦有新一代的隱形牙套材質研發出來，目前市場上原本使用熱壓性（Thermoforming）材料為主流，後有形狀記憶（Shape Memory）材料的發展，讓牙套材質表現有近一步的提升。這兩種製程不僅在製作方式上有所不同，加上數位牙科設計軟體的導入，隱形矯正的生產模式也逐漸從傳統的工廠集中製造，轉變為診所端能夠進行小量設計與生產，提升治療效率並增加客製化的可能性。

製程差異

〔熱壓性隱形牙套材料〕：熱壓成型技術是目前最常見的隱形牙套製程，使用熱塑性材料（如 PETG、PU、EVA）在特定牙模上加熱並施加真空壓力，使材料塑形並貼合牙模輪廓。

・熱壓性材料製程步驟

① **數位牙科設計：**透過 3D 掃描與軟體規劃矯正步驟。

② **3D 列印牙模：**為每個階段製作不同的牙齒模型。

③ **熱壓成型：**加熱牙套材料，利用真空或壓力成型技術，使其貼合牙模。

④ **切割與拋光：**修剪牙套邊緣，確保舒適度與耐用性。

〔形狀記憶隱形牙套材料〕：形狀記憶材料應用在隱形牙套中，可根據溫度變化回復至預設形狀，使牙套能夠自動調整施力，改善牙套施力模式並提升舒適度。

・形狀記憶材料製程步驟：

① **數位牙科設計：**與熱壓技術相同，透過 3D 掃描與軟體設計牙套。

② **記憶材料加工**：直接列印具有形狀記憶特性的材料，製成牙套。

③ **拋光與測試**：確保材料穩定性，並測試其形狀回復能力。

熱壓性材料與形狀記憶材料在隱形牙套製程上有明顯的差異，前者已被廣泛應用，技術成熟，而後者則具備更先進的施力特性，可能成為未來趨勢。此外，數位牙科技術的發展讓診所端的牙套製作變得更方便，逐漸降低對大型公司或技工所的依賴，提升治療的客製化與即時性。

對於想要進行矯正治療的患者而言，技術的持續發展及進步都會帶來更舒適的體驗，及更多的選擇，加上現在資訊的過度發達及快速流通，我們該如何選擇自己合適的產品？

選擇隱形牙套時，消費者應注意的事項

隱形牙套矯正已成為越來越多人改善牙齒排列的選擇，但在選擇品牌時，除了關注價格與市場知名度，更重要的是確保治療的安全性與效果。以下是幾個關鍵的考量因素，幫助消費者做出明智的決定。

醫師的專業度比品牌更重要

許多消費者在選擇隱形矯正時，容易被品牌的行銷影響，認為知名品牌就一定代表最好的效果。然而，隱形矯正的成功與否，關鍵在於醫師的專業診斷與治療規劃。每個人的牙齒狀況不同，適合的治療方案也有所差異，經驗豐富的牙醫能夠根據患者的需求，選擇最合適的矯正方式，而不只是依靠品牌提供的標準化方案。

醫師會依據專業的矯正力學概念，去設計牙齒移動的模式及次序，同時與牙套製作的技師之間要有良好有效的溝通，這些都需要許多臨床經驗的累積及鑽研。

齒顎矯正專科醫師基於專科的訓練，對於診斷及矯正力學的理解都有深厚的裝業知識，從原先傳統矯正的領域要跨足到隱形矯正的領域之中，也需要更多持續的進修及學習。患者在選擇醫師及醫療院所的同時，也應留意到與醫師之間的溝通，了解醫師的專業度及過往隱形牙套的治療經歷，而不只是信賴隱形牙套的品牌及行銷手法。

台灣上市的品牌均通過安全檢驗

在台灣能夠合法上市的隱形牙套品牌，無論是國內或國際品牌，都必須通過相關單位的材料安全與生物相容性檢測，因此在材質上不需要過度擔心。然而，不同品牌的牙套材質仍可能在舒適度、透明度及耐用度上有所不同，消費者可以根據醫師的建議，選擇適合自己口腔條件的產品。

避免選擇過度低價、缺乏專業醫師評估的品牌

市面上有些隱形矯正品牌以超低價格吸引消費者，但這類產品往往省去醫師的專業診斷，改以 AI 技術或技師直接排牙，缺乏臨床醫師的監督與調整。這樣的方式可能會導致錯誤的咬合關係，甚至造成牙周受損或其他口腔健康上不可逆的問題。在美國，已有許多類似案例引發醫療訴訟，部分低價品牌因治療後遺症頻繁，而受到法律追究。因此，選擇矯正品牌時，消費者應確保過程中有專業牙醫師全程監控，定期回診，而不是僅靠電腦或技師排牙，以降低矯正失敗的風險。

結論

隱形矯正雖然技術日新月異，但「適合自己的治療」才是最重要的選擇標準。消費者在選擇品牌時，應優先考量醫師的專業判斷，而非只關注品牌名氣或價格。此外，應避免選擇過度低價、缺乏專業評估的產品，以確保矯正的安全性與效果，讓矯正過程更加順利、安心。

關於齒顎矯正治療，最多人問的問題

01

隱形矯正跟傳統矯正哪個好？最近市場上隱形矯正產品五花八門，也產生了不少消費者與廠商或醫療院所之間的糾紛，該如何正確選擇隱形牙套獲得完善的治療？

隨著材料開發、AI 工具應用在醫療上，牙齒矯正治療方式在近 20 年有著飛速的進步發展，加上大型企業挹注資金開發，預估未來八年，隱形牙套市場會成長到六倍左右。標榜美觀、舒適、方便的隱形牙套矯正治療也成為了一種時尚潮流。目前在各大社群媒體上，有許多隱形牙套的廣告，每天都可以看到網紅明星、網紅牙醫師的推薦，但到底該如何選擇呢？

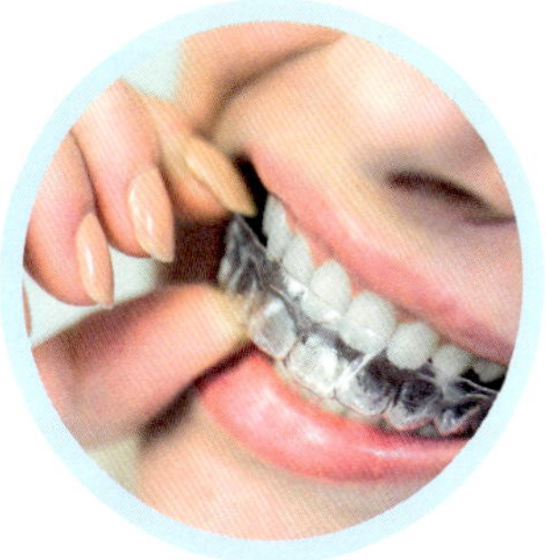

當然還是建議大家一定要到牙醫診所，由專業的牙醫師進行完整的隱形矯正治療。療程一開始進行的矯正常規檢查，包含 X 光片、數位模型、口內外照片等資料收集。這些資訊對牙醫師而言非常重要，經由檢查結果獲取牙齒、牙周健康狀況，牙齒角度，咬合、上下顎關係甚至呼吸道寬窄等資訊。之後，利用口內掃描取得數位模型，數位模型再輸入電腦去設計牙齒移動，牙齒移動最終位置需要達到理想的角度與咬合，還要符合患者對美觀的要求。

電腦模擬牙齒移動並非無限制，理想的牙齒是在健康的牙周齒槽骨內移動，移動的距離及速度也要符合生理限制。所以，隱形牙套並不是市售的商品，而是一整套完整的治療，隱形牙套跟傳統矯正器一樣只是醫師移動病人牙齒的工具，重點還是要回歸治療操作本身。有些人會說：我只是想讓前門牙齒排整齊一點就好，後面的牙齒排列咬合我不在意，我不想花這麼多錢去診所做整套的治療。如果只是因為便宜、費用低，就去跟廠商「買牙套」，整個治療過程沒有專業醫師監控，就有可能發生各種意想不到的意外，比如說牙齒被推擠到齒槽骨外造成牙周萎縮或者牙根尖不正常移動造成牙髓腔缺血、神經壞死等悲慘的後果。為了避免成為醫療人球，建議病人還是去合格的醫療院所，在專業醫師負責監控之下進行治療。合理的費用應包含牙套這個「商品」及醫師治療的「服務」兩項，缺一不可。「隱形牙套價差為什麼這麼大？」矯正治療費用的預估，大致跟醫師經歷（專科、資深醫師）、牙套成本（目前市面上大公司大品牌費用應該都差不多）、患者咬合排列狀況、治療難易程度、預計的治療時間長短有關，建議患者可以去不同院所評估費用。

「為什麼我的隱形牙套戴了五年都還沒好？，我同學戴傳統矯正器都已經拆牙套好幾年了！」

最常見的原因是配戴時數不夠、沒有按照醫囑好好配戴！傳統矯正的患者，只要每個月定期回診調整，治療進度大致都可以依照醫

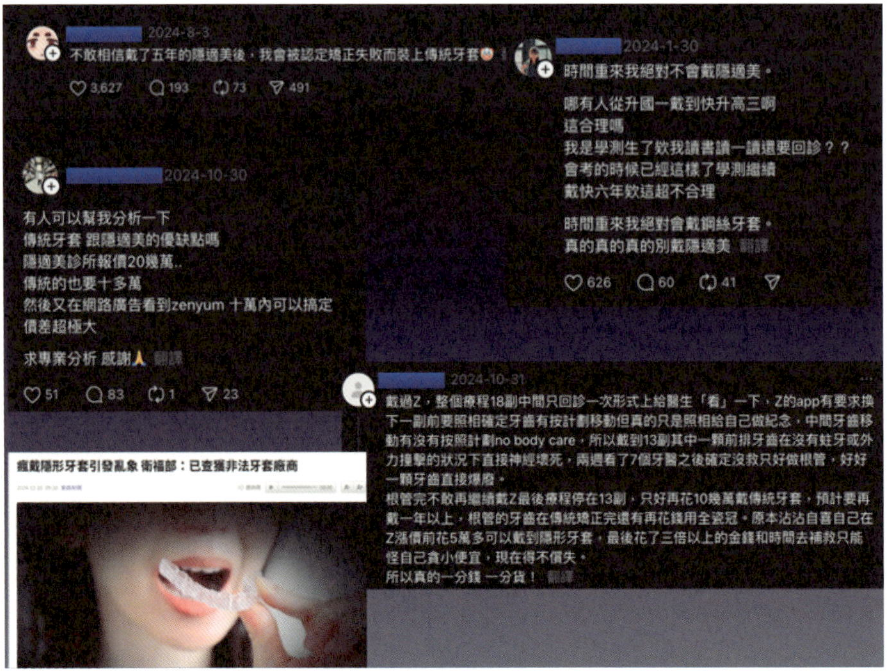

師計畫中的進行，相較之下，隱形矯正牙套是活動式的，患者用餐前將牙套取下，刷完牙再戴回去，不同廠商牙套材質厚度稍有不同，但是基本上牙套一天都需要戴 20 個小時以上，所以，需要患者本人非常高的配合度，如果配戴時數不夠，有一搭沒一搭，有的人甚至一直搞丟牙套，那這樣治療就無法順利進行，離治療完成遙遙無期。第二個原因是有些牙齒的移動較為困難，或者患者有嚴重的咬合不正搭配上不正常的上下顎骨關係，屬於困難的矯正治療，需要搭配傳統矯正一起進行，這時候，患者如果堅持只戴隱形牙套，結果就是無法完成治療，這些細節在治療開始之前的矯正諮詢，都需要患者出充分的討論溝通。

02 幾歲開始做矯正比較好？會不會錯過矯正黃金期？兒童早期矯正有什麼選擇？

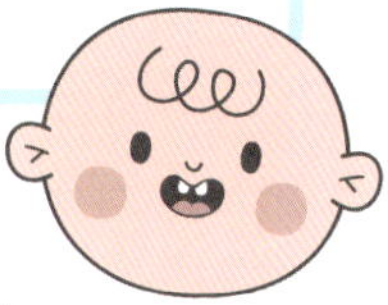

嬰幼兒長到兩歲半左右，會萌出 20 顆的乳牙，是為全乳牙時期。在全乳牙時期主要的目標就是口腔衛生的建立，每位小朋友建議都要有專屬的兒童牙醫或者一般科家庭牙醫監控照護口腔健康，這個時期的目標是『零蛀牙』。至於全乳牙時期，因為孩子年齡小，配合度通常不佳，任何的口內裝置，對於小小的口腔而言都是負擔，因此，在這個階段很少進行全口的矯正治療。但是如果孩子出現咀嚼功能差、吃東西慢、消化不好等狀況，還是需要到診所由醫師診察，是否需要提早介入進行矯正治療。

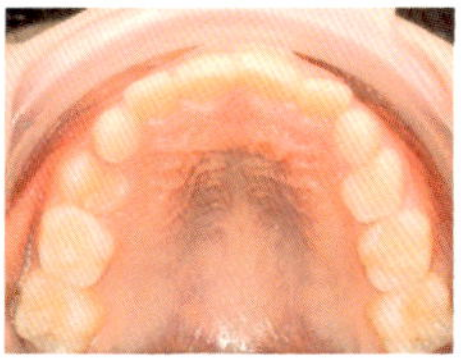

五歲半到六歲左右，會進入到第一期換牙期，通常在這個時期家長會開始注意到孩子的齒列咬合的異常，由於尺寸的落差，恆牙尺寸比乳牙大許多，萌出後會有空間不足牙齒重疊排列不齊。最開始換掉的牙齒是下門牙，90% 的下門牙恆牙會由乳牙的後方長出，慢慢向前方推擠，隨後乳牙脫落。短期間看到雙排牙的狀況，家長不用太緊張，做好清潔即可。

下顎換牙過程

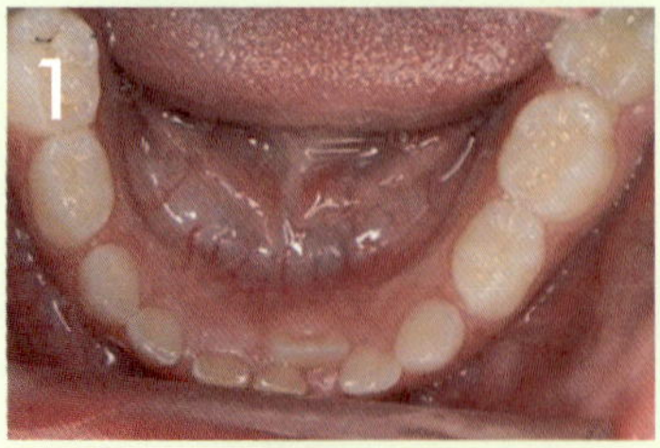

▲ 5 歲 8 個月

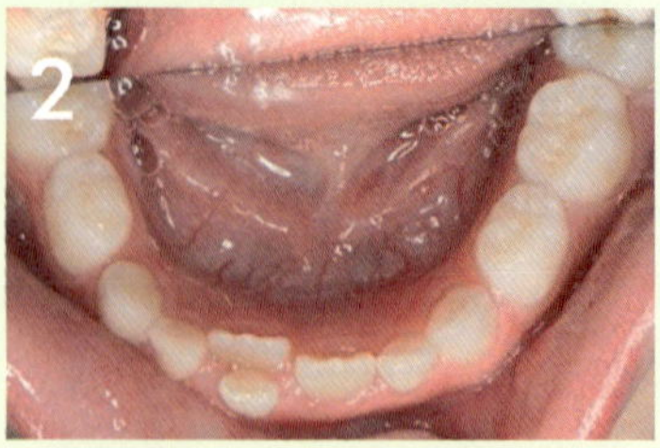

▲ 6 歲

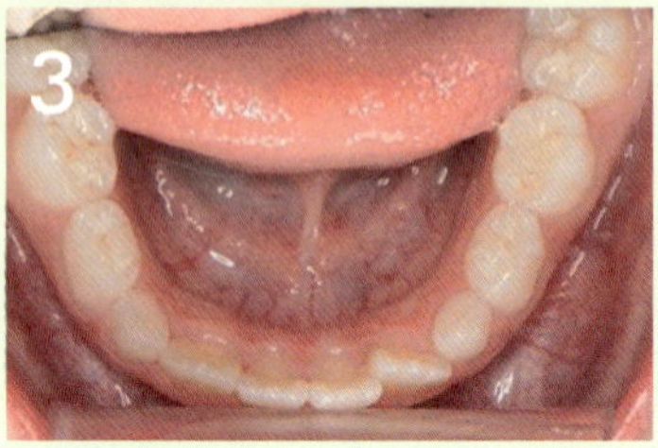

▲ 7 歲

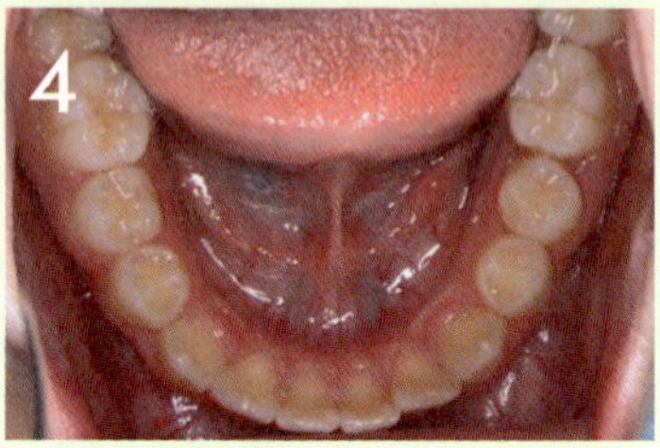

▲ 9 歲 9 個月

等到六～八歲（小二、小三左右），上下門牙萌發換牙，此時恆牙的第一大臼齒也已經萌出，這時候如果有咬合不正、咬合干擾、空間不足等問題，就可以開始介入治療。混合齒列期進行的矯正治療稱作第一階段治療，目標是：移除咬合干擾，減少不正咬合對牙齒、牙周的傷害；促使顎骨正常發育，建立正常咬合。

由於孩子還處於換牙成長期，通常會使用功能性矯正裝置來同時達到擴弓（增加牙齒排列空間）、改善咬合及牙齒排列、訓練口腔周圍肌肉的效果。目前最常使用的是一體成型式的功能性矯正裝置，這

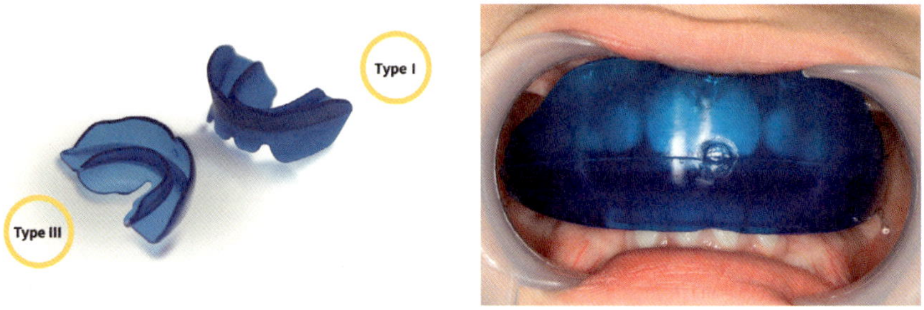

▲ PreOrtho 一體成型功能矯正裝置以及配戴在口內的狀態

前牙深咬矯正案例

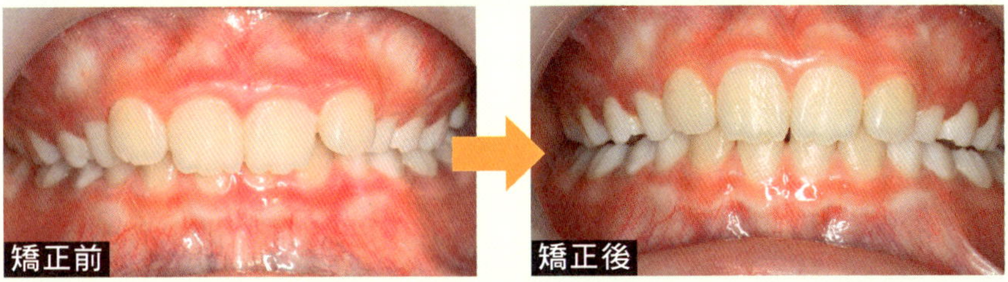

▲病例一：深咬患者戴兩個月牙套即改善深咬。

空間不足矯正案例

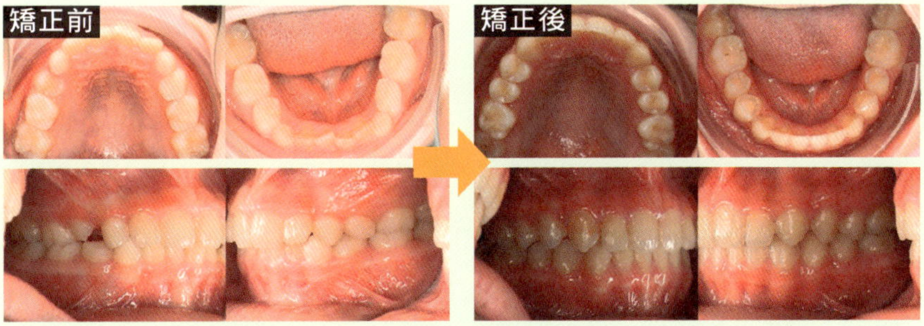

▲病例二：換牙空間不足，患者整個換牙期牙套都配戴的很好，換牙後牙齒排列跟咬合都達到理想。

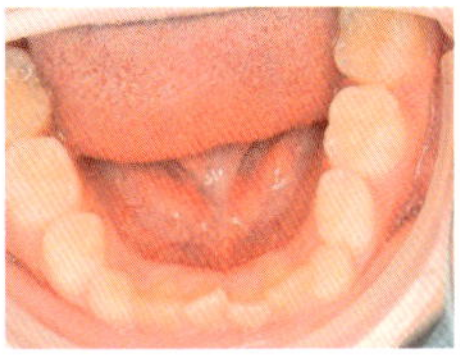

種牙套材質大多是軟Q式的，佩戴容易。各家廠牌設計、材質硬度或許稍有不同，但設計目的是一致的，只要是衛福部認證核可的材料都可以在醫師的指導下安心使用。目前台灣診所常用的品牌有 PreOrtho（日本）、Myobrace/MRC（澳洲）以及 EF line（法國）。這種一體成型的矯正裝置，優點是不需要頻繁更換，整個換牙期間（六歲～十二歲）可能因為牙套損耗或者是尺寸不合，更換 2~4 次新的牙套。

孩子有口呼吸的習慣，適合戴牙套嗎？戴牙套可以改善孩子的口呼吸嗎？

這個有點像『雞生蛋，還是蛋生雞』的問題，首先要先釐清孩子口呼吸的原因，台灣由於空氣品質的問題，過敏的孩子很多，如果是因為過敏鼻炎造成鼻腔阻塞、鼻竇阻塞、鼻甲肥大、扁桃腺腫大等症狀，對於這一類由於呼吸道狹窄不得已只好口呼吸的孩子，需要雙管齊下，先解決呼吸道的問題，再開始做口腔矯正治療，效果會比較好。

如果沒有鼻腔阻塞的問題，純粹是孩子嘴唇周圍肌肉張力差，孩子平時呈現嘴巴開開的，這時候戴牙套會有刺激、訓練口腔肌肉的作用。建議除了晚上睡覺的時間一定要戴著之外，孩子平時看電視、寫功課、玩遊戲的時候也要戴著，因為人在睡著時肌肉會放鬆，只有醒著的時候戴，才會刺激、增加口腔周圍的肌肉張力。

換牙期可以戴隱形牙套嗎？ 是可以的，隱形牙套可以把換出來的上下門牙即第一大臼齒排齊，擴大牙弓獲取排牙空間，有些設計還可以調整上下顎的咬合關係。但是隱形牙套因為需要數位掃描、電腦軟體排牙、3D 列印這些客製化的流程，所以費用會較高，加上換牙期的牙齒變化較大，也會需要不定期重新掃描，更換牙套。

前牙錯咬矯正案例

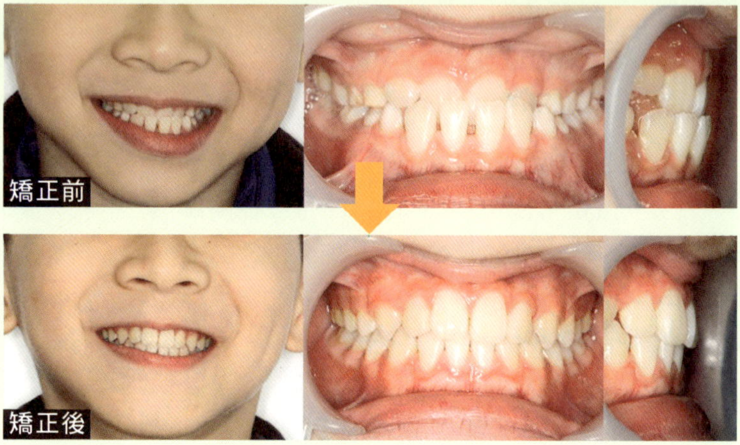

▲病例三：前牙錯咬，輕微戽斗，患者配合良好，換完牙後牙齒排列咬好達到理想。

附錄：功能性矯正裝置配戴注意事項

注意事項

1. 每天在家時配戴 7 ～ 10 個小時，睡覺時間加上睡前 1 ～ 3 個小時。一開始拿到裝置，睡前醒的時候多戴一點，大腦會逐漸習慣裝置而不會視為異物，比較容易戴過夜。
2. 戴上裝置前要將牙齒清潔乾淨（刷牙、使用牙線），否則容易引發蛀牙及牙齦紅腫發炎。
3. 佩戴時候可以說話，剛開始舌頭也許會感覺不舒服，但是不久後就會習慣適應裝置了。
4. 門牙（比較亂，比較暴的）可能會有疼痛感（因為牙齒在移動），可以減少配戴時間，等痛感消失後再回復成正常配戴時間即可。
5. 睡覺時可以用透氣親膚膠帶貼住嘴巴（上下唇貼一條垂直即可），讓裝置更容易戴住一整晚。
6. 配戴裝置時，因為舌頭位置被抬高，一開始會有口水增加的現象，可以幫助訓練吞嚥肌肉功能。（唾液中有許多免疫球蛋白及酵素，有抗菌及殺菌功用）
7. 帶著裝置時除了說話外嘴唇閉緊，但牙齒不可以緊咬、左右磨動裝置，否則容易造成裝置破損，就像 baby 長牙時磨牙時期會把奶嘴咬破。（裝置因咬壞破損更新需付額外費用）
8. 前半年回診：一個月 / 一個月 / 兩個月 / 兩個月，之後每三個月回診，回診時要帶著裝置一起。
9. 盡量每天配戴（除了感冒、嘴破、喉嚨痛等狀況可以不戴），等牙齒排列、咬合、舌頭位置大致正常後，就可以改成每週戴 2 ～ 3 次。（三六或二四六）
10. 戴著裝置，若有摩擦破皮的狀況則先停止，待回診時將裝置帶回，由醫師進行裝置調整。

清潔方式

1. 每天使用後用水沖乾淨後放置陰涼處晾乾即可，注意不要放置在浴室濕氣比較重的地方。
2. 可以用軟毛刷子沾中性清潔劑（洗碗精）清洗。
3. 每週可以泡一次牙套清潔錠、假牙清潔錠清潔。
4. 不可以泡熱水或蒸氣消毒鍋，裝置會變形。

戒除不良體癖、壞習慣

1. 趴睡、側睡 （睡覺時壓著臉頰顎骨，會導致顏面部肌肉骨頭發育歪斜）
2. 托腮、托下巴（上課、看書、看電視時）
3. 吸唇、咬唇
4. 單肩背書包、翹腳等

*嚴重脊椎側彎，身體歪斜者需要至復健科 / 骨科進行治療

口呼吸與鼻呼吸

1. 開始配戴矯正裝置前，需要先戒除口呼吸，需要與耳鼻喉科或是小兒過敏科醫師配合協同治療。
2. 口呼吸的危害有：口內乾燥、口臭、牙周病蛀牙風險增加、牙弓狹窄、前牙開咬、咽喉部感染機率增加等等不良症狀。
3. 需檢查是否有鼻炎、鼻竇炎、鼻中隔彎曲、鼻息肉、扁桃腺肥大等病因造成口呼吸，必要時需手術治療。
4. 鼻沖洗 / 鼻竇沖洗：過敏鼻竇蓄積鼻涕的孩子要養成自己可以每天沖洗鼻子的能力。
5. 有游泳習慣的孩子，因為泳池化學藥劑的添加，更容易引發眼睛鼻子過敏，游泳後應進行徹底清潔，包含鼻子及喉嚨的清洗。
6. 過敏嚴重的孩子，要嚴格限制糖分攝取（糖果、含糖飲料等）。

第十四屆

活動花絮

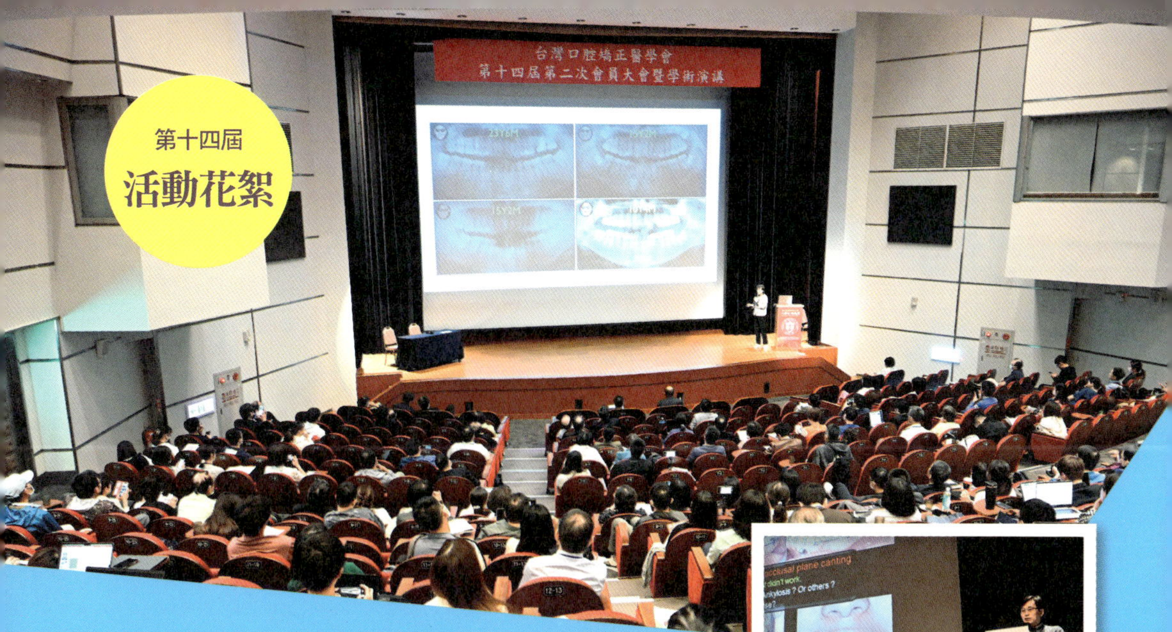

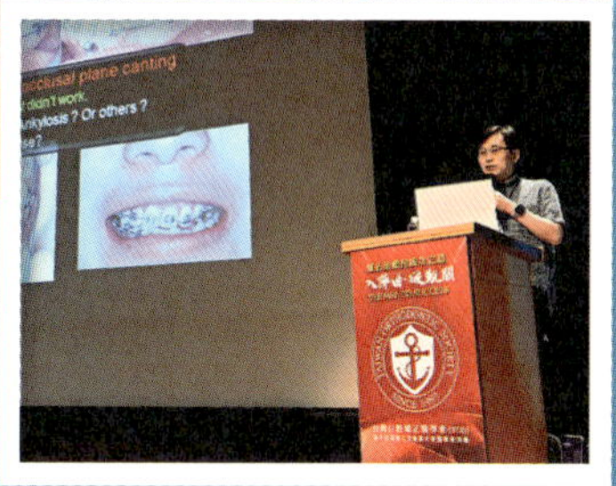

台灣口腔矯正醫學會

Taiwan Orthodontic Society（TOS）

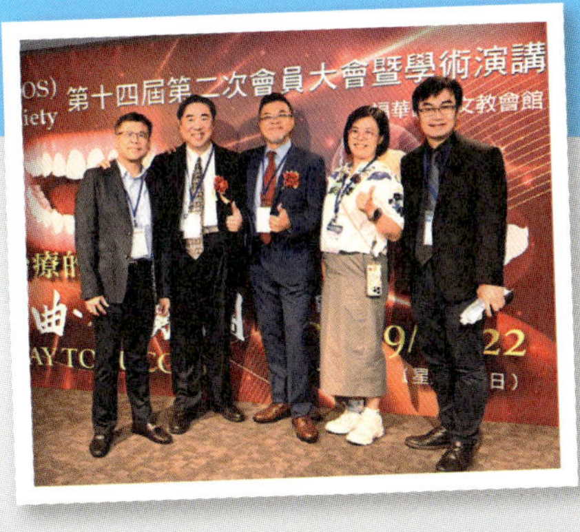

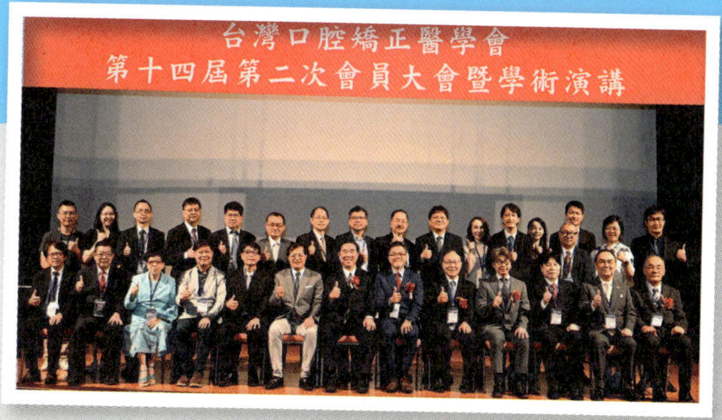

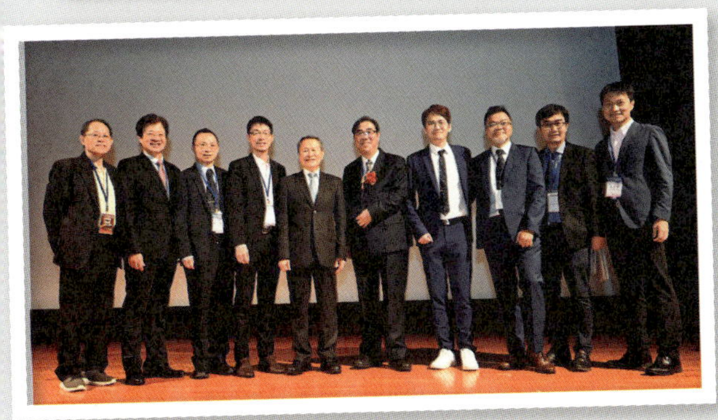

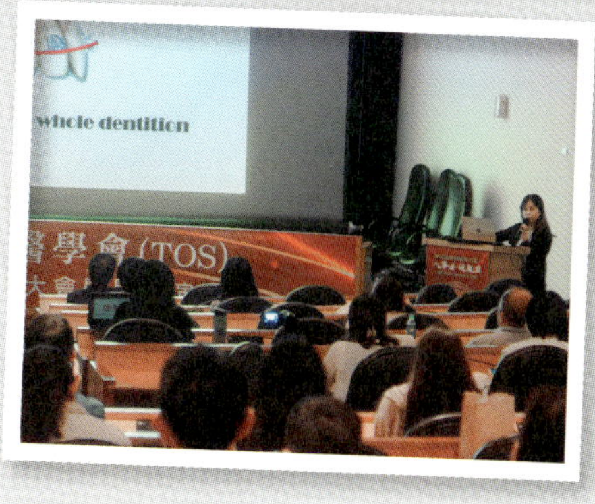

台灣口腔矯正醫學會網址：http://www.ortho.org.tw

Dr,Me健康系列HD0133Y

全彩圖解 牙齒矯正 完美升級！您需要知道的事

作　　者／台灣口腔矯正醫學會醫師團隊
總 策 劃／石伊弘
選 書 人／林小鈴
主　　編／陳玉春

行銷經理／王維君
業務經理／羅越華
總 編 輯／林小鈴
發 行 人／何飛鵬
出　　版／原水文化
115臺北市南港區昆陽街16號4樓
電話：（02）2500-7008　傳真：（02）2502-7676
網址：http://citeh2o.pixnet.net/blog　E-mail：H2O@cite.com.tw
發　　行／英屬蓋曼群島商家庭傳媒股份有限公司城邦分公司
115台北市南港區昆陽街16號8樓
書虫客服服務專線：02-25007718；25007719
24小時傳真專線：02-25001990；25001991
服務時間：週一至週五9:30～12:00；13:30～17:00
讀者服務信箱E-mail：service@readingclub.com.tw
劃撥帳號／19863813；戶名：書虫股份有限公司
香港發行／香港九龍土瓜灣土瓜灣道86號順聯工業大廈6樓A室
電話：852-25086231　傳真：852-25789337
電郵：hkcite@biznetvigator.com
馬新發行／城邦（馬新）出版集團 Cite (M) Sdn Bhd 41, Jalan Radin Anum, Bandar Baru Sri Petaling, 57000 Kuala Lumpur, Malaysia.
電話：(603)90563833　傳真：(603)90576622
電郵：services@cite.my

城邦讀書花園
www.cite.com.tw

美術設計＆排版／鄭壵壵
插　　畫／盧宏烈、吳佩蓁
攝　　影／徐榕志（子宇影像有限公司）
製版印刷／科億資訊科技有限公司
初　　版／2013年7月23日
二版一刷／2019年3月28日
三版一刷／2025年8月14日
定　　價／500元
ISBN：978-626-7521-73-1（平裝）
ISBN：978-626-7521-74-8（EPUB）

國家圖書館出版品預行編目資料

全彩圖解 牙齒矯正 完美升級！您需要知道的事/台灣口腔矯正醫學會醫師團隊作. -- 三版. -- 臺北市：原水文化出版：英屬蓋曼群島商家庭傳媒股份有限公司城邦分公司發行, 2025.08
面；　公分. --（Dr,Me健康系列；HD0133Y）
ISBN 978-626-7521-73-1（平裝）
1.CST: 齒顎矯正
416.97　　114007286